U0941302

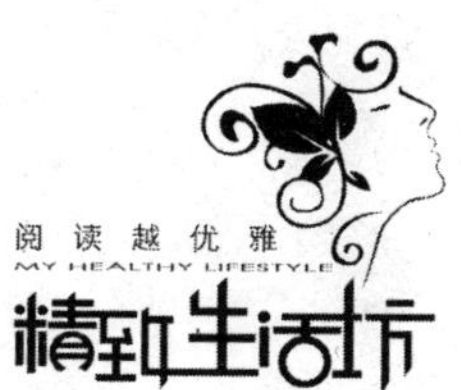
阅读越优雅
MY HEALTHY LIFESTYLE
精致生活坊

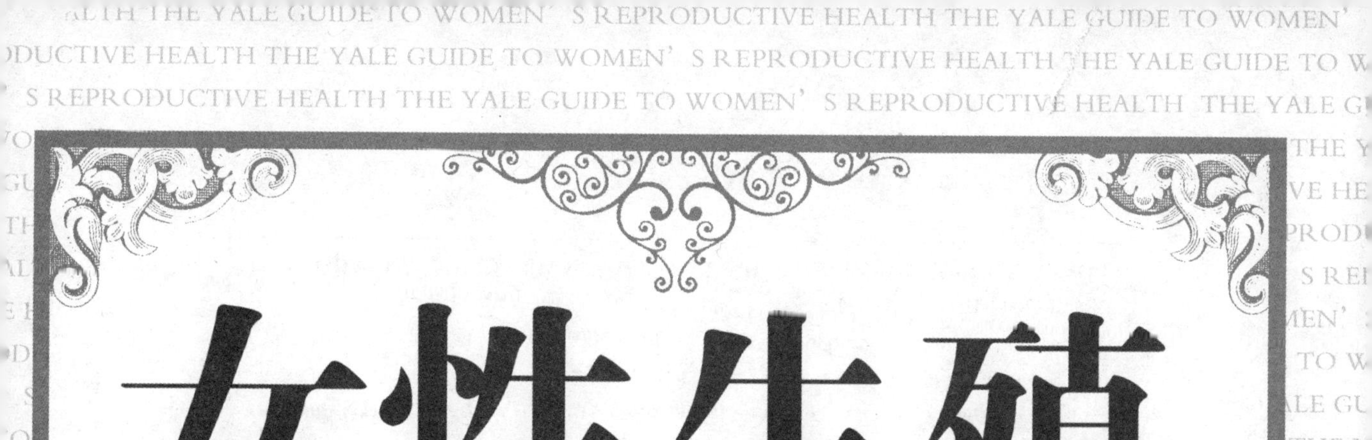

女性生殖健康指南

从月经初潮到绝经的全程健康维护

【美】玛丽·简·米金 医学博士 美国耶鲁大学医学院妇产科学权威教授 著
【美】卡罗尔·怀特 哲学博士 著

解 倩 医学博士 北京大学第三医院 译
吴羽华 医学硕士 北京胸科医院 译

裴开颜 医学硕士 国家人口和计划生育委员会科学技术研究所副研究员 审校

科学出版社

内 容 简 介

本书作者美国耶鲁大学医学院妇产科学教授玛丽·简·米金博士，是一位有着 25 年以上妇产科从业经历的权威专家,在美国妇产科学界广为人知。

带着爱心和耐心,用通俗易懂的语言,玛丽·简·米金博士汲取了近年来的最新科研成果和多年的临床经验,讲述了从少女时代到中年之后的女性生殖健康的各个方面,解答了当代女性所担忧的涉及妇产科范畴的各种问题。

本书专为关爱自己、热爱生活的女性而写,是母女两代人可以共享的枕边读物。

需要本书的读者，请与北京清河 6 号信箱（邮编：100085）发行部联系，电话：010-62978181(总机)、010-82702675(邮购),传真:010-82702698,E-mail:tbd@bhp.com.cn。

图书在版编目(CIP)数据

女性生殖健康指南：从月经初潮到绝经的全程健康维护 /（美）米金 等著;解倩,吴羽华译.—北京:科学出版社,2008.11

ISBN 978-7-03-022931-1

Ⅰ.女… Ⅱ.①米…②解…③吴… Ⅲ.女性 – 生殖医学 – 基本知识 Ⅳ.R 339.2

中国版本图书馆 CIP 数据核字(2008)第 137917 号

责任编辑:任洪 曾华 / 责任校对:纪占会

责任印刷:密 东 / 封面设计:大 象

科 学 出 版 社 出版

北京东黄城根北街 16 号

邮政编码:100717

http://www.sciencep.com

北京市密东印刷有限公司印刷

科学出版社发行 各地新华书店经销

*

2008 年 11 月第一版 开本:787 × 1092 1/16

2008 年 11 月第一次印刷 印张:25

定价:39.80 元

前　言

作为女性，你可能对生命中一些重要的抉择毫无准备。

对待性、避孕、计划生育以及生殖健康的方式会对你的生活产生意义深远的影响。要具备准确的基础知识，经过深思熟虑，甚至要和医生或保健人员充分沟通，才能做出理想的决定。本书的目的是提供有关的知识和信息，使你开始思考（当你闲暇没有压力的时候）以下问题：是开始性生活的合适时机吗？对我来说哪种避孕方式比较合适？如果计划怀孕，在停止避孕之前，什么是我必须知道的？怎样保护自己免受性传播疾病的危害？对待痛经我能怎么做？我真的有经前期综合征吗？

你需要坚实的知识基础并以医学的方式来考虑进而做出决定。由于近年来的社会变化，无论是正面的还是负面的，总之，女性健康这一领域逐渐受到重视，女性从过去很少理会她们需要的健康机构那里开始获得更多的关注。虽然早期的研究通常都只关注男性，但是由美国国家卫生研究所发起的一项为期 15 年的研究计划，正在观察威胁女性健康的慢性疾病，这是女性健康研究的开端。女性医生在保健系统中的角色也日益重要——无论是作为决策者，还是作为实施者。

在我进入耶鲁大学医学院之前的那一年，100 名学生的班里，只有 7 名女生，这个比例基本反映了整个美国其他医学院的状况。我 1971 年入学的时候，班里有 20 名女生，这个数字大致可以与国家的统计数字等量齐观。比起前一年可怜的 7%，那一年有 20%的入学申请是由女学生提出来的。谁说我们没有行情？

在另外两年里，女性的比例达到30%。现在，一个班里一半以上都是女生。当然，这是个很好的变化。无论如何我相信，这至少部分地反映了美国社会对保健人员和医生态度的变化。在我看来，女性从事医生这一职业受到越来越热烈的欢迎，部分原因可能是医生头顶上的光环消失了，因此，多一点女医生也没有关系。

我的专业领域也发生了巨大变化。我是耶鲁大学医学院妇产科的第二个女住院医生，而现在，在全国范围内，这一领域有一半以上的住院医生都是女性。有一段日子，我们面试住院医生，几乎没有见到男性提出申请。妇产科学过去是医学院里低级别学生的领域，但是随着胎儿监护和体外受精等相关科学的发展，以及对癌症分子生物学认识上的飞跃，今天的妇产科学已经吸引了很多相当不错的学生，包括男性和女性。最重要的是，我们的服务对象——女性——的地位已经在全世界范围内提高了，她们的健康是值得关注的。因此，我们比以前有了更多的妇产科专家。

在医疗系统中，女性的角色日益重要是一个好的发展趋势，但是健康护理系统无论对男性还是女性的健康需要，都有越来越不负责任的倾向。因为商业利益的驱使，你与医生接触的时间越来越少。医院里忙乱不堪，你需要等很长时间才能看到医生，而医生常常在一两分钟内就把你打发了。医疗系统的限制越来越严，因此，从业者需要看更多的患者来支付医院运转所需的费用，案头工作量呈指数级递增。这一系列变化所导致的后果就是，医生用于每位患者的时间越来越少。当然，我的同事们都愿意把更多的时间用在患者身上，但是如果他们晚上还想和家人团聚的话，就不可能有这么多时间。

因此，现行制度把女性从业者带来的益处——增加与患者之间的交流——抹杀了。医生不能如人所愿,无法给患者足够长的会诊时间。你没有奢侈的时间来和医生探讨对疾病的预防——而实际上通过预防,可以使你的健康最大化,并且尽可能地减少问题的出现。

纵观健康护理的所有进展,自我参与是至关重要的。如果你能够基本明白你的身体是怎么回事,可能会出现什么样的问题,能够采取哪些解决方法,那么你就能够筛除很多不必要的选择,更好地得到医生的帮助。

希望这本书能够拓展你直接从医生那里获得的知识。或许,这本书能帮助你提炼出问题,使你在有限的就诊时间里询问医生,最后做出能够长期帮你保持健康的决定。

这本书有两位作者,回答和讨论问题的“我”是玛丽·简·米金博士。

作为一名妇产科医生,我每天都要为患者做乳腺检查,但是乳腺健康的章节我还是咨询了我的朋友和同事,康涅狄格大学医学院外科助教克莉丝汀·查弗斯博士。由于输精管结扎术是由泌尿科医生来做的,另一位朋友和同事,耶鲁大学医学院泌尿科临床副教授拉夫·德·维多博士在这部分提供了帮助。卡罗尔·怀特和我感谢我们的代理,米尔德里德·马默,感谢她的智慧和鼓励。我们对薇薇安·惠特完美的编辑表示感激。耶鲁大学出版社的吉恩·汤姆逊·布莱克给了我们很好的编辑建议，并且推动了这一项目,使它变得越来越重要。最后,感谢家人斯蒂夫、艾列、麦克斯·平卡斯、弗雷德及凯瑟琳·怀特对我们生活和工作上的帮助。

目 录

图表目录

第一章
你的生殖系统及其运作方式

谬误:你的性欲反应取决于你生殖系统的解剖结构。比如，阴蒂大小决定了你是否会有性高潮。

科学:在对性欲的影响上,你的心理状态比身体更重要。

这一章讲述的是生殖系统的解剖结构，告诉你它是如何工作的，并解释了怎样把身体保持在一个好的状态以度过一生。

女性的生殖系统

女性外生殖器官（图 1.1），通常被称为外阴，包括阴阜、大阴唇、小阴唇、阴蒂、尿道口、处女膜、阴道口和会阴。

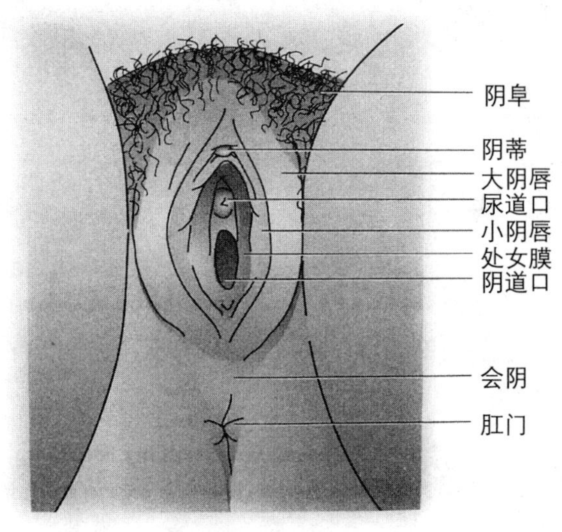

图 1.1　女性外生殖器官

女性外生殖器官

阴阜是一层脂肪垫，覆盖在耻骨上面。阴唇由两对皮肤褶皱组成，较小的一对被较大的一对包围在内侧，起着遮盖和保护阴道的作用。外侧的一对相对较大，被称为大阴唇，是由和男性阴囊相同的胚胎组织发育而来的。青春期后，阴阜和大阴唇都会被阴毛覆盖。位于内侧的小阴唇是更为细致的皮瓣，像嘴唇一样，被柔嫩脆弱的上皮组织覆盖，为浅褐色。小阴唇向前方变窄，顶端融合包绕阴蒂。小阴唇的大小略微因人而异，它们或被大阴唇覆盖，或延伸暴露出来。阴蒂为小柱状突起，由具有勃起功能的海绵体构成，位于小阴唇前联合处。它是由和男性阴茎相同的胚胎组织发育而来的，在女性的性快感和性高潮形成当中，具有重要作用。

尿道口（尿液从膀胱经过尿道由此排出体外）位于小阴唇内侧，在阴蒂和阴道口之间。阴道口同样被小阴唇遮盖。处女的阴道口被处女膜部分遮盖。处女膜是个比较薄弱的环状黏膜褶皱。处女膜组织使阴道口变狭窄，但是经血仍然可以通过。少数情况下，处女膜完全闭锁。没有过性行为的女性，处女膜更明显。体育锻炼或者阴道用药可以使处女膜破裂，所以许多女性第一次性生活时是不流血的。

会阴是阴毛相对稀少的皮肤和组织，位于阴道口和肛门之间。会阴部的皮下脂肪很少，所以该处的皮肤和肌肉几乎紧贴在一起。

女性内生殖器官

女性内生殖器官如图 1.2 所示。阴道是女性重要的内生殖器官。阴道是个长约 9~10 厘米的管道，连接着外阴和子宫。阴道表面覆盖着整齐排列的上皮细胞，其下是环绕的肌肉层。阴道壁上有很多皱襞，这些皱襞在性行为和分娩时可以充分伸展。阴道壁的肌肉在性高潮时产生收缩，有助于精子停留并上行到子宫。（事实上，在没有外力的帮助下，精子也能自动上行到子宫。因此，即使女性没有性高潮，也完全有可能怀孕。）

子宫颈，也就是子宫的颈部，位于子宫的下方，向下延伸进阴道。如果把子宫想象成一个梨，梨的柄朝下插在一个饮料杯里，子宫颈就是梨在杯口里面的部分。子宫颈是由弹性结缔组织和部分肌纤维构成的，是进入子宫的入口。如果从下向上看（像医生给你做盆腔检查时一样），子宫颈就像一个小小的炸面包圈。没有生育过的女性，子宫颈口是小而圆的；生育过的女性，子宫颈口是宽而平的。

性交后，精子通过子宫颈和子宫游向输卵管。宫颈部位的一些特定腺体可以分泌黏液。黏液具有杀菌作用，可以预防感染，或许还可以给精子提供营养。除了排卵期，一般情况下宫颈分泌的黏液是少量、黏稠、透明的。排卵期间，腺体细胞会分泌更多的黏液，黏液变得稀滑，富含碳水化合物和氨基酸，非常有利于精子穿过它向上方的子宫腔迁移。在产前阵痛和分娩过程中，子宫颈变薄扩张，比原来可扩大 50 倍，使胎先露可以下降进入产道。

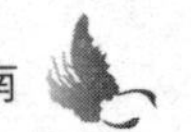

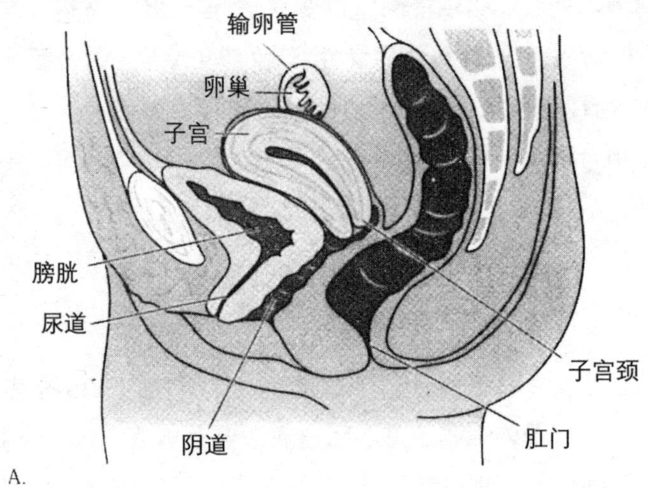

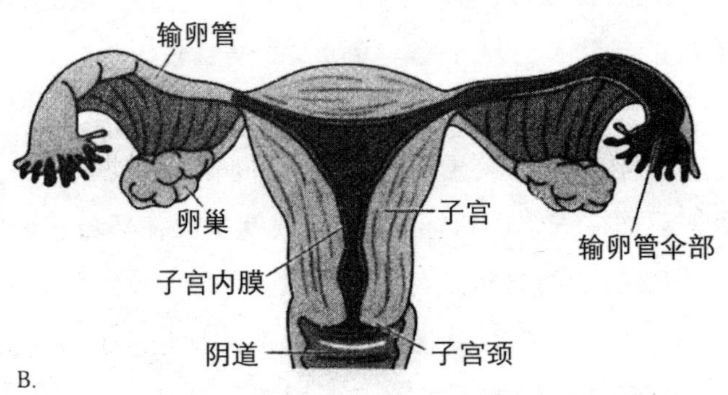

图 1.2　女性内生殖器官

A：侧面观　　B：正面观

子宫是一个壁厚、中空、梨形的器官，是胎儿的庇护所。没有怀过孕的女性，子宫的大小接近一个梨，约 9 厘米长，6.5 厘米宽，3.5 厘米厚。子宫体主要由三层组织构成。外层由一层薄浆膜覆盖。肌层位于中间，最厚，其肌肉组织对激素及一些化学物质可以产生反应。肌层在月经期以及产前阵痛和分娩时可以发生规律收缩。最里面的一层就是内膜层，由腺体组织构成。子宫内膜（伴随着的血液和细胞）会在月经来潮时脱落。

输卵管是卵子从卵巢到达子宫的通道。输卵管一端附着于子宫，另一端伸向卵巢，但并没有真正附着在卵巢上。每根输卵管长约10~12厘米，最粗的部分位于近卵巢端，直径大约2.5厘米宽。通向子宫壁一端的输卵管逐渐收细变窄，粗细如一根细挂面。输卵管靠近卵巢端张开，呈喇叭状。喇叭口边缘的细胞分化为发丝状的触手。这些触手的运动幅度很大，像帘子一样覆盖着卵巢，类似章鱼的触角。触手有节律地作波浪状运动，会把卵子收纳入输卵管。

两只卵巢分别位于输卵管的后下方，最主要的功能是制造卵子。卵巢大约3~5厘米长，2.5厘米宽，2厘米厚，大小就像一个带着壳的杏仁。卵巢的大小和形状随着月经周期而变化。每只卵巢平均每隔一个月排出一枚卵子。如果由于手术或其他原因失去一只卵巢，那么幸存下来的这一只可以行使双倍的功能。卵巢还能产生生育过程中所需的激素，主要是雌激素和孕激素，还有另外几种激素。

许多十几岁的少女和少数成年妇女都担心她们的解剖结构是否“正常”。如果某些关于生殖系统结构的问题困扰了你，那么不用犹豫，去咨询专科医生或妇女保健人员，他们或许会帮你消除担心。事实上，性征有一个很宽的正常范围。毛发的生长模式、乳房的大小、乳房是否对称、毛发的颜色及皮肤的颜色等，像正常的身高、体重一样，都有很宽的范围。女性生殖器官的解剖结构常常有不同的大小和形状。女性的小阴唇大小差异很大：有的人小阴唇较长，可能会与内衣摩擦而产生不适，这种情形虽然少见，但依然是正常的。

> 艾米是个很不错的运动员。高中的时候她踢过足球。大学里她参加划船比赛，每天都在当地的一条河里训练。她的小阴唇较长，常常会碰到运动裤。虽然这并没有什么危险，但是很不舒服。艾米决定做一个小手术，把阴唇修整得小一点，这样以后训练的时候会舒服一些。

通常，阴蒂会伸出到小阴唇的皱褶外面，但并不总是这样。极少数异常情况下，如果睾酮分泌过多（通常所有女性都可以产生少量这种雄性激素），就可以使阴蒂增大。

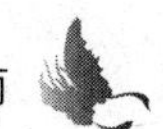

可想而知的是，乳房在大小和外观上同样存在正常变异。乳头周围色素沉着的区域（乳晕）可大可小，颜色可深可浅，可以从粉红色到深棕色。许多女性一侧乳房略大于或略高于另一侧乳房。

对某些女性来说，面部和身体的毛发也是一个不小的问题。通常情况下，基因决定了毛发的多少和生长的部位。几乎 1/3 的 15~44 岁的女性嘴唇上方都有毛发生长。在上述同一群体中，有 6%~9%的人脸的侧面或下巴上也有毛发生长。如果毛发是深色的，那么肯定会更显眼。只有在少数情况下——当一位女性体内分泌了过多的睾酮——面部毛发过多才代表存在某些问题。

男性和女性阴毛的分布是不同的，同性别个体之间仍然有较大的变异，均属于正常范围。女性阴毛通常呈三角形分布，有些向股间延伸。阴毛也同样覆盖大阴唇外侧位于两腿之间的区域和阴道口周围的皮肤。男性阴毛可以向上延伸至肚脐，呈三角形或菱形分布。某些女性也有呈线状分布的阴毛，可一直延续到肚脐；另一些女性的阴毛则可能延伸到股内侧。个别女性乳头周围也有深色毛发。

你的阴毛生长模式可能最像你的妈妈，或者像你的某些女性亲属（她可能会是你父亲那边家族里的）。

当女性担心自己有一些解剖结构上的问题而影响了性冲动时，我能够保证其中的 99%不是生理上的问题。或许是心理因素导致了焦虑，心理咨询对大多数女性会很有帮助。

如果在解剖结构上存在异常的话，那么当今妇科和外科医生能够非常容易地再造外生殖器官，或许能减轻你的忧虑。多年前当我还是医学院的学生时，我曾经给一位做过变性手术的女性作常规检查，她的生殖器官完全是重建的。当然，她没有子宫和卵巢，并且要应用大量雌激素以维持她的乳房和其他的女性第二性征。但是从表面上来看——根据她的生殖器和她的体型——她是个正常而完美的女人。

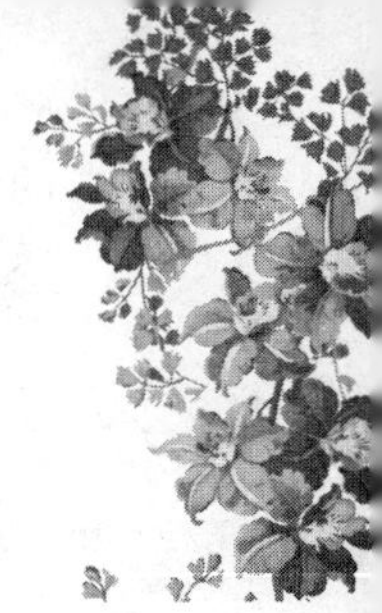

经期的生理学

虽然月经初潮通常发生在 10~16 岁之间，但是生育过程实际上在你出生之前就已经开始了，它一直持续到绝经。在美国，绝经通常发生在 45~55 岁之间。

卵巢是胚胎最早形成的器官之一。在女婴出生之前，她的卵巢就已经制造了她一生所拥有的卵泡。到母亲怀孕 20 周的时候，这个未来的女婴已经拥有了 400 万 ~600 万个卵泡。到出生时，这个数字缩小到 100 万 ~200 万之间。在她一生中，卵泡的数量将会逐渐减少。当她到青春期的时候，她的卵泡还有 30 万个（这个数字是学术上的估测）。在她的生育期内，有将近 400 个卵泡陆续发育成熟并将卵子释放进输卵管等待受精，其他卵泡则退化并被机体吸收。因此，当女性到了绝经期的时候，只有少数卵泡还存在。

女性在她的一生中不再制造新的卵泡，这对生育具有重要影响。一位女性的卵泡是在她出生前就形成的，如果她 40 岁的话，那么她的卵泡将超过 40 岁。而男性在他们的一生中时刻都能制造新的精子，那么使这个 40 多岁的卵泡所排出的卵子受精的精子或许是两个月前才制造出来的。

当一个女孩到青春期的时候，和出生时相比，她已经丧失了一半以上的卵泡。剩下的卵泡处于休眠状态，位于卵巢滤泡中。每个滤泡里有一个卵母细胞并被单层细胞包围，这层细胞被称为颗粒细胞。到青春期时，卵巢功能变得活跃，卵泡也开始发育。

就像汽车引擎在点火引燃前有点噼啪作响那样，月经周期刚开始时运转得并不是很好。刚开始有月经的年轻女孩在经期的调整期间，有的会很难受，有的月经很不规律。一旦进入正常周期，就会每个月重复一次。一般情况下，除了怀孕，月经周期不会有大的波动。过度紧张、剧烈减肥，或者某些特定的避孕方法都会打乱月经周期的规律。

每个月都会有一些卵泡开始生长（图 1.3）。在每个生长的卵泡中，颗粒细胞分裂并多次复制，逐渐演变为多层细胞取代单层细胞围绕着卵细胞。女性体内的雌激素大部分是由这些颗粒细胞产生的。包裹着发育中的卵泡的细胞引起卵泡外层细胞生长，

并刺激它们进行分化。

月经周期开始大约一周后，这一组正在生长和分化的卵泡中最大的被选为“本月的卵泡”——在科学术语中，叫优势卵泡。它持续生长变大，同时另外的那些卵泡退化死亡。偶尔会有一个以上的卵泡持续发育，这就为孕育双胞胎提供了可能。

优势卵泡发育到一定大小后会破裂。其中的卵细胞和包围它的部分颗粒细胞冲破卵巢壁，这个过程就是排卵。它发生在 28 天月经周期的第 14 天。如果一切顺利的话，卵子会被输卵管边缘特异的触手细胞扫进输卵管。进入输卵管后，卵子可能受精也可能不受精。以卵泡生长为主的这一段月经周期，被称为卵泡期。

再回到卵巢。破裂的卵泡在排卵后重新变得活跃，它变为微黄色类似腺体样的结构，被称为黄体。如果输卵管中的卵子没有遇到精子，则黄体生长大约 10 天（直到月经周期的第 24 天），然后按规律开始退化。每个月经周期中黄体的存在是短暂的（指

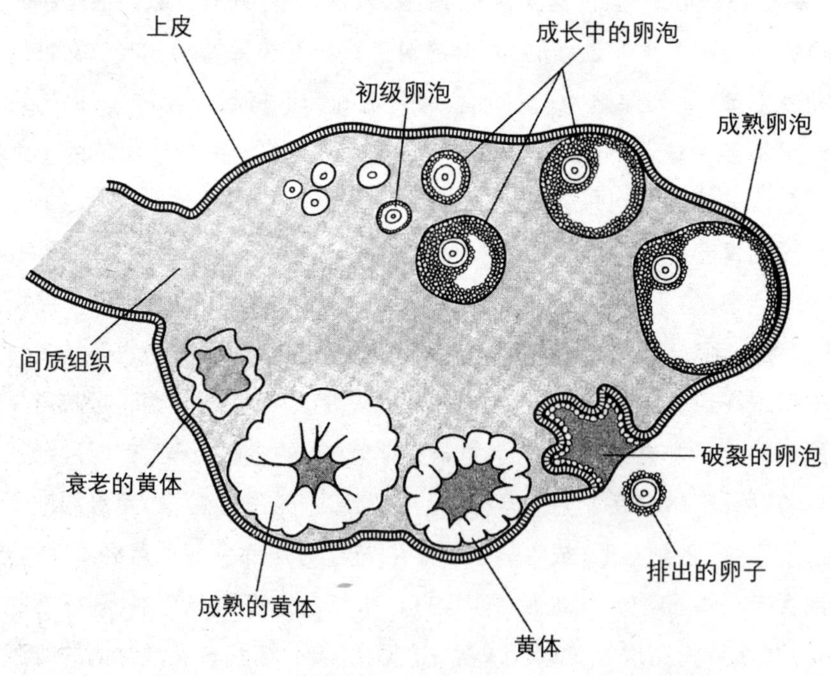

图 1.3　卵巢以及在月经周期中发育和退化的卵泡

未怀孕女性的黄体），但它能够分泌大量的孕激素和雌激素。

所有这些激素共同作用，刺激了子宫内膜的变化（图1.4）。当卵泡在卵巢中发育时，卵巢产生的雌激素使子宫内膜开始变厚。排卵后，雌激素水平再度急剧升高。假如卵子受精成功的话，黄体产生的孕激素将作用于子宫内膜组织，使内膜组织稳定并更适合受精卵着床生长。在孕激素的刺激下，子宫内膜的腺体组织和血管增生，使内膜变厚并像海绵一样松软。内膜这时开始制造多种化学物质，包括前列腺素。

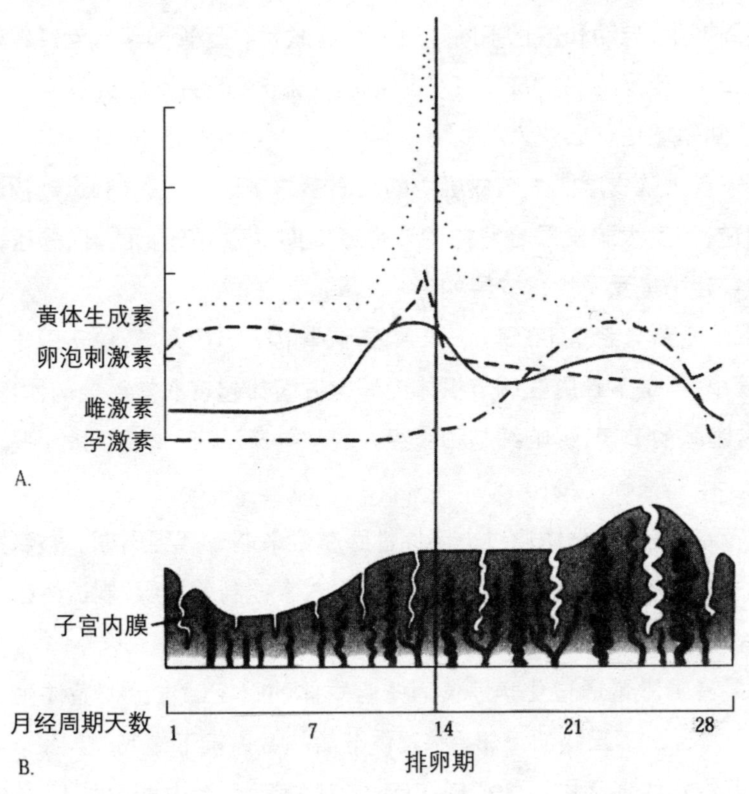

图 1.4　月经周期中激素水平及子宫内膜的变化

A：血液中的激素水平　　B：子宫内膜成熟、增厚

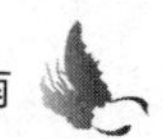

如果卵子受精，那么胎盘分泌的激素——绒毛膜促性腺激素，能够让黄体在胚胎发育时再维持6~8周的活性。如果卵子没有受精，黄体将衰退，在月经周期的第25天，雌激素和孕激素就会突然下降。子宫内膜失去了支持系统，子宫的血管开始萎缩，导致子宫内膜层的氧气和营养供应减少。子宫的肌层在前列腺素的刺激下开始规律地收缩，很快子宫内膜破碎、溶解，并和经血一同脱落。只有深处一薄层细胞还保留着，下一个月经周期可以从这里再生出新的子宫内膜。月经周期的这一时期，也就是从第14天的排卵到第28天的月经开始，被称为黄体期。

这一例行程序被严密地组织起来，就像一部情节复杂的小说。它的组织者和控制者——在月经周期中，启动和停止不同环节——是激素。尽管卵巢是女性雌激素和孕激素的主要制造者，但是它只完成了任务链中的一部分，而另一部分是由大脑完成的（我们目前的认知领域是这么认为的）。

这些活动来自大脑皮层。大脑皮层中的灰质参与了记忆、语言和运动控制。我们还不能准确知道，到底大脑皮层是怎样调节月经周期中激素分泌的，但是压力导致的月经周期失调看起来是受了大脑皮层的影响。

按次序，下一个参与者是下丘脑。下丘脑是脑中的一小块区域，位于腺垂体上方和丘脑下方。尽管小，但是下丘脑在调节机体内环境方面却起着非常重要的作用。它调节进食行为、日常睡眠的节律，影响细胞和组织内的水平衡。下丘脑还释放一些激素启动月经。

女孩进入青春期后，腺垂体通过分泌促性腺激素来调节月经周期。被释放的促性腺激素有黄体生成素和卵泡刺激素。这些促性腺激素控制着性腺（制造生殖细胞卵子或精子的器官，也就是女性的卵巢和男性的睾丸）。

促性腺激素释放激素通过化学信使通知腺垂体的特定部位分泌黄体生成素和卵泡刺激素。腺垂体位于下丘脑的近邻。腺垂体分泌的激素接下来刺激卵巢。卵泡刺激素负责的事情就像它的名字显示的那样：刺激卵泡发育。月经中期的时候，黄体生成素在血液中的浓度会急剧增加，引起优势卵泡释放卵子，最终排卵。

这个复杂的调节过程是由负反馈系统来控制的，后者的工作模式或多或少像一个恒温器。温度一旦设定之后，恒温器就会感知房间温度，通过自动启动或者关闭暖炉来使房间保持在预先设定的温度上。在你的身体里，调节因素是化学物质而不是温度，但是原理是一样的。脑和卵巢之间存在着持续稳定的调节，当大脑感知体内雌激素水平减少的时候，就会引起黄体生成素和卵泡刺激素的分泌增加。在月经周期和围绝经期都会出现上述情况。

月经周期月复一月地重复直到绝经期，尽管随着年龄的增加，周期会逐渐变化。将近 40 岁的女性月经周期会短些，常常少于 28 天，因为年龄大的女性在月经后半个周期，黄体产生的孕激素少于 20 多岁的女性。孕激素减少意味着子宫内膜溶解脱落得快些。卵泡数量减少和质量降低最终导致雌激素减少。当雌激素减少到一定水平，就不能形成黄体生成素高峰并排卵。接近绝经期的年长女性，就像刚成年的女孩一样，月经周期往往不规律，周期中可能不发生排卵。最后，雌激素将逐渐降低到月经完全停止。

第二章
你和你的妇科医生

谬误：如果在有性行为之前进行了妇科检查，你就不再是处女。

科学：除非存在特殊问题，不然妇科医生进行检查时可以使用小的窥器，并不破坏你的处女膜。

妇科医生是妇女生殖健康专家，不过，内科医生、家庭医生、受过训练的护士也都受过妇科常规训练。这些专业人员都可以为你做检查，开具处方治疗常见问题，解答你的绝大部分疑问。和这些专业人员不同的是，妇科医生受过手术训练。

在这本书里，我是从妇科医生的角度阐述的，但是请记住，你的家庭医生或护士也能够为你提供帮助。

或许你是因为某个问题而开始看妇科医生的——也许是腹部疼痛、坠胀，月经周期不规律，或者阴道脱垂，也许你要讨论避孕方法。这些都是开始和妇科医生建立联系的好理由。就像去牙医那里进行每半年一次的检查和清洁有助于预防牙病一样，仅仅为了预防去看妇科医生也是值得的。

和许多女性一样，你也许想要妇科医生提供基本的医疗服务，特别是如果你总有些小毛病或老是这儿痛那儿痛的话。你约见妇科医生，也可能仅因为避孕或怀孕期间的观察护理，但你仍然可以咨询基本健康问题。总而言之，35 岁以后，建议你和妇科医生建立联系，因为医生了解影响你健康的因素。

你的妇科医生

妇科医生受到的训练是处理和生殖系统及性别有关的问题。他们可以回答关于月经、性（性反应、性冲动、性倾向）、安全的性行为及相关责任、避孕和计划生育、生育和不育以及流产等问题。他们还能为那些围绕着性议题的心理问题提供帮助。例如，他们能够提供基本咨询，或者当你遇到身体外形上的难题时，指点你去专家那里；他们能够降低你对癌症的恐惧；能够解答你对性反应的困惑。对于性侵犯的受害者，妇科医生也可以提供帮助，或者介绍到专家那里。专家可以帮助有创伤经历的人。

◎→应该在多大开始看妇科医生?

许多医生认为，14~15 岁是看妇科医生的适宜年龄。当前的医学教育比起这个观点来有过之而无不及。我不同意上述观点，我认为这里不存在唯一正确的答案。

有了性行为的少女需要关于避孕和安全性行为的知识。如果女孩和儿科医生有固定的联系，而且这名儿科医生熟知基本妇科学，那么这名医生可以作为女孩的第一个妇科医生。很多妇科医生只治疗成年女性，并不适合青少年。只有在极少数的情况下，女孩有严重的生理问题需要医生具备更专业的训练（比如诊断卵巢肿物）时，才有必要让患者到妇科医生那里去。

没有过性行为的女孩可以等到十八九岁或二十岁出头再去看妇科医生。没有理由强迫年轻女孩进行盆腔检查，除非她有性行为史或者因有问题来看妇科医生的。

开始看妇科医生的正确时间是大学将入学的时候。很多年轻女孩或许在大学里会有第一次性行为，所以这个时候讨论避孕和安全性行为是合适的。尽管很多高中都有性教育课，但是听听校外专业人士的健康教育可以使你获得更多的信息支持。如果大学离家很远，那么大学的保健系统可以作为紧急情况下的后备者。有些学校在这方面做得很好，这也是你选大学时应该考察的一个因素。

◎→月经有问题的少女是否应该接受妇科检查?

如果你 14 岁，月经周期不规律，一般不需要做盆腔检查，因为大多数女孩都有大约两年时间月经周期不规律。顺其自然，你的身体会找到自己的时间表。

如果出现痛经，可能是你刚刚开始排卵。大多数女孩在排卵之前就已经有月经周期。当她们开始排卵时，或者在有月经一年之后，由于体内产生了更多前列腺素反而开始痛经。在你去看妇科医生之前，可以尝试一些家庭自助方法，例如继续你的锻炼计划，或者试试非处方止痛药。你可以从用点对乙酰氨基酚（扑热息痛）开始。如果没有用，你可以试一下阿司匹林。仍然感到不轻松的话，你还可以用布洛芬（芬必得）或者萘普生（消痛灵）试试。萘普生比布洛芬效果好。

如果出血量大，或许与你月经周期没有排卵有关。对出血量大或者非处方止痛药没有效果的痛经，通常的治疗办法是服用避孕药，但是购买避孕药需要医生的处方。如果这些药对你的大量出血都无效的话，那么你应该系统地检查一下。有时不规律的大量出血是由血液系统异常造成的，可以通过化验血液来诊断。

如果不规律的月经造成痛苦、难过，甚至影响你的学习、工作和社交，那么你应该

去心理医生那里好好探讨一下你的焦虑。一般情况下，如果因为月经问题影响了在校时间和其他有价值的活动，那么你应该和儿科医生或妇科医生谈谈。

不管什么年龄，在要经历第一次妇科检查时，你都应该对医生怀有信任。你应该对将要接受的检查与治疗有信心，并且对医生给予的关注感到满意。在做妇科检查时，如果感到不舒服，你可以离开。我知道这不容易，不过你可以说“我不认为这样做有用”，或类似的话。你或许会为你的就诊付费，因为你占用了医生的时间，这没有什么可抱怨的，至少比被一个使你紧张的家伙做不舒服的检查好多了。

当你准备约妇科医生的时候，请事先看看常规检查都有什么，检查之前可以和医生讨论一下。第一次就诊时，医生应该在你脱衣服检查之前和你交谈。如果办公室的工作人员或护士说医生没有安排谈话时间，那么可以要求他们安排一次谈话。在美国，除初次就诊之外，一般妇科检查通常是 15 分钟。

与医生全面交谈

在真正开始检查身体之前，医生可能想知道你的一般健康状况和妇科健康状况。作为谈话的开头，我常会问患者来到我这里的原因。应该了解患者关心的是什么，闲聊几句使她们放松下来。

在去看医生之前，大致记下你的问题，不然事后你会因为忘记问某个问题而后悔。有些问题可以带出很重要的信息。人们看医生时常常会紧张，这种情况叫做“白大衣综合征”，它会引起血压升高，让你脑子空白，什么都想不起来。

当妇科医生弄明白了你看病的动机之后，接下来通常会询问你的病史。

问题首先会集中在妇科病史上：多大时来第一次月经？刚开始的时候多长时间来一次？现在多长时间来一次？痛经吗？有没有因为月经过多造成的其他问题？每次行经多长时间？行经时间或周期有没有发生过变化？

然后医生会问你的一般病史：你有过什么明确的疾病吗？住过院吗？做过手术吗？

接下来她会仔细了解你的各个系统：你的心脏怎么样？有没有过心慌或胸痛？你

的肺有问题吗？有没有哮喘？你的消化系统怎么样？便秘还是腹泻？肚子痛吗？如此等等，涉及你的所有重要器官。

通常内科医生会了解你的家族史，所以在第一次去看妇科之前，你应该从内科医生那里了解相关信息。特别是如果你年龄偏大，医生通常会考虑你是否患心脏病、骨质疏松或某种癌症。你的家族史在两个方面很重要。第一，有心脏病或骨质疏松倾向的话，早期改变生活中某些特定行为确实可以帮助你。如果知道了你祖父母或外祖父母去世前比年轻时矮了 10 厘米，你就应该聪明地在你还年轻的时候大量补钙，并在整个成年期监测钙摄入量。实际上，所有女性都应该这么做。第二，当你计划怀孕的时候，医生应该知道你家族中的遗传病史。

对于老年痴呆或者骨质疏松症，知道家族史是有帮助的，但通常说来并不是那么可怕。在疾病诊断过程中应该考虑到家族史，但是它的影响没有达到许多人想象的程度。举个例子，外祖母患乳腺癌的很多女性担心她们自己会患上乳腺癌。但实际上，你外祖母的病史对你没有多大意义。如果她 85 岁死于乳腺癌的话，那么你根本就没有什么好担心的。你母亲的病史更重要一些。如果你外祖母绝经期之前，就算 40 岁死于乳腺癌，而你妈妈 55 岁，已经过了绝经期，没有患上乳腺癌，那么从遗传的角度来说，你的状况还不错。如果你家族史中的某些疾病使你担心的话，那么告诉医生，医生能够解除你的顾虑。

医生会问你一些和健康有关的偏好，或者你也可以自己提出这个问题。你是否认为“天然”最健康？你购买有机食品、草药或天然化妆品吗？超市和药店是不是你最后才去的地方？只有在绝对必要的时候你才接受医疗干预？你是否更愿意用草药来治疗尿路感染而不愿意去找医生要磺胺？也许你并不反对“人工合成”的药品，你有健康的食谱并适当运动，但是你并不反对使用抗生素或其他药品。

应该让医生知道你的感觉，以便她在建议用药或进行其他治疗时考虑到你的偏好。

妇科医生会问你是否有过性行为，因为这会影响你们之间讨论的问题和当你出现问题时的治疗方案。如果担心谈话的保密性，那么你可以在就诊之前问清楚。就我自己而言，我会为我的所有患者绝对保密。

我鼓励年轻姑娘们多和父母进行交流，以便遇到问题的时候，父母和子女可以共

同寻求解决办法。我们都听说过关于少女意外怀孕的可怕结局。如果这些女孩信任父母的话，这些悲剧就完全可以避免。

另一方面，我已经有了多年的从医经历，因而变得很现实。我鼓励禁欲，我劝告年轻女孩不要仅仅因为其他人这么做或她们目前的男友迫不及待，就急于体验性行为。我也知道，很多年轻女孩的母亲知道女儿有过性行为后会非常生气和忧虑。

很多医生都不介意你带个陪伴者去就诊。有些年轻女孩非常害怕，就带着她们的妈妈一起来。另外有些女孩宁愿自己单独来就诊，并且用一些巧妙的或不那么明显的方式表明她们的想法。在这种情形下，我会在母亲在场的时候谈论一些她们都想要讨论的话题，然后当我给女孩单独做检查的时候，再询问一些重要问题。有可能妈妈主要担心的是女儿的痛经，可是女儿真正想谈的是避孕方法。在这种情况下，我也可以和女孩私下谈谈性传播疾病和安全性行为问题。

当有性虐待或身体暴力的任何迹象时，丈夫或男友每次都会陪伴着来就诊。检查室私密性的优势这时能体现出来。

安娜怀上了她的第二个孩子。她丈夫是附近医院的住院医生，每次产前检查都陪她来。我的同事认为他体贴周到，能从排得满满的时间表里挤出时间来陪伴妻子。我虽觉得有点奇怪，但是他的表现没有引起我任何警觉，特别是他从周围同事和患者那里获得了很好的声誉。很久之后，我意识到他曾经对安娜使用暴力，不希望她和我单独谈话。安娜从来没有提到过性虐待，我们也从没有见过她身体上有伤害的痕迹，然而她的心理上受到了极大的伤害。

安娜最小的孩子出生几年后的一天，她突然来到我的办公室，没有事先预约。经历了长时间的虐待，她的自尊已经被彻底摧毁了。她告诉我她策划怎样来自杀。我担心她离开我办公室的下一分钟就会实施自杀计划，所以就直接开车送她到医院的精神科。在那里她获得了帮助和支持。

有了这次经验之后，我更加留意患者是否受到虐待，并带着一点怀疑审视着那些陪伴就诊的配偶。

有些女孩觉得到自己母亲的妇科医生那里去就诊更舒服些，另外一些则不然。有时候母亲在我这里就诊而女儿在我的合伙人那里就诊，仍然在一个医疗系统里，但又保持一点距离。有些年轻女性愿意从计划生育组织获得避孕知识和避孕药处方，另一些则是通过大学的卫生保健系统。

我做实习医生的时候，有些妈妈询问是否能把她们的学龄前女儿带进检查室，妈妈做检查的时候，女孩在角落玩玩具。过去我认为这种情形非常奇怪，不过我逐渐认识到这是个好主意。现在我正在治疗这些过去的小女孩，现在的成年女性。我认为过去随妈妈一起来诊室的那些经历给了她们对检查的大致印象，使她们更容易放松。

体格检查

当和医生谈完了你的病史、你在卫生保健上的偏好以及你关心的问题之后，你将会接受真正的体格检查。护士（或其他人）会领你去检查室换衣服。我建议人们把衣服彻底脱光，因为乳罩会给乳腺检查带来不便。你可以穿着袜子，这样当你踩着检查台的脚镫时会舒服些。

脱了衣服之后，你要穿一件长袍。在我的诊所里，我们使用布做的长袍，穿着它非常舒服。比起纸质长袍，布质长袍庄重、漂亮而且环保。很多诊所用纸质长袍是因为卫生法规的原因。美国职业安全与卫生管理局负责监督卫生和安全工作，其制定的卫生标准非常高，我们把布质长袍送到经过美国职业安全与卫生管理局认证的洗衣店去洗，尽管这家店在离我们诊所一百多公里远的地方。患者经常评论说，她们非常喜欢布袍子，所以我们还在继续使用。

体重、血压和化验检查

开始时护士会给你称体重。如果你认为发现体重增加是检查中最糟糕的环节,那么你绝不是唯一有这种想法的人。我们的社会一面鼓励女人瘦得像竹竿,一面又拿成吨的软饮料和高脂肪快餐砸向她们，所以女性在对待体重的问题上有很重的心理包袱。我从不强迫人们称体重,但是我认为你应该知道自己的体重状况以及它会造成什么后果。认识到体重每年都会增加会激励你坚持减肥。知道你的体重在正常范围内,也是一件令人满意的事。

血压是应该检查的另一项指标。如果你是“白大衣综合征”人群中的一员,那么你的血压升高可能只是因为紧张。如果第二次检查的时候你还是过于紧张导致血压升高的话,我会建议你去当地的药店。很多药店都有袖带血压计,在那儿你可以在较轻松的状态下量血压。有些医生会建议你在精力充沛的时候顺便到诊所量个血压,那时候你心里没有要看医生的负担。

有些医生要你留尿样化验尿蛋白和尿糖。测定尿蛋白是为了检查肾功能,测定尿糖是为了检查你是否患有糖尿病。

因为这些检查可提示妊娠并发症,所以我把它们作为孕妇的常规检查,一般不给其他人做。有些医生还把血细胞计数作为常规检查,那只是用针刺一下手指取一点血而已。

乳房检查

医生在给你进行检查时，她会先听诊你的心脏和肺。绝大多数妇科医生会触诊(触摸)你的乳房,检查乳头分泌物的情况以及乳房有无肿块,检查的范围包括腋下,因为有时候肿块会长在那里。医生会检查你有没有肝脏增大(按压腹部右上象限肋骨的下面)或脾脏增大(按压左侧胸廓的下面),并且还会触诊你的腹股沟区域,检查那里有无增大的淋巴结。

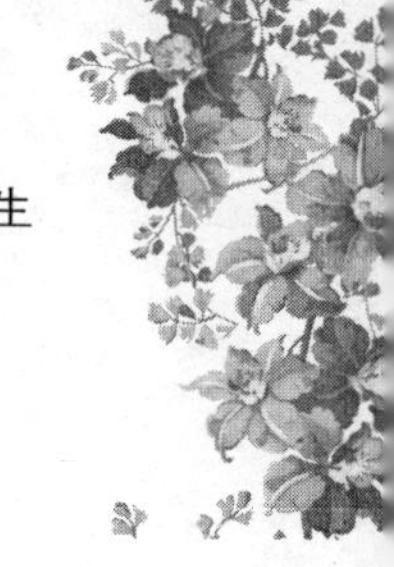

阴道检查

然后就到了没人喜欢的检查项目。你仰卧在检查台上，把脚放在脚镫上，你的膝盖要弯曲并打开。这个笨拙尴尬的姿势叫做膀胱截石位，能够让医生最大限度地检查你的生殖器官。你可能会被要求向下挪，好让你的臀部尽可能地接近检查台的边缘。这很重要，特别是当你第一次做检查的时候，你越靠近台子的末端，检查时你的不适感觉就会越少。把脚放在脚镫上可能会让你感到很无助。有时患者问我，使用脚镫是否绝对必要，答案为“是”。

如果你有很严重的关节炎或其他残疾，导致你的脚踩不到脚镫，诊所的护士可以帮你扶着腿。髋关节有问题或脊柱损伤的患者可以进行盆腔检查，只是达到正确的位置有点难度。

一旦把脚放在脚镫上之后，你就应该直接分开膝盖并彻底放松，像个布偶娃娃一样。如果你臀部肌肉紧张，那么阴道的肌肉也会跟着紧张，这样检查的难度和不适程度都会比肌肉放松时明显增加。

◎→第一次盆腔检查时痛吗?

如果你的处女膜完整，检查可能会有点不适(也可能不会)。如果你的处女膜非常紧，那么医生可能没有办法用窥器检查(在我20多年的行医生涯中，这种情形遇到过3次)。如果你属于这种情况，那么你可以和医生谈谈，晚些时候做手术切开处女膜。

阴道窥器(图2.1)是个由金属或塑料做成的、双叶结构的器械。叶片可以打开，撑开阴道，这样医生就可以看到你的子宫颈。如果阴道窥器是金属的，医生一般用热水或电热垫加热，然后再插入你的阴道。这是个细节问题，并不是所有医生都会这么做。我授课时鼓励住院医师这么做，特别是对第一次做检查的患者。有些医生喜欢用塑料窥器，因为它不会那么凉。我更喜欢用金属窥器，因为它易于调整而且更平滑。

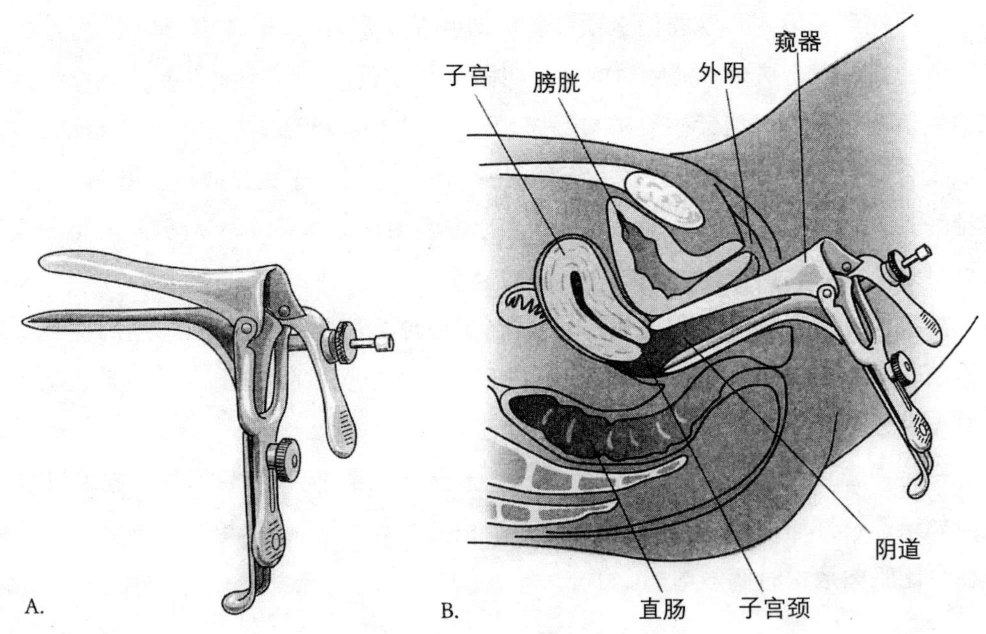

图 2.1　阴道窥器

A:阴道窥器　　B:窥器撑开阴道壁暴露出子宫颈

窥器有不同尺寸的,细的用于处女、老年女性及一些特殊情况。如果这是你的第一次检查,那么医生会选用小号的。如果你已经生过好几个孩子,那么大号的对你更合适。医生会很轻柔地把窥器插入你的阴道并鼓励你放松。要尽量保持松弛。如果你紧张,医生或许会多给你一点时间让你放松。每个人子宫颈的位置都不一样,有时候,一打开窥器它就会进入医生的视野,但是有时候,它挤在阴道的上方很难被看到。医生找到你的子宫颈,就会进行宫颈涂片检查。

宫颈涂片检查

这是一项相对简单的检查，它的发明者是乔治·尼古拉斯·巴巴尼古拉博士(1883~1962年),故也称巴氏检查。自从这项检查广泛应用以来,子宫颈癌的发病率显著降低。1928年,巴巴尼古拉博士在美国密歇根州一个小型医学会议上,首次发表了题为"癌症诊断新技术"的文章,但是没有受到重视。直到20世纪40年代中期,他的观点——无法被肉眼看到的早期恶性肿瘤可以用涂片检查来识别——才被普遍接受。今天,宫颈涂片已经是最为广泛使用的检查方法,被证实已经拯救了几百万人的生命,并将宫颈癌的发病率降低了70%。

宫颈涂片检查即采集子宫颈细胞标本,用显微镜寻找或排除宫颈癌。因为子宫颈的癌前病变在癌症真正显示出来的数年前就出现了,所以经宫颈涂片检查发现的癌症绝大多数还可以治愈。很多女性告诉我,采集标本的时候她们感到"异样"或"奇怪",但没有感到疼痛。也有人把这种感觉归结为不适或疼痛。好在采样过程只有几秒钟。

采集细胞的工具有两种(图2.2)。第一种工具是小塑料刷,形状与子宫颈相适,主要是从宫颈的外侧收集细胞。第二种工具是拭子,看起来像一个小的试管刷或酒瓶刷,可以轻刷宫颈内侧。宫颈内侧是癌前病变最易出现的部位,标本采集应该包括这个部位。刷子比Q形刮板能采集到更多细胞。

老式的标准宫颈涂片法是用刷子直接将采集到的标本涂到玻片上,然后用显微镜观察标本。新技术要求把标本放到广口瓶的溶液里。病理科医生会将溶液离心并收集细胞,把收集的细胞涂到玻片上,这被称为薄层细胞检测法。它和老方法相比的优势是可以收集到更多的细胞以供检查。

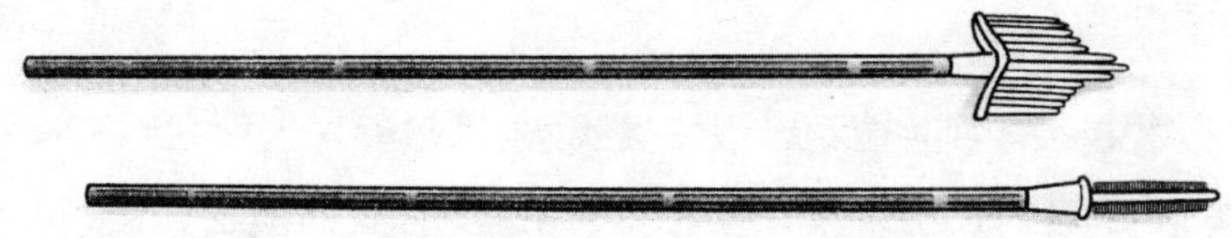

图2.2 宫颈细胞标本的采集工具

做过宫颈涂片和宫颈分泌物取样后，医生会尽可能轻柔地取出窥器。塑料窥器会被扔掉，而金属窥器则被收集在一个容器里以备消毒。

宫颈涂片检查是个预测性的检查，并不能提供确切的结论。其结果可以显示一切都好，没有发现细胞产生了癌变，也可以显示有癌前病变。绝大多数宫颈涂片检查结果都是阴性的，偶尔显示出癌前病变。癌前病变通过较少的干预就可以治愈。

尽管宫颈涂片检查的主要目的是寻找可能演变为宫颈癌的异常细胞，但是也可以检测到25%的子宫内膜癌。在极少见的情况下，它还能显示卵巢癌的存在。在我从医的20多年中，只看到过一次显示卵巢癌的存在。

乔西，四个孩子的母亲，她的宫颈涂片检查显示出一些看起来很不寻常的细胞，与平常那种和宫颈癌有关的细胞一点儿都不像。她的盆腔检查很正常，在她的腹部没有查到任何不寻常的包块。

一开始我怀疑不正常的细胞来源于子宫，于是我为她做了宫颈扩张和诊断性刮宫，刮出子宫内膜并送去做显微镜检查。从刮宫取得的细胞里没有找到异常子宫内膜细胞，但是找到了砂状瘤体，它是和卵巢癌有关的异常细胞。

因为明确了可能有卵巢癌，乔西同意行子宫切除术。我的一名同事——肿瘤外科专家——在手术台旁边待命。我们取出了乔西的子宫和卵巢，结果发现卵巢真的发生了癌变。

癌细胞是从癌变卵巢里出来的并被输卵管收集，通过输卵管和子宫到达了子宫颈。乔西没有任何症状，卵巢癌经常会这样。宫颈涂片检查把她从恶性疾病里拯救了出来。

从宫颈分泌物中也有可能检测出性传播疾病。经常有人告诉我她有过不安全的性行为，我会用类似Q形的长刷采集一些标本，通过实验室的精密化验，可以检测淋病或衣原体感染。既然每年会发生400例衣原体感染病例，那么在你有风险的时候检测一下应该是明智之举。

医生会把采集到的阴道分泌物标本涂到玻片上,用显微镜查找细菌。有些细菌会形成线索细胞(阴道来源的细胞,表面被细菌覆盖),仅通过显微镜就可被识别。酵母菌是一种真菌,滴虫是一种寄生虫,也可以用显微镜看到。

◎→宫颈涂片检查后有出血是否有问题?

做完宫颈涂片检查有一点出血是正常的,因为在取样过程中,子宫颈被刷过和擦过。有的女性只是有点滴出血,有的人甚至有一些血流出来。出血的多少取决于子宫颈的"脆性",也就是细胞被弄碎的可能性。宫颈涂片检查之后大量出血是不正常的,如果发生了这样的情形,请直接给医生打电话。

◎→如果宫颈涂片检查结果不正常,接下来该怎么办?

如果宫颈涂片检查结果不正常,不用惊慌,很多女性在一生中都有过某种程度的不正常。按部就班地继续检查就行了,比如复查宫颈涂片,进行活组织检查(简称活检)。仅有一两次宫颈涂片不正常,不必因此而切除子宫,除非活检提示有浸润性癌症。你也有必要和其他医生谈谈,以获得不同的观点。(请参阅第九章。)

不久前,北欧研究者们进行了一项包括一万多名女性的群体研究,群体中有几千名患有子宫颈原位癌的女性。子宫颈原位癌是子宫颈癌的前期,细胞已经癌变但是没有扩散的迹象。研究者们追观察了这些女性 10 年,但是没有进行医疗干预。1/3 女性的宫颈癌细胞自发转化为正常细胞,1/3 没有变化,另外 1/3 发展为癌症。我并不提倡对原位癌不予治疗,这项研究说有些患者会自发好转,但是请记住,这项研究的时间跨度是 10 年,而不是 20 分钟。你还有充裕的时间来考虑治疗问题。

双合诊

检查的下一项内容是双合诊,这是对内生殖器官的体格检查。医生会用双手感觉你的内部器官是否正常。她会戴外科手套做检查,所以如果你对橡胶过敏的话,要告诉医生。可以改用乙烯制成的手套。对橡胶敏感的人,仅仅接触一会儿,就会觉得瘙痒和有烧灼感。过敏反应的程度随着接触程度的增加而增加。我们诊所用不同颜色代码标记有过敏症的患者，提醒检查者你对橡胶过敏没有什么坏处。

就像前面的检查一样，进行双合诊检查时要放松，并尽可能保持松弛状态。试着尝试拉玛泽呼吸法（一种减痛呼吸法），想象着让你高兴的事，比如在海边度假、逛鞋店等等，想象任何让你放松的事。

医生把一根、两根，有时候是三根手指放进你的阴道，另外一只手放在你的腹部。她用两只手相互配合，可以感觉到你盆腔器官的位置和大小（图 2.3）。你的子宫是否后倾？位置是否正常？大小正常还是偏大？有没有子宫肌瘤？

正常情况下，凭着经验，医生就可以辨别出很多问题。能觉出明显的子宫内膜异位，能发现大的卵巢囊肿——甚至能分辨出卵巢比正常增大了三倍。能找到大的子宫肌瘤，当然不是豌豆大小的。能分辨出子宫肌瘤是否活动（子宫肌瘤有一定的活动性，而盆腔炎造成的瘢痕组织和子宫内膜异位症形成的粘连会相对固定）。

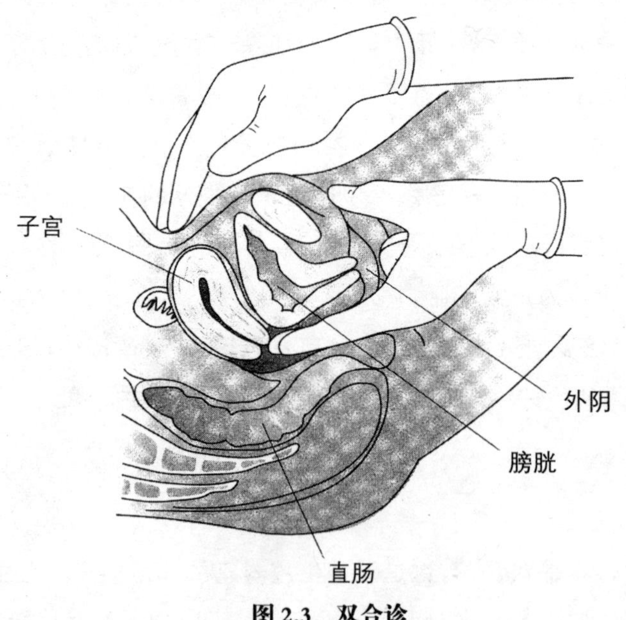

图 2.3　双合诊

检查者一只手从外侧按压你的腹部，另一只手在阴道里面向上推，这样可以感觉你的子宫颈、子宫、输卵管和卵巢。

如果你腹部有相当多的脂肪，或者肌肉非常发达，或者不能放松，那么双合诊就可能发现不了那么多问题。

◎→双合诊能发现什么样的异常？

双合诊检查能够了解器官的大小和位置，能发现增大的器官，但不能发现异常的内容物。可以发现卵巢增大，但是无法鉴别出它是否是个充满液体的囊肿，无法辨别它是来自子宫内膜异位症，还是恶性肿瘤的实性肿块。要想获得这方面的信息，我推荐超声检查，因为超声图像可以分辨出增生物内是固体还是液体。

直肠指诊

最后医生会给你做个直肠指诊。我倾向于只为 40 岁以上的女性做这项检查，因为这是对下部结肠癌的检查方法，中老年人，不论男性还是女性，都有患病风险。直肠指诊给医生提供了另外一种方式来检查你的盆腔器官。比如说，从直肠比从阴道更容易摸到卵巢。如果怀疑年轻女性患有子宫内膜异位症或盆腔炎，并且需要另一种检查方法，我就会做直肠指诊。

医生会把一根充分润滑的手指插入阴道，另一根手指插入直肠，感觉两根手指触到的器官有没有异常。行此项检查时绝大多数人不觉得痛，会有点不适。同其他盆腔检查一样，如果你充分放松，就会容易得多。这项检查一般只需要大约 30 秒钟。

身体检查之后

如果检查没有发现什么可疑的情况，医生马上就会告诉你，并询问你是否有问题要咨询，还可能建议你下次就诊的时间，也许是下一年的例行检查。

如果发现了可疑的情况，特别是可能预示有严重问题，我会让患者穿好衣服回到办公室去谈。人们穿着衣服会更容易听进去你在说什么。到了办公室，我们会谈谈可能出了什么问题以及下一步如何检查。有两种极端的情形——一切都非常好，或者发现了某个非常严重的问题。我们会先解决迫使你看医生的问题。举个例子，如果你在经期有下腹疼痛，但检查没有发现子宫内膜异位症，那么可以用避孕药治疗痛经。如果你不知道怎样用药，或许你从来没有用过避孕药，可以向医生或护士咨询。

医生可能会给你一个处方药的免费样品，样品标示了制药公司，你可以照着样品去药店买药。药品通常都有说明书，印刷非常精美，从上面可以获得有关药品的信息：药品的使用方法、化学结构、在体内的作用、使用该药的理由（适应证）和不能使用的理由（禁忌证）以及该药和食物及其他药物之间的相互作用等。药品说明书中的警告是关于该药品可能导致的问题或者统计学上可能与本药有关的问题，它提示的是实验室检测的发现，比如，该药是否改变了凝血时间或者血液中钙的含量。警告中还会描述关于药品副作用的大量细节，详细罗列副作用和可能的不良后果可以帮助药商免于诉讼。

如果医生给你用的处方药发生了副作用，在你停止用药之前，请给医生或药剂师打电话，他或她对于药物的副作用以及你所描述情况的潜在危险所知甚详。

劳恩刚开始服用避孕药。她给我打电话说她的乳房胀痛，并且体重增加了3千克。我知道这是比较常见的副作用，再三向她保证没有出现严重问题的征兆。我建议她改变用药剂量，或者换个品牌。

梅根来电话说，就在她服避孕药的第一天，她觉得疼痛、发热，所以她怀疑是药物引起了这些症状。我告诉她，疼痛和发热不是该药已知的副作用。或许她患了感染性疾病。

◎→多长时间看一次妇科医生？

如果一切正常，一年看一次妇科医生就足够了。如果你开始用避孕药了，医生会要求你 6 个月后再来。如果检查显示你有卵巢肿物或者乳腺囊肿，那你或许被要求两三个月后复诊。如果医生没有提，你就问一下下次什么时候来合适。

因为现在的医生比过去忙多了，所以你应该自己带着记事本记录下次见面的时间，或者至少问一下应该提前多长时间预约。许多预约都提前 6 个月，所以请提前问好。

医生通常会在时间表上留一些空档，以备出现紧急情况。如果你在吃避孕药期间出现了胸痛、腿痛、头痛，那你必须马上给医生打电话。虽然静脉炎以及与静脉炎相关的肺梗死非常罕见，但是这几种情况都需要立即就医。

用避孕药的女性经常因为月经间期出血而致电医生。这是避孕药常见的副作用，即使小剂量服用也会这样，通常没有什么好担忧的。另一方面，如果你已经过了绝经期，出现了异常阴道出血，那么一定要马上告诉医生。

电话咨询

我鼓励患者遇到问题时来电话。如果医生非常繁忙，那么你可能没办法直接和医生通话，可能是某位受过专门训练的分诊护士或者助产士来回答这些常见问题。

如果你有阴道瘙痒或者烧灼感，阴道的分泌物像是奶酪(豆腐渣样)，护士会告诉你说可能是真菌感染。她在给你开处方之前，会看一下你的病历，看你上次真菌感染是什么时候，然后在医生的监督下开处方。如果护士回答不了你的问题，她会去问医生。

另一方面，如果你痛到了极点，超过了你所经历的任何一次，或者正在大出血，严重到下不了床，那么你确实需要直接和医生谈。分诊护士受到过做这种判断的训练，而且医生相信她的判断力。多数医生会查看你的宫颈涂片、血液化验、X 线检查、妊娠反应、乳房 X 线检查及尿培养结果等。如果看到宫颈涂片检查结果异常，或者红细胞压积明显下降，我会让护士给患者打电话，为她预约进一步检查，或者预约复诊时间。

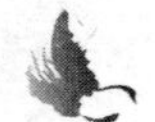

◎→什么时候给医生打电话最合适?

建议你在办公时间给医生打电话(紧急情况除外),这绝不仅仅是礼貌问题(当然礼貌会让世界变得更美好)。这时候医生可以给你更为确切的诊断和建议,因为她能够看到你的病历。人们有时候打电话问我这样的问题:“我在生朱迪的时候,你给我用过什么药?”朱迪现在已经15岁了,我根本记不得当时开的处方。但是如果我有病历在手,我就能说:“哦,是的,曾用过马来酸麦角新碱。”马来酸麦角新碱是一种血管收缩剂,可以用来控制产后出血。

我在医院值班的时候,曾经后半夜接到患者电话,询问她最后一次做宫颈涂片检查是什么时候。如果在产房里,我就回答不了这个问题。大多数诊所还没有实现计算机病历管理,这么做可以使医生更容易查到患者的记录。

如果你来电话是为了续处方,我仍然建议你在办公时间打电话。病历里面有你的处方信息以及你上次做检查的时间,你的药用完了或许是因为你做最后一次检查已经是一年前的事了。

在美国,由于要控制卫生成本,医疗行业变得越来越让人不舒服,不管是医生还是患者,都觉得不舒服。医生的诊治报酬减少了,而文书工作和诊所的运作费用却在增加。绝大多数医生在单位时间内诊治的患者数量增加了。对于患者,这就意味着等待的时间延长,而医生为你诊治的时间减少。

你和我都经常被这些问题搞得很恼火。如果出了错,我会很难过,并向患者道歉。但是我知道,医务人员已经超负荷工作了。

有些诊所运作得更有效率。如果你不喜欢现在就诊的诊所,可以考虑换一家。不过不要过河拆桥,也许你以后会发现,你还想回原来的那家诊所,所以离开时最好做得圆滑得体一点。

第三章
月经问题及解决方法

谬误:月经间期出血意味着可能患了癌症。

科学:虽然有这种可能,但是微乎其微。对于年轻女性,这种可能性小于1%。在绝大多数情况下,月经间期出血是由激素导致的。

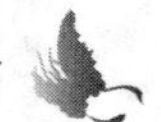

月经是你的身体对没有受孕产生的反应。每个月经周期开始的时候，都是在为以下一系列过程做准备：从卵巢排出卵子，接下来子宫内膜会增生变厚为受精卵提供营养（如果卵子能够成功受精的话）；如果卵子没有受精，子宫内膜就会脱落形成经血。

虽然每个女性的月经周期模式各有差异，但是仍然存在着被称为正常月经周期的模式。月经周期（从这个月出血的第一天开始到下个月出血的第一天）平均为 28 天，正常的月经周期大致在 21~38 天之间，而正常的经期大约在 3~7 天之间。在美国，初潮（就是第一次月经来潮）的平均年龄是 12.8 岁。绝大多数女孩子在 11~14 岁之间来月经，但是正常的月经初潮年龄范围在 9~17 岁之间。

决定你什么时候初潮的最重要因素是遗传基因。你的基因早就为你的月经周期设定了和你的女性亲属（比如你母亲）相似的模式。然而，你和你的姐妹可能会在不同的年龄段初潮，因此你也有可能遗传自你的祖母，而你的姐妹遗传自你的母亲。其他影响月经初潮的因素包括营养、生理状态以及行为因素，如身体锻炼情况。

在 20 世纪最初 15 年里，营养状态的改善降低了月经初潮的年龄，直到 20 世纪 50 年代才稳定下来。有些研究者认为，女孩们必须达到特定的体重，大约 45 千克，才能有月经来潮。另一些研究人员认为，身体内脂肪含量占体重的比例对初潮的影响更显著。糖尿病患者和中度肥胖（超过正常体重 20%~30%）的女孩月经初潮的年龄早于正常体重的女孩。厌食症患者和进行剧烈运动的运动员（包括具有正常体重，但是肌肉比例高而脂肪比例低的运动员）通常月经初潮较晚。

经血由血液、子宫颈黏液、阴道分泌物及子宫内膜细胞脱落形成的碎片构成。当经血的量不大时，子宫内的抗凝物质会使经血保持在液体状态。但是当经血量大时，有时候会形成血块，虽然不会产生什么危险，但是可以引起痛经——子宫会把血块当成异物，进行收缩以便把它们排出来。

◎→月经周期不规律，是否需要担忧？

在你生育期开始和最后的一段时间里，月经周期可能都不规律。少女通常会有一年左右的时间月经周期不规律，而接近绝经期的妇女，月经周期也常常变得不规律。

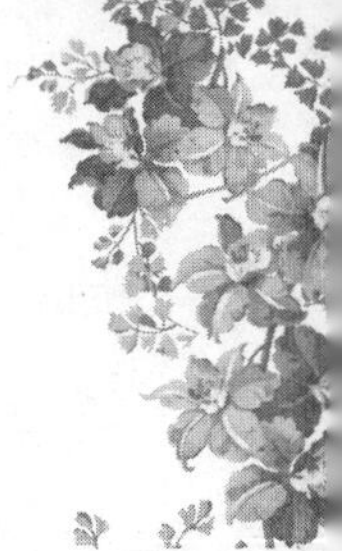

在她们彻底绝经之前，月经周期通常会缩短。

尽管有时候会有例外，不过一旦你的月经周期建立，就会保持着基本相同的模式。当然月经周期不可能是完全规律的。压力、焦虑、显著的体重下降（不止是一两千克）、跨时区旅游以及一些疾病等，都可以导致月经周期不稳定。基于安全期的避孕方法可能失败就是由于上述因素影响了月经周期。

如果你完全没有正常的月经周期，也就是说月经周期非常短，或者出血量非常大，那么一定要告诉医生。激素分泌失衡常常会导致这些问题；绝大多数用于解决这些问题的方法也都依赖于使用激素。

没有月经

描述没有月经状态的专业术语是"闭经"。如果你从来没有月经来潮，那么这种状况称为原发性闭经；如果你有过月经但是又停止了，那么这种状况称为继发性闭经。继发性闭经的定义为：规律的月经周期停止 6 个月以上，而且是在没有怀孕、没有哺乳、不临近绝经期的状态下。

原发性闭经

我通常把 16 岁作为闭经的年龄上限。如果你已经 14 岁了，还没有第一次月经，那么你用不着担心。通常这只是因为你的青春期开始得较晚。一旦你也有了那些发育的征象——阴毛和开始发育的乳房——说明你只是发育较晚而已。

第二个可能的原因是剧烈运动。母亲们有时候会在自己看病时提到她们正在为女儿还没有月经来潮而忧虑。当我问到她女儿都做什么体育运动的时候，有的母亲会回答说："哦，我的女儿绝对是个运动员！她跑步、打网球，还游泳。"我指出，长跑、游泳、打网球对青春期女孩都是非常好的运动，但是所有这些训练都能降低体重，使身体的肌肉与脂肪的比例上升，而这些常会使月经延迟。我通常建议母亲和女儿一起去儿科医生那

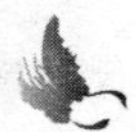

里咨询(这个年龄段的绝大多数女孩仍然去儿科医生那里就诊),如果儿科医生对这些事情不那么精通的话,她或他会向妇科专家或者内分泌专家寻求帮助的。

也存在一些导致原发性闭经的解剖学原因,但是非常罕见。其中一个原因是处女膜闭锁,也就是说处女膜完全闭合,没有孔隙让经血从体内流出。

> 特蕾西 14 岁的时候被儿科医生送到我这里,因为她每个月都有腹部绞痛但是没有经血流出。我给她做检查后发现她的处女膜完全闭锁。解决的办法是做个很简单的手术,即在麻醉条件下,给处女膜做个 X 形切口。结果发现,她以前的经血都聚集在阴道里。
>
> 手术解决了她的问题之后,我有 10 年没有见到特蕾西。大学毕业成婚后,她回到我这里做产前检查并生下了第一个孩子,分娩的过程很顺利。

少数罕见的遗传缺陷能导致不孕。其中一个遗传缺陷是雄激素不敏感综合征,另一个是先天性卵巢发育不全。

雄激素不敏感综合征

这种罕见的综合征也被称为睾丸女性化综合征,发生在具有 XY 染色体(像男性一样)而不是 XX 染色体(像女性一样)的女性身上。患有这一综合征的女性生来就不具有子宫和输卵管。在她体内取代卵巢的是发育不完全的睾丸,而且睾丸还可以制造睾酮。睾丸可能位于患者腹腔或者腹股沟。发育期过后,这些女性没有或者只有少量阴毛,而且她们的乳房没有多少腺体组织。患雄激素不敏感综合征的女性从来都不来月经,也不能生育,但是她们在心理和行为上完全女性化,因此她们通常都会收养孩子。她们的身体一般看起来修长而有力。

这种缺陷是由干扰正常性别分化的隐性基因引起的。在早期,胚胎都具有分化为男性或者女性的潜能,但是到了大约第 7 周,Y 染色体(只有男性具有)上的基因引起睾丸发育。如果胚胎不具有Y染色体，那么到第11周的时候，卵巢就开始发育。

一旦睾丸形成了，胎儿对雄性激素将产生反应，其他具有雄性特征的内部和外部构造就开始形成。具有XY基因结构并携带有缺陷的隐性基因的胚胎可以形成睾丸，但是胚胎细胞对雄性激素没有反应，因此男性器官不能充分发育。这一综合征的诊断是通过体格检查、测定血液中的睾酮水平以及检查染色体来完成的。

先天性卵巢发育不全

特纳综合征，即先天性卵巢发育不全(也被称为性腺发育不全)，是另外一种罕见的基因缺陷，是由正常女性具有的两条X染色体中的一条完全或者部分缺失造成的。原因还不清楚，但是没有发现先天性卵巢发育不全与会导致基因缺陷的环境因素之间的关联。缺陷在少女时期就会显现。有缺陷的女孩不能发育出第二性征，也没有月经来潮。这些女孩们有特殊的外表:个子不高(成年后的平均身高为1.45米)，可能有喉结，有很多痣，胸部没有发育，生殖器像儿童一样。血液化验能够显示她们的激素水平是否正常。先天性卵巢发育不全可以通过胚胎时期的基因检测来发现。雌激素替代治疗能够刺激乳房的发育和月经的来潮。有时候用生长激素来增加患者的身高。绝大多数先天性卵巢发育不全的女性是不排卵的，但是现代生殖技术——比如用他人捐献的卵子体外受精——有时候能帮助她们怀孕。

继发性闭经

如果你十几岁，刚刚开始有月经来潮，或者你四十多岁，就要绝经了，几个月没有月经来潮是不需要担心的。在少女时期，调节月经周期的反馈系统还不能精确地工作;接近绝经期的女性，月经周期不规律是因为卵巢不能制造足够多的孕激素来维持生殖系统的正常节律。

一名十六七岁已经形成了月经周期的女孩，如果患上神经性厌食症或者体重大幅度下降，都可能会停止月经来潮。当然，有过性行为的女性，如果月经停止了，应该想到怀孕的可能性。

> 有一天罗斯·安打来电话，为她的月经已经晚了五天而心烦意乱。我事先知道她正在谈一场新的恋爱，所以我问她是否怀孕了。不可能，她说，因为她和她的男朋友还不曾有过性行为，他们仍然在等待中。
>
> 她提到她曾经被某种肠易激惹综合征困扰，导致剧烈的腹泻并在两个月里体重下降了 4.5 千克。我推测是由于体重下降导致她停经了，而事实上也是如此，在她的腹泻得到控制之后，她的月经周期就恢复了。

食谱的改变导致体重明显上升能引起停经；锻炼模式突然而剧烈地改变也可能引起停经。如果你以前终日赖在沙发上，某日突然开始一天跑步 10 公里，这很可能会导致你停经一段时间。

压力在干扰月经周期方面起着很重要的作用。如果你在学校里面临着巨大的压力或者最近刚刚进了大学，你的月经周期也可能不规律，甚至停一段时间。家人生病或者死亡也可以产生同样的影响。

器质性病变也有可能干扰月经周期，有些问题相当普通，有些问题与内分泌系统有关。腺垂体——在排卵过程中扮演着很重要的角色——能够制造一种被称为泌乳素的激素，后者在分娩的时候发挥作用使你产生乳汁。由于某些原因，即使你根本没有怀孕，腺垂体也开始制造过多的泌乳素，而升高的泌乳素水平能够干扰正常的月经周期。某些药物能够提高你的泌乳素水平，最显著的是利培酮（维思通），这是一种抗精神失常药物。甲状腺功能紊乱的女性也可能失去正常的月经周期。

另一个罕见的问题是过早绝经，甚至能够提前到 35 岁的时候。如果你在 30 岁出头的时候就感到阵阵潮热、睡眠不好、夜间盗汗，医生会对你进行过早绝经的相关检测。但是如果你只有 25 岁上下，那么就不太可能出现类似的问题。

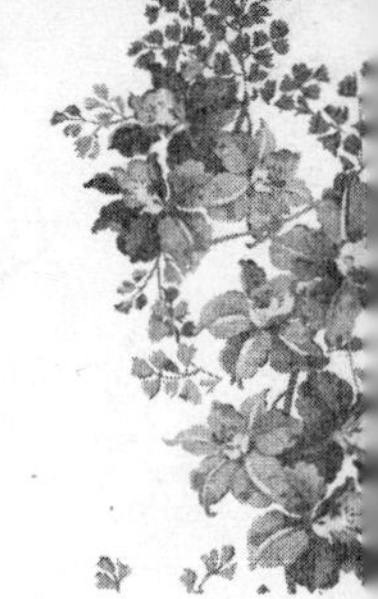

◎→如果停经了，是否应担忧自己的健康状况？

如果闭经是由雌激素过少造成的并且持续了一段时间，那么你的骨骼会受到影响。因为不再排卵，不能制造足够多的雌激素来保护骨骼，所以你发生骨质疏松症的风险会增加。非常瘦的女性（如模特儿、长跑运动员、芭蕾舞演员及神经性厌食症患者等）都有这方面的风险。

体脂多的女性甚至在她们闭经后也依然能够产生很多雌激素，因此她们发生骨质疏松症的风险不那么大。然而，由于没有每个月一次的出血来进行"清理"，子宫内膜有可能会持续过度生长。

◎→月经周期超过34天，是否需要担心？

如果你十几岁刚刚开始月经来潮，或者年龄较大很快就要绝经，那么月经周期长一点并不需要担心。这是由于你的卵巢偶尔不排卵，或者你处于排卵期的时候激素达不到足够高的水平而引起的。

对于一些处于20~30岁之间的女性来说，不规则或者过长的周期能引起两个问题。首先是难以受孕。如果是由不规律排卵导致的，就会给你的怀孕带来困难。不过毫无疑问的是，很多办法都能够使排卵变得规律。其次是易患癌症。月经周期非常长，两次月经之间的间隔太长且毫无规律可言，能够导致子宫内膜异常增生（子宫内膜过度生长）。如果你的身体不能大约每90天清除一次子宫内膜的话，它们就会长啊长啊，最终，过度增生的子宫内膜会发展成为癌症（请参阅第九章子宫内膜癌的发生）。

◎→月经周期非常长或者非常短，该怎么办？

为了缩短长得超乎寻常的月经周期，医生会给你每两个月使用5~12天孕激素，停药的时候，月经就会来潮，子宫内膜就会脱落并被清除。

如果你的月经周期比较短，只有二十一二天，尽管频繁出血会给你造成不便，但你也没有什么好担心的。如果你的经血量大而且月经频繁，那么你可能会有发生贫血的

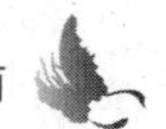

风险。做红细胞计数和红细胞压积等检查可以发现你是否贫血。

如果你不能忍受每3周一次的出血，那么你可以使用避孕药来延长月经周期。避孕药抑制排卵，而后通过停药引起月经来潮。

经间期出血

两次月经之间的出血也叫做突破性出血、功能失调性子宫出血或子宫出血。可能发生在排卵时，也可能随机发生。可以是偶尔出现的几滴血，也可以是大量出血。

经间期出血就像不规律的月经周期一样，对刚开始月经来潮的女孩和快要绝经的女性来说，都是非常普遍的。她们可能不是每个月份都排卵，或者当她们排卵的时候，体内不能制造足够多的孕激素来使子宫内膜在这一周期的后半期中保持稳定。如果在你已经形成了规律的月经周期之后，或者在你接近绝经期前发生了经间期出血，那么你应该告诉医生。不规律的出血可能是子宫内膜癌或者其他疾病的征兆。

◎→在月经来潮前一两天有少量出血，这种情况危险吗?

月经真正开始之前的少量出血是非常常见的，没有什么好担忧的。它可能意味着你的孕激素水平在周期开始之前正在下降，但是你应该把这种情况告诉医生。

◎→排卵期的微量或者少量出血危险吗?

这是相当普遍的状况。这种出血被认为和排卵期的激素变化有关，它只是令人讨厌，但不会带来更多的麻烦。在排卵期，一枚成熟的卵子从卵巢排出，你的雌激素水平在这个时候达到高峰，接着快速下降，这大概是在月经周期的第14天。大约在同一时间，黄体生成素的产生也达到高峰。通常是这些激素分泌形成的高峰引起了持续一到两天的少量出血。有些女性同时感到腹部的一侧疼痛(医学术语称为经间痛)。医生或许会通过子宫内膜活检和超声扫描来寻找可能的原因。对某些女性来说，经间痛可能是令人非常不适的。一旦医生确定了出血是由激素水平正常波动造成的，你就可以随

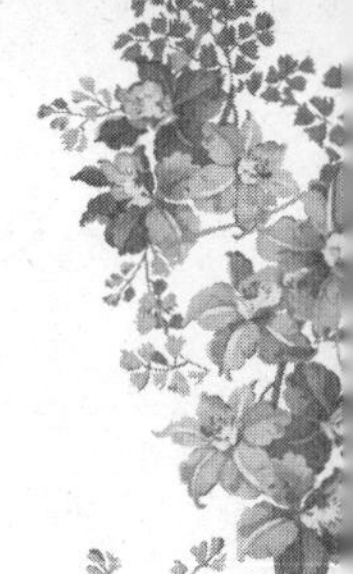

它去或者尝试使用避孕药。避孕药通过抑制排卵来解决这个问题。

能够引起经间期出血的医学原因包括子宫内膜异位症、子宫腺肌病、子宫肌瘤、息肉、盆腔炎、输卵管妊娠、异位妊娠或不全流产等(所有这些问题都在本书其他部分讨论)。另一个可能性是患了癌症,特别是来自子宫内膜的癌症。子宫内膜癌发病率相对较低,比乳腺癌低 6 倍,在年轻女性中尤为罕见。

经血过多

经期发生的严重出血,医学术语称为经血过多,包括出血量大和时间长这两种情况。绝大多数情况下,大量月经出血并不意味着出了什么可怕的状况或者你的生命受到了威胁,但是要找到原因,而原因也许是激素或者解剖结构异常,也许你有子宫肌瘤,或者因为某种原因没有排卵。

了解“严重”出血的确切含义是非常难的,因为在某位女性看来很可怕的出血,对其他人来说可能不算什么。几乎每个人都过高估计了自己的出血量,特别是那些非常容易担忧自己健康的女性。我每天至少要接到一个说她正在严重出血的电话。

有项研究通过给卫生棉条或者卫生巾称重来确定经期的失血量。结果显示,被研究群体中的大量出血者每个月丢失 135 毫升血液。有些医生认为,如果你在 24 小时内每 4 个小时换一个被彻底浸透的超大卫生棉条,那么可以确定是大量出血;另一些医生建议的标准是 6 小时内每半个小时换一个被彻底浸透的超大卫生棉条。这种出血速度即使被认为很严重,也不会威胁到生命安全。

医生能够通过红细胞压积(即测量红细胞在血液中的比例)来检测你的失血量。正常女性的红细胞压积比例大致在 37%~40%之间(男性大概在 40%~50%之间),低于 30%就要当心了。如果你有显著出血,你的红细胞压积就会降低,可以客观地显示你的失血量。

康妮来到我的诊所，称她的月经出血非常“严重”以致就要引起大麻烦。我把她送到实验室进行血液检测，结果显示她的红细胞压积非常高，为43%。康妮并不总为她的健康担忧，她只是没有关于月经出血量的基本常识。

有一次，我的合伙人接到当地医院急诊室的电话。一位患者反复在月经期严重出血，最终导致她的红细胞压积只有16%。每失血一个品脱(473毫升)，红细胞压积大约降低3%，因此如果把她的红细胞压积从37%开始计算，出血到16%，这位女性失血量大约为7个品脱(3311毫升)，超过了她全身血容量的一半。

当你因为经血过多而打电话给妇科医生的时候，请试着量化一下你的出血量。如果你使用的是超大卫生棉条加卫生巾，并且需要每小时更换，那么你确实需要采取一些措施。如果你使用的是最大的卫生巾，并且每两个小时就需要更换一次，那么我能够理解你为什么心烦，但是我可以确定你的出血量不会导致危险，除非这种情况持续好几周。如果你在这两种情况之间，那么你需要打电话告诉医生更多情况才能作出判断。

少数女性在月经期严重出血导致她们的红细胞压积轻度下降，但是一般都维持在35%~36%之间。这样的出血量不会威胁到健康，也不会影响正常活动。

◎→经血过多时怎么做才能防止贫血?

如果担心贫血的话，那么你可以服用铁剂来提高你的红细胞数量。铁剂在药店柜台就可以买到。以每天325毫克硫酸亚铁为起始剂量，这一剂量超过为怀孕女性推荐使用的铁剂量，即使你严重出血，它也可以使你的红细胞压积在多数情况下都保持在37%~40%之间。在使用铁剂一两个月后，让医生为你复查红细胞压积，如果仍然太低，那么你可能需要更大剂量的铁剂。绝大多数女性都无法吸收每天3片325毫克以上剂量的硫酸亚铁。

要使你对铁剂的吸收达到最佳，最好在空腹的时候服用，也就是在餐前一个小时或者餐后数小时后服用。如果铁剂使你的胃感到不适，那么可以伴随食物一起服用。

补铁容易导致便秘，因此要多喝水，多进行体育锻炼，多吃富含纤维素的食物，包括麦麸、全麦面包、麦片以及新鲜的蔬菜和水果（要连皮一起吃）。

假如你不是被经血过多折磨得痛苦不堪，那么获得足够的铁相对容易些。如果你喜欢吃红肉（猪肉、牛肉、羊肉），那么这些食物就会给你提供足够的铁剂。当你在经血过多时想通过增加食物的含铁量来避免贫血，那么你就要注意你都吃了些什么。很多食物都含有铁，但不是所有的铁都能被均衡地吸收。

有两种类型的铁：亚铁血红素铁和非亚铁血红素铁。亚铁血红素铁存在于肉类（特别是肝脏和红肉）、禽类以及鱼类中（鱼类含量少一些）。非亚铁血红素铁存在于奶制品、蛋黄、深绿色的蔬菜、豆类、谷物以及含铁的面粉和麦片中。

你的身体大约能吸收食物中 30%的亚铁血红素铁，但是非亚铁血红素铁只能吸收 5%。举个例子，煮熟的花椰菜，每一碗中含有 1.8 毫克铁，其中大概只有 5%能被真正吸收。因此，要想吸收 15 毫克的铁这一日常需要量，需要每天吃 160 碗花椰菜才能达到。这个愚蠢的例子告诉你，如果你不吃红肉，不吃补品，又想得到足够的铁，那你就要非常仔细地计划你的食谱。营养学家或许能够帮助你达到目标。

◎→哪些疾病或者医学问题能引起经血过多?

肌瘤（非癌性子宫肌纤维增生）能引起严重出血，这在年长女性中相当普遍。（了解更多关于肌瘤的知识，请参阅第八章。）

息肉（即在雌激素的刺激下，子宫内膜生长凸入宫腔）也能导致经血过多。息肉一般较小，通过蒂连接到子宫壁上，有时候息肉能从宫颈伸入阴道（图 3.1）。息肉通常通过宫颈扩张和刮宫术就可以诊断，并常常可以在做宫颈扩张和刮宫术的过程中用外科方法去除。

甲状腺功能减退症（甲状腺激素太少）也能引起月经期严重出血。而另一方面，患有甲状腺功能亢进的女性（甲状腺激素太多）通常月经量都非常少。

特殊的血液疾病，包括血管性血友病（一种遗传性的凝血功能紊乱），也能引起经血过多。这种疾病并不常见，因此通常不会引起太多问题。但是它会在分娩、外科手术或者拔牙的时候增加风险。因此，如果你知道自己患有血管性血友病，那你应该提醒医生。该病通过抽血检测凝血因子就可以非常容易地诊断。

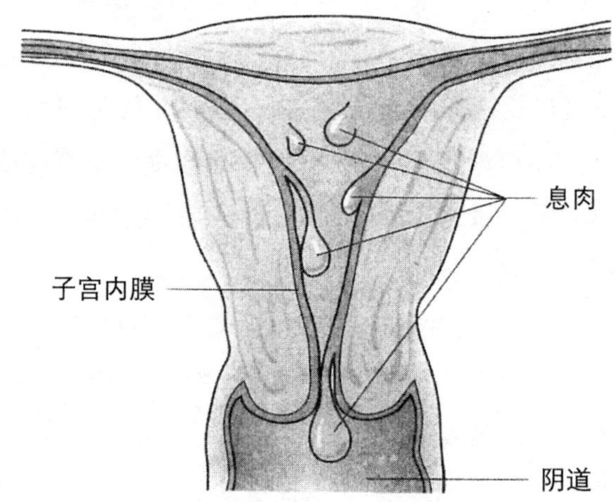

图 3.1　子宫内膜息肉

◎→宫内节育器能引起经血过多吗?

使用宫内节育器避孕的女性通常经血量多或经期延长。她们也可能有经前的少量出血或经间期出血。如果你正在使用宫内节育器而且在经间期有少量渗血或者明显出血,那么告诉医生,直到确定问题的根源是宫内节育器,而不是别的什么原因。

激素治疗

激素问题通常是月经期严重出血的根源。如果你没有排卵(通常发生在年轻女孩和接近绝经期的女性身上),那么你可能没有足够的孕激素来控制月经出血,从而导致经血过多。偶尔会有甲状腺、肾上腺或垂体的激素分泌失衡而引起的经血过多。一旦医生排除了可能的疾病,你就可以尝试使用避孕药,因为绝大多数女性使用避孕药后月经量都相当少。

如果你的经血过多是由排卵问题引起的,那么你可以尝试使用孕激素治疗,即简单地通过"外源性"孕激素来补充你体内的不足。医生通常推荐使用甲羟孕酮,一种合成的孕激素,剂量通常是每天 10 毫克,使用 10~12 天。

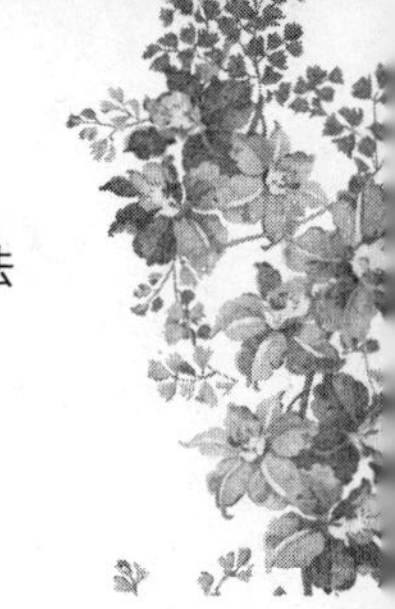

莎拉的月经周期通常大约是38天，也就是超过5周没有月经紧接着大量出血。为了控制她的经血过多，我们决定让她服用孕激素，每个月从她月经周期的第16天开始，连续服用10~12天。孕激素稳定了她的子宫内膜，并防止了子宫内膜在月经周期的后半期极度增生(后者引起了严重出血)。她停止服药的时候，出现孕激素控制下的“清理”子宫内膜的中等量的出血。这显示了孕激素治疗对她是有效的，因为孕激素水平低是造成她经血过多的原因。

这一治疗方法并不总是有效。有时候我在显微镜下观察子宫内膜组织标本时发现，不同部位的标本好像来自月经周期不同的阶段。有些部分看起来好像来自月经周期的第一周，有些好像来自晚些时候。所以在月经周期的任何时间都有一些组织在出血。

如果孕激素治疗对你无效，医生或许会建议你服用避孕药，后者同时含有孕激素和雌激素——希望加上雌激素以后，能够使月经周期“同步”。这就是说，避孕药可以使所有子宫内膜组织处在月经周期的同一个时间点上。避孕药治疗采用一个“神奇”的时间表：首先每天4粒，服用3天；然后每天3粒，服用3天。这样一共服用21粒，在6天内服完整个月经周期的量。这之后，你打开第二袋药片，每天2粒再服用3天，然后每天1粒，直到这一袋药片也被你吃光。等你服完了第二袋，你就应该有了一个可控制下的撤药性出血，而不是像瀑布一样的月经出血！

手术治疗

如果激素治疗对你无效，有些手术措施可以帮助你控制经血过多。宫颈扩张和刮宫术可以清除那些引起经血过多的子宫内膜组织，但是会留下底层细胞。底层细胞在每次月经后可以再生长出新的子宫内膜。其他方法，如子宫内膜切除术、热球消融术或低温消融术，目的都是为了达到更永久的效果。通过这些方法可以清除子宫内膜的腺体组织，使底层留下瘢痕，这样新的子宫内膜就不能再生长。另一种针对子宫肌瘤引起经血过多的新疗法是通过给肌瘤供血的动脉注射某种微粒，比如泡沫聚苯乙烯，来阻断肌瘤的血液供应，使肌瘤无法生长。这一治疗方法的实施要在医院里进行，需要放射科医生的协助。对难以控制的出血，最后的手术方法是子宫切除术。

宫颈扩张和刮宫术

在这一方法中，子宫颈被扩张，然后用一种边缘比较光滑的被称为刮匙的工具把子宫内膜刮出。用通俗的话来说，就是“大扫除”。尽管不是很确切，但是这一说法显示了这样做的目的:清除子宫的腺样内膜，直达下方的肌层。

有时也为诊断而行宫颈扩张和刮宫术。为什么会经血过多?是因为激素失衡吗?子宫息肉和子宫肌瘤是不是潜在的原因?出血是不是子宫内膜癌的早期征象?无论何时，只要我为患者做宫颈扩张和刮宫术，我都先要把组织标本送到病理科医生那里进行仔细检查和确切诊断。宫颈扩张和刮宫术也可以用来做早期流产(现在普遍用负压吸引术)，或者清除流产后子宫内遗留的胎盘组织。

做了宫颈扩张和刮宫术，你不必卧床几个星期又几个星期，实际上，第二天你就会感到恢复得不错。大多数女性在进行宫颈扩张和刮宫术的当天会感到腹部绞痛，和月经过多引起的绞痛相似。温和的镇痛剂，如羟苯基乙酰胺或者布洛芬，就可以消除你的疼痛。少许淋漓不净的出血长达两周也很常见，并不预示着有什么危险存在。通常手术后一到两天你就可以恢复日常活动。康复得快慢很大程度上取决于你采用了什么样的麻醉方式。

宫颈扩张和刮宫术常常采用局部麻醉，在诊所或者手术中心进行。最常使用的麻醉技术是宫颈阻滞，即把盐酸普鲁卡因或者类似的药物直接注射到宫颈里。采用宫颈阻滞麻醉进行的宫颈扩张和刮宫术可能会有一些不适。子宫颈虽然被阻滞麻醉，但是麻醉达不到子宫体。组织活检术通常采集子宫内不同部位的标本来确保采集的组织具有代表性，女人们对此操作的反映截然不同。我听到过的反映可以是“这根本就没有什么，你为什么告诉我它会使我很不舒服?”也可以是“这是曾经发生在我身上的最可怕的事情!”大多数人则说“这并不怎么舒服，可是也没有必要全身麻醉。”

我会告诉将要在局部麻醉下接受操作的患者，如果操作的过程使她们感到极度不适，她们可以要求停止，然后在全身麻醉下进行——有时候是我放弃了操作，因为患者感到极度痛苦。如果操作是在手术室中进行，那么你可以开始时使用宫颈阻滞麻醉，必要时使用全身麻醉继续操作。

15 或者 20 年前，在全身麻醉下进行宫颈扩张和刮宫术曾经是主要的方式。你在操作的前一晚住院，操作之后再住院一到两天。现在，即使做全身麻醉，绝大多数宫颈扩张和刮宫术也只是在门诊机构里进行。你在早上 7 点半的时候到达，操作大概在一小时之后进行，然后你午饭前就可以回家了。

宫颈扩张和刮宫术确实可以帮助患有子宫息肉和子宫肌瘤的人。子宫息肉和子宫肌瘤都能引起经血过多。但是有时候，虽然没有找到任何可见的异常，进行宫颈扩张和刮宫术也可以使经血过多获得好转，原因还不可知。通常可以好转一到两年，然后月经量又会变得过多。

子宫内膜切除术

和刮宫术一样，子宫内膜切除术清除子宫的腺样内膜，但是它利用的是激光束或者电烙器的高温，而不是刮匙。医生使用宫腔镜（一种细窄的光学观察工具）观察子宫内部，在它的引导下把激光聚焦起来“烧灼”子宫内膜。像刮宫术一样，切除术的目的是清除全部子宫内膜直到下方的肌层。即使还有小片状的腺体组织残留，通常月经的严重出血也会缓解。像其他手术一样，子宫内膜切除术应该由技术熟练的医务人员来施行。

子宫内膜切除术并非全无风险和潜在缺陷。如果子宫偏大，使用的激光强度就必须很大。医生能够通过宫腔镜看到的视野只有硬币大小，如果子宫里有很多腔隙和角落，比如说，一到两个肌瘤凸入宫腔内部，这时医生就必须大范围地移动操作视野和激光束。

有些医生坚持要患者在接受子宫内膜切除术治疗之前，先接受一到两个月的激素治疗（请参阅第八章）。药物能使子宫内膜变得平整，从而使整个操作过程变得简单些。这些医生或许也建议患者手术之后继续接受一到两个月的激素治疗，让子宫内膜结痂并抑制它生长。

梅利莎有三个孩子。她严重超重而且患有高血压。因为肥胖，她月经容易过多。她尝试了孕激素治疗，但是没有什么效果。

梅利莎不计划再要更多的孩子，本来可以接受子宫切除手术的，然而，由于她的体重，手术治疗对她而言不是什么好选择，而其他治疗都没有多少效果。最后经过严肃而审慎的考虑，她决定接受子宫内膜切除术。

有一种新技术，用一种“滚球”（即一个小电球）沿子宫内膜滚动，用电流使子宫内膜结痂。这种技术可能比激光更安全，因为灼伤大肠的风险更小。大肠在腹腔中与子宫紧密相邻。

另一种新方法，已经通过了美国食品药品监督管理局的认证，使用的是热水球。在细管的一端有一个小囊袋，囊袋里装满了非常热的水，然后放进子宫，放置不超过 10 分钟。在这段时间里，热度可以破坏子宫内膜。

低温消融术近来也通过了美国食品药品监督管理局的认证。它利用的是冷而不是热来破坏子宫内膜。医生把一个探针插入子宫内膜，然后利用冰冻的气体来破坏子宫内膜组织。我参与了初步研究，主要检测到达子宫表面的温度如何既能破坏子宫周围的组织，又能确保周围器官不被低温损伤。

在所有破坏子宫内膜的方法使用之前，你都应该确定自己已经有了完整的家庭，因为这些方法将使子宫内膜结疤，从而阻止受精卵着床，影响你的生育能力。

子宫切除术

如果你不想再要孩子，而且所有的治疗方法都已失败，那么子宫切除是你最后的选择。这是一个较大的手术，你要在手术室待上两三个钟头，术后需要 6 周进行康复。

米歇尔的第二个孩子出生后她已经 30 岁，她结扎了输卵管。不幸的是，她每个月的月经量都非常多。避孕药曾经控制了她的出血，但是引起了偏头痛。没办法，她只好停止用药。但是停止用药后，出血再度加重，影响了她的工作。我们在宫腔镜的引导下，为她进行了宫颈扩张和刮宫术，证实了她没有患子宫肌瘤或癌症。

米歇尔不想把余生都用在选择治疗偏头痛还是过度出血上。在仔细权衡后，她走进诊所说："我再也不能忍受了，我想切除子宫结束这一切。"她做了手术，手术中她的子宫被切除了。对这个结果，她一直都很满意。手术恢复后，她就再也没有耽误过一天工作。

◎→医疗保险会为因治疗经血过多而行的子宫切除术付费吗?

在美国，如果你的经血过多是由子宫内膜癌引起的，你参加的医疗保险组织当然会付账的。如果是大的子宫肌瘤（葡萄柚大小）引起的，保险公司通常也会支付这些费用。如果你的子宫肌瘤小些，那么保险公司会问你是否尝试过孕激素治疗或者避孕药治疗。如果你回答是，那么他们会问你为什么不能耐受药物治疗。因此，如果你遇到好几个条条框框，你就要拿出使保险公司信服的理由来让他们付款。你需要递交血细胞压积化验结果，如果显示你贫血，保险公司就会支付费用，因为对病因已经诊断清楚是可以使用子宫切除术的。你还必须提交你的凝血时间化验结果来显示你没有凝血问题导致你可能在手术后有生命危险。简而言之，你或许能让保险公司支付费用，但是要越过不少障碍才能做到。如果在接受手术之前，你能够得到许可，就可以避免事后很多令人厌恶的环节。诊所的工作人员会帮助你，但是有些事情仍然需要你自己来做。

痛　经

痛经是指月经期间出现疼痛。许多女性在经期的头一两天都会感到腹部有些疼痛或者不适，但是通常血一流出来，疼痛就会减轻。然而，有50%的女性经历的痛经会严重到影响她们的日常活动。更有甚者，有10%的女性每个月都有1~3天待在家里，不能去工作或上学。

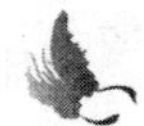

痛经可以在月经周期前一到两天开始，或者在开始出血时出现。程度可以从轻度不适、使用一般镇痛剂就可以缓解，到极度疼痛导致你下不了床（即使稍微走动也会引起极度不适）。痛经的感觉有时候是来自下腹部的锐痛，有时候是钝痛；疼痛有时候可以放射到后腰或者大腿上方，有时则不会。有些女性有头痛、恶心、腹泻或者头昏眼花等症状。少数人会呕吐，甚至晕倒。

原发性痛经，我称之为普通痛经，即医生找不到身体潜在原因的痛经。你非常健康，但就是有痛经。通常说来，原发性痛经折磨的都是年轻女性。继发性痛经是由于已知的医学原因（例如子宫内膜异位症或者子宫肌瘤）引起的痛经，更倾向于困扰年长的女性。

痛经，可以在十几岁的时候开始，在 20 多岁的时候变得更为普遍，然后随着年龄的增长而逐渐减少。除非有医学上的原因，否则平时没有任何月经不适的女性不会到了 30 岁才突然开始痛经，当然有些以前痛经的女性到了这个年龄痛经可能仍会继续。

肥胖女性（至少超重 20%）比消瘦女性更容易有痛经。运动员不易有痛经。训练强度大、极度消瘦的运动员连月经周期都可能会停止。有着规律月经周期的女性比月经周期不规律的女性更容易出现痛经。行经期长的女性比行经期短于 3 天的女性更易痛经。

大多数刚刚月经初潮的女孩没有痛经是因为她们还没有开始排卵。普通痛经主要是由前列腺素引起的。前列腺素直到排卵开始后才产生——通常是在月经初潮一年后。如果你是个十几岁的少女，经历了两年没有任何不适的月经周期之后开始痛经，那么这是因为你刚刚开始排卵。对你而言，通常不会因为子宫内膜异位症、子宫肌瘤或者其他疾病引起痛经，虽然这也是有可能的。如果痛经使你感到非常担忧，那么你可以同医生谈谈，检查检查。

原发性痛经

引起原发性痛经的主要物质是前列腺素。它由排卵后的子宫内膜产生，直到月经来潮。这些激素刺激平滑肌的收缩，包括子宫壁的肌层。有些女性体内产生的前列腺素比其他女性多，这种物质过多不仅引起痛经，还可引起头痛、恶心以及其他伴随腹痛一起出现的症状。

在发现前列腺素以前，研究者们提出了好几种理论来解释痛经，其中一个理论认为痛经完全是由你的心理在作祟。另外一个假说认为痛经是由宫颈狭窄引起的：因为经血不容易从狭窄的开口流出，子宫通过收缩来帮助经血排出。因为这个原因，刮宫术曾经是以前治疗痛经的手段。在操作过程中，宫颈口被机械性地扩张，子宫内膜被刮除。

虽然医生们不再认为痛经是想出来的，但是痛经像其他疼痛一样，都有心理因素参与。如果一个女孩看到她的妈妈每个月在床上躺两三天，"诅咒"这"可怕的痛苦"，那么女儿会倾向于重复母亲的模式。母亲应该帮助女儿并鼓励她以正面的态度来对待这一生理现象。

有少数女孩在月经问题上存在着心理障碍。心理咨询能够帮助对流血有恐惧感、对发育中的身体心存厌恶，或者对成为女人具有心理障碍的年轻女孩。

◎→怎么才能减轻痛经?

治疗痛经最好的药物是前列腺素合成酶抑制剂。正像名字显示的那样，这种药抑制机体制造前列腺素。它们也被叫做非甾体类抗炎药，用来治疗关节炎、腱鞘炎、痛风和其他炎症性疾病。在药店出售的这一类药有布洛芬、萘普生等。阿司匹林是第一个普遍应用的非甾体类抗炎药，甚至在科学家了解它为什么起作用之前就已经被应用了，但是新药通常更有效。30 年前，我还在医学院读书的时候，布洛芬还是个新药，只有通过处方才能使用。当时我们认为它是个神奇的药物，因为它能有效地缓解痛经。

使用非甾体类抗炎药的第一条重要原则是：早期使用。不要等到疼痛再也不能忍受时才用药。非甾体类抗炎药可以阻止更多的前列腺素被制造出来，但是对已经存在的前列腺素无能为力。一旦身体制造了前列腺素，你就只能等待正常的代谢把它分解后，疼痛才能得到缓解。如果你的月经周期很规律，能够预测月经周期什么时候开始，那么你可以事先服用前列腺素合成酶抑制剂。在疼痛开始之前，你就可以抑制前列腺素的生成。第二条重要原则是：非甾体类抗炎药要和食物或者牛奶一起服

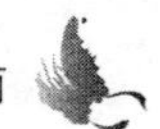

用。非甾体类抗炎药对胃黏膜有很强的刺激性，能够引起恶心或胃痛，所以不要空腹服用。

每个月使你的身体缺乏前列腺素一到两天不会伤害到你自己。前列腺素真正的用处是在临产的时候产生宫缩。你也不需要担心在月经周期中服用非甾体类抗炎药会妨碍分娩时的正常产程。你的身体会持续制造前列腺素，因此在你需要它的时候，它们总是足够用的。

对前列腺素引起痛经的第二道防线是避孕药。避孕药能抑制排卵。在没有排卵的月经周期里，不会有太多的前列腺素被制造出来。

有些母亲担心，一旦我为她女儿开了用来治疗痛经的避孕药，就相当于给女孩进行性行为发了许可证。但是这根本不是我开避孕药的意图。什么时间是开始性行为的合适时机取决于道德、社会以及个人生理因素，这些因素都凌驾于我作为医生这个角色的影响之上。我只是简单地治疗她的疾病，就像如果她需要抗生素就给她使用青霉素一样。所以在母亲和女儿之间或者在家庭里开诚布公，以便能够相互理解并分享价值观是非常重要的。

如果你正在使用避孕药，请记住，虽然它能够预防怀孕，但丝毫不能预防包括疱疹、湿疣和艾滋病在内的性传播疾病。即使使用避孕药，你也必须采取安全性行为，比如使用安全套，除非你和你的伴侣都是专一的。

你可以一直用避孕药，直到你想停药为止。如果你想在用药 6 个月或者 1 年后停药来观察自己的感觉，这也是个不错的主意。那时候如果你不感到疼痛，也没有需要继续用药的迹象，那么这将是个不错的结局。如果你想继续用药，也没有什么关系。无论你是要彻底摆脱用药还是要继续用药，都不会存在什么问题。

◎→非甾体类抗炎药安全吗?

每天服用非甾体类抗炎药并且使用时间较长的个体（如患有关节炎的人）可能出现胃溃疡或者肾脏问题。有些医生非常顾虑这些潜在的副作用，因此不鼓励在痛经的时候使用非甾体类抗炎药。但是如果你只是适度使用——只在月经周期的最初几天和食物一起服用，你就不会有什么麻烦。如果阿司匹林或者其他抗炎药会引起你的哮

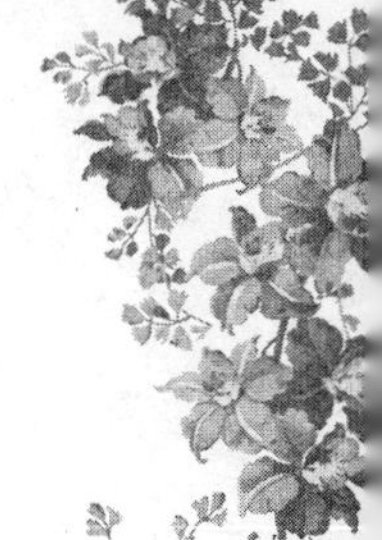

喘,那么就要禁用非甾体类抗炎药。

◎→非甾体类抗炎药的标准剂量是多少?

在美国,大多数市售货架上的布洛芬是 200 毫克一片的,你也可以找到 400~600 毫克一片的。标准剂量的布洛芬是每 6 个小时 600 毫克(3 片 200 毫克的)。如果你服用一片没什么作用,那么服用两片或者三片试试,但是一定要和食物或者牛奶同时服用,并且要短期使用。有些抗炎药的剂型是液体的,服用它们时不用咀嚼。

不同抗炎药的效果强弱略有不同,强效的只有通过医生处方才能得到。阿司匹林或许是作用最弱的,其次是布洛芬,然后是萘普生、吲哚美辛(消炎痛),酮咯酸是最强效的。

◎→可以同时服用非甾体类抗炎药和避孕药来治疗痛经吗?

如果服用避孕药后获得了部分缓解但是仍有不适的话,那么你也可以尝试服用布洛芬或其他非甾体类抗炎药。非甾体类抗炎药和避孕药是截然不同而且互不干扰的。

◎→体育锻炼对减轻痛经有帮助吗?

体育锻炼对减轻痛经是非常有益的。体育锻炼是你能做的有助于改善身体状况和心理健康的重要事情之一。研究已经表明,女运动员(不只是瘦骨嶙峋的女长跑运动员)发生痛经的情况比不锻炼的女性少。你不必是个马拉松运动员,但你确实需要有规律地锻炼,长跑、快走、有氧运动,任何对你有吸引力的运动都可以。

◎→有没有其他方法缓解痛经?

有些女性发现补充鱼油能缓解痛经。已知鱼油对治疗类风湿性关节炎有效,看起来具有一定的抗炎特性。它似乎没有什么不良作用,即使你大量食用(每周食用三文鱼、鲭鱼、沙丁鱼或者其他富含鱼油的鱼类三次,或者服用 10~18 克鱼油胶囊),也不太可能过量。

还有一些用于缓解痛经的草药和民间偏方,但大多都没有经过科学验证。覆盆子茶是用于治疗痛经的一种草药。虽然研究人员没有在覆盆子茶中找到使子宫平滑肌放

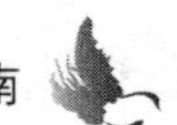

松的化学物质，但是覆盆子茶长期以来一直被认为对孕妇以及痛经是有效的。你买覆盆子茶的时候，应该确定你买到的是用覆盆子的叶子做成的茶，而不是茶叶混合覆盆子油制成的芳香饮品。草药专家有时推荐用薄荷茶来治疗痛经，不过薄荷茶通常是用来治疗消化不良的。薄荷可能有解除痉挛的作用，至少对上消化道有效，这或许是草药专家推荐用薄荷茶治疗痛经的由来。

草药制品，就像任何药物一样，都可能含有显著的副作用，能引起和其他药物的交叉反应或戒断症状。如果你正在使用草药，请告诉医生，因为美国食品与药品监督管理局不检测草药的安全性，也不提供标准剂量，你可能不知道自己到底服用了多少剂量。在某些情况下，你甚至都不知道自己到底服用了些什么。

针灸，通常用来控制其他类型的疼痛，发现也有助于缓解痛经。它对疼痛的有效控制是通过内啡肽（由大脑产生的一种麻醉剂样物质）来实现的。

酒精也可以用于痛经的家庭治疗。从前你祖母痛经的时候，她或许会喝一杯白兰地然后上床休息。酒精本身是一种良好的平滑肌松弛剂，非常有效。医生曾通过静脉注射酒精来防止早产。上床前喝点儿酒能放松，但是如果要去工作，你就不能饮酒，而且任何时候，你都不要喝过量。

◎→麻醉镇痛剂对痛经有用吗？

有时候，如果被前列腺素引起的痛经困扰的女性不能耐受布洛芬和其他非甾体类抗炎药，我就给她们使用可待因。麻醉剂是高风险的药物，像其他医生一样，我非常关注药物滥用和成瘾的可能性。我尽量多了解患者的情况，以帮助我确认哪些患者是易成瘾的，我只给那些不易成瘾的人用麻醉剂。

继发性痛经

能引起痛经的疾病有盆腔炎、子宫肌瘤、子宫内膜异位症和子宫腺肌病等。

盆腔炎（子宫颈、子宫、输卵管和/或卵巢的感染，也有可能与性传播疾病有关）可以没有症状，或者引起下腹部持续钝痛。这种疼痛不仅发生在月经期，也发生在其他时间。

子宫肌瘤是指子宫壁组织的良性增生，不一定引起月经期或者其他时间的疼痛，很多女性甚至不知道她们自己患有子宫肌瘤。然而，子宫肌瘤可以压迫盆腔内的神经引起腰背疼痛或者下腹坠胀，与月经周期没有必然的联系。或者在某些时候，子宫“认为”肌瘤是外来的异物，开始收缩想要把它排出去。子宫肌瘤能引起经期严重出血。

子宫内膜异位症是指应该正常位于子宫内的内膜组织迁移到身体其他部位的一种疾病，它能引起经期疼痛或者其他时间疼痛。这些组织对激素产生反应，就像它在子宫里正常的位置上一样：增生、崩解脱落并出血。因为没有正常的流出通道，所以血就流向腹腔或者周围的组织。

子宫腺肌病，过去被称为内部子宫内膜异位症，是一种反向的子宫内膜异位症，即子宫内膜组织调转向内生长，侵入子宫内膜下方的肌层组织(图 3.2)。和正常子宫内膜组织一样，不管它在哪儿，都对激素产生反应，在月经期里出血并流向周围的组织。子宫内膜异位症主要影响没有生育过的年轻女性，而子宫腺肌病则通常发生在三四十岁曾经多次生育的女性身上。曾经做过剖宫产或者宫颈扩张和刮宫术的女性，发病风险也会增加。研究者们认为，怀孕、生产以及分娩后的宫缩或许损伤了子宫壁，使正常子宫内膜细胞团得以进入子宫肌层。

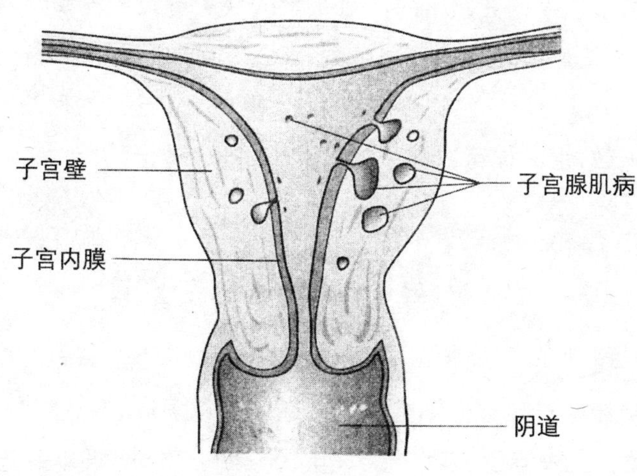

图 3.2　子宫腺肌病

和子宫肌瘤一样，子宫腺肌病通常不引起任何症状。偶尔出现的症状有月经过多（周期延长或经血增多）或痛经（或原有痛经程度加重）。有些女性可能会出现性交疼痛或月经来潮前感到盆腔有压迫感。

◎→子宫腺肌病能治吗?

如果你的症状提示你患有子宫腺肌病，那么医生会为你做盆腔检查。有时候子宫会增大而且变硬或者变软——和正常的硬度不同。为了与怀孕的子宫以及子宫肌瘤相鉴别，医生会对你进行化验和超声检查。

不幸的是，子宫腺肌病很难治疗。如果症状轻微，那么非甾体类抗炎药就可以缓解疼痛。子宫腺肌病通常在绝经后可以自行消失。子宫切除术是子宫腺肌病最终的治疗手段。如果你已经建立了完整的家庭，或者你根本就不想生孩子，那么子宫切除术对你来说就不一定算是损失。

月经前头痛

许多女性在月经前或者月经期的头一两天发生偏头痛。罪魁祸首可能是伴随月经周期开始的雌激素水平的突然下降。雌激素的缺失导致头皮和颅内血管收缩，继而引起头痛。如果你的头痛和月经的开始有关，那么你可以同医生商量，在月经开始前服用雌激素。雌激素可以使你的血管再次扩张，恢复血流。这一治疗对 50%的女性是有效的。如果对你无效，那么你可以去神经科医生那里获得有效治疗。

中毒性休克综合征

中毒性休克综合征是普通细菌感染引起的少见病症。虽然对中毒性休克的记录已经是很多年前的事了，但是 20 世纪 70 年代末期，这一疾病却突然再次出现，并且在美国呈现流行态势。医生们确诊了 300 多个病例，首先是儿童，其次是年轻女性，包括十几岁的少女，后者在月经期病情变得非常严重，症状包括高热、剧烈的恶心呕吐、大量腹泻、血压急剧下降，有时候甚至出现肝或肾衰竭。

随着病例的积累，美国疾病预防控制中心开始追踪这一“神秘”疾病。在 1978 年，该病被定义为中毒性休克综合征。1980 年，研究者们发现它和卫生棉条的使用有关。大约 80%的被感染者是处于经期的女性，有 3%的病例是致命的。中毒性休克综合征在十几岁少女中的发病率高得令人惊异：1981 年，在中毒性休克综合征患者中，44%的经期女性属于 10~19 岁人群。

实验室检验显示，引起该病的潜在原因是金黄色葡萄球菌，一种正常情况下生长在皮肤、口腔和阴道里的无害细菌。被感染女性的化验结果显示，血液中并未发现葡萄球菌，而是发现了外毒素，一种由葡萄球菌分泌的毒素。不知何故，外毒素进入了血液，引起了严重症状。

医生们除了给患者做对症治疗外，没有任何办法。抗生素可以杀灭葡萄球菌并帮助预防复发，但是因为细菌释放的外毒素已经造成了损害，所以抗生素并不能缓解症状。因此，医生所能做的只是减轻由于呕吐和腹泻造成的脱水，为肾脏出现问题的患者提供透析，提供抗生素以预防疾病卷土重来。绝大多数患者情况还不错，最终得到了康复。

◎→卫生棉条怎么会造成中毒性休克综合征的流行?

随着这种疾病的流行，人们进行了大量的关于卫生棉条的研究工作，观察卫生棉条是否把细菌带入了阴道，改变了阴道的环境并使细菌繁殖，或者以其他方式刺激了细菌的生长。研究者们推测，卫生棉条改变了阴道的环境，或者为细菌提供了旺盛生长的空间。一种吸收力超强的“放心”牌卫生棉条刚进入市场没多久，就被卷入了一连串的病例。研究者们推测，疾病或许与“放心”牌棉条使用的材料有关，又或者是由于它造成了阴道环境的干燥。也许这种有超强吸收力的棉条从阴道吸收了过多的水分，同时在从阴道取出和插入的过程中损伤了阴道组织，导致阴道更易被细菌侵袭。或许棉条本身的超强吸收力纤维，为细菌提供了含氧丰富的繁殖场所，因此使细菌制造了大量毒素。

"放心"牌卫生棉条从市场上消失了。美国食品药品监督管理局警告女人们使用符合她们需要的吸收力最小的卫生棉条,如果出现中毒性休克综合征症状,要及时通知医生。在"放心"牌棉条撤出市场之后,新发病例减少了,但并没有消失,因此"放心"牌棉条不可能是唯一的原因。

流行逐渐停止了,虽然偶尔还有中毒性休克综合征的病例报告,但每年少于十万分之一。不是所有的病例都由卫生棉条引起。我们偶尔能见到接受鼻部或咽喉部手术后鼻腔填塞的男性或者女性发生中毒性休克综合征的报道。

是什么引起了它的流行?对于 20 世纪 70 年代末期中毒性休克综合征戏剧性地出现,我自己的解释是,出现了特殊种类的金黄色葡萄球菌,其中的一株(称为噬菌体型)与其他株不同,它能够制造强力的外毒素。研究显示,一种特殊的典型噬菌体型金黄色葡萄球菌与中毒性休克综合征有关,但是没有人知道为什么我们再也见不到这一型细菌了。在大约 1902 年,中毒性休克综合征曾在澳大利亚大爆发,那时候卫生棉条还没有发明。这说明中毒性休克综合征是个周期性疾病,它像流感一样来了又走。如果事实确实如此,那么当具有毒素制造能力的金黄色葡萄球菌出现的时候,中毒性休克综合征就会回来。

◎→中毒性休克综合征的症状是什么?

美国疾病预防控制中心为这一综合征定义了一系列症状。最常见的是高热(超过 39℃)、呕吐、腹泻、日光灼伤样皮疹、血压快速下降和皮肤脱屑或蜕皮(包括位于手掌或者足底的皮肤)。其他还包括肌肉疼痛不适、头痛、咽痛、结膜充血或神智错乱。病情可能进展得很快,从轻微不适一下子就到极度虚弱。许多疾病都可能有这些症状,但是其严重程度和组合到一起的表现可以引导医生想到中毒性休克综合征。

下面这个病例是我作为专家证人参与的一起针对卫生棉条产品安全性的诉讼案件。

> X女士,案件原告,每次来月经的时候都全身疼痛并且非常疲倦,感觉非常糟糕。在经期她的食指上有一些发炎的小点,但从来不知道是什么原因。医生告诉她,她是"轻型反复发作的中毒性休克"。

医生为她做了阴道细菌培养，结果显示X女士阴道里确实存在葡萄球菌，是表皮葡萄球菌，不是金黄色葡萄球菌。表皮葡萄球菌从未被发现与中毒性休克综合征有关，直到现在也没有发现它能产生外毒素。医生给她使用了抗葡萄球菌药物。

X女士没有与国家疾病预防控制中心列出的中毒性休克综合征有关的任何症状，没有发热，没有腹泻，没有呕吐，没有血压下降，没有表皮脱落（虽然她的食指上确实有瘙痒的肿块）。她只是在月经期感到不适而已。

这起诉讼在联邦法院里持续审理了一个月时间。陪审团认为制造商是无辜的，驳回了上诉。

另一个偶然的机会，我评阅了由一名15岁富家女孩提起的一起诉讼案件。

卡特琳在月经期间来医院就诊，病得非常重，伴有高热和不寻常症状，包括指尖脱皮。急诊室医生认为她的症状不是非常符合中毒性休克综合征，而且在她的阴道中没有培养出葡萄球菌。但他们根据她的年龄以及她就诊的情况判断她是中毒性休克综合征。她接受了治疗并且很快痊愈，她的父母决定起诉卫生棉条制造商。

然而，卡特琳在住院期间的尿样化验结果显示，安非他明（一种兴奋剂）呈阳性反应。她的问题是由安非他明过量而不是由中毒性休克造成的。她家输了这场官司。

◎→怎样治疗中毒性休克综合征？

现在和20世纪70年代末期一样，没有真正针对中毒性休克综合征的治疗，医生只能用抗生素来减少细菌的数目并预防复发。如果呕吐和腹泻引起了严重脱水，那么则需要静脉补充液体。

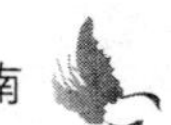

◎→怎样预防中毒性休克综合征?

虽然理论上说所有人都有患病风险,但是使用高吸收力卫生棉条的女性,特别是十几岁的少女和二十几岁的女性,似乎更容易受影响。

首先,你应该选用符合你需要的吸收力最低的卫生棉条。或许你在月经期开始的头一两天使用"超大型"棉条,当出血减少时,换用"普通"或者"小型"棉条。

其次,你应该交替使用卫生棉条和卫生巾。如果你想在白天使用卫生棉条,那么晚上或者在家的时候,最好使用卫生巾。卫生棉条有非常大的优势——没有气味,不显得邋遢——或许你在外工作时比你在家里更需要这些优点。虽然研究表明把卫生棉条留置 12~13 小时是安全的,但是我建议如果你整夜使用卫生棉条,那么第二天还是以使用卫生巾为好。

再次,应该经常更换卫生棉条,没有月经的时候不要使用卫生棉条,避免使用超强吸收力的卫生棉条。如果你有中毒性休克综合征征兆,应立刻取出卫生棉条,这可以防止你的症状变得更糟糕。同时,你还得马上给医生打电话。

◎→由于中毒性休克综合征的流行,厂商是否改变了卫生棉条的生产方法?

虽然"放心"牌卫生棉条已经被厂商召回,但是制造商们并没有做很大的改变。标准的制造材料仍然是棉、人造纤维或者两者结合。这两种纤维都来自植物原材料,人造纤维是用木浆中的纤维素制成的。有些厂商生产全棉的或者有机棉的卫生棉条,这些棉条可以在卫生用品商店或者超市买到。生产过程中没有用氯漂白的棉质卫生棉条在卫生用品店里也可以找到。

1990 年,美国食品药品监督管理局颁布了卫生棉条吸收力鉴定标准,要求厂商在产品包装上进行标记,因而你可以判断每种牌子棉条吸收力的相对强弱。在 1990 年以前,有一种标着吸收力"普通"的著名品牌的卫生棉条,其吸收力甚至超过另一种牌子的"超级"。卫生棉条制造商必须标示出有关中毒性休克综合征的警示,并建议你使用符合需要的吸收力最低的卫生棉条。

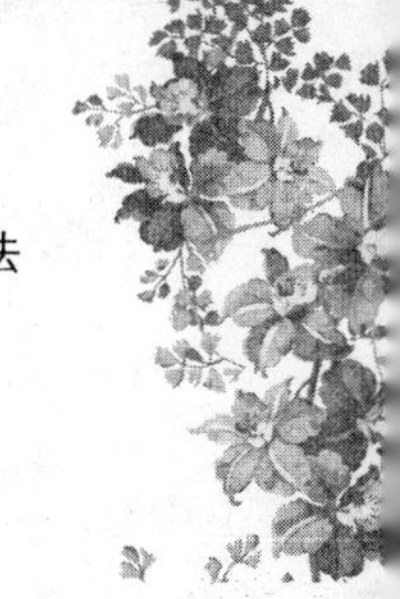

◎→棉质卫生棉条比人造纤维的卫生棉条安全吗?

强吸收力的卫生棉条可能比弱吸收力的更危险，如果后者已经能够满足你的需要，你就没必要使用前者。但是没有研究表明，人造纤维比棉更有利于细菌毒素的产生。卫生棉条生产商对棉、人造纤维以及两者的混合物进行了检验。他们发现材料本身没有问题，是产品的吸收力造成了问题。

◎→人造纤维的漂白过程危险吗?

有些女性担心使人造纤维变白的氯漂过程，会使阴道组织接触到一些有毒的物质，特别是二□噁英。卫生棉条制造商进行的研究表明，近来制造的卫生棉条没有在阴道里留下可测到的二□噁英。研究也没有显示使用卫生棉条增加子宫内膜异位症的风险。

经期卫生

◎→刚开始月经周期的少女能使用卫生棉条吗?

没有什么理由表明如果你刚开始来月经就不能使用卫生棉条，尽管许多女孩可能需要花点儿时间来学习怎样把它插入阴道。如果想用，你可以尝试不同品牌的，选用“小型”或者“纤细型”的，也就是你能买到的最细的那种。使用前请仔细阅读包装说明并认真地按照说明去做。

偶尔有一位不曾有过性生活的年轻女孩来到我的诊所，因为她没办法把卫生棉条取出来。卫生棉条和处女膜粘在一起了。我帮她把棉条取了出来，不必损伤处女膜就能够完成。如果某位女孩无法使用卫生棉条，或许要去妇科医生那里找到问题的所在并解决它。

◎→卫生棉条会影响贞操吗?

现代绝大多数时尚女性,骑自行车、骑马或者参加其他体育活动,她们的处女膜等不到她们第一次性生活那天就会破裂。这些活动足以把处女膜牵拉到足够的程度,卫生棉条能够轻易被插入和取出而不会损伤处女膜。如果有的人处女膜很紧,紧到插不进卫生棉条的地步,那么她的第一次性生活或许会很痛。

◎→如果不想使用卫生棉条或者卫生巾,还有其他可以选择的物品吗?

市场上还有少数几种替代品,尽管它们没被广泛接受。其中一种是一个小的橡胶杯,可以插入阴道来收集血液,然后把它取出来倒空,洗净,再使用。还有由天然材料制成的月经海绵,可以被清洗和再次使用,有人非常喜欢它。

◎→芳香防臭卫生巾或护垫用起来怎么样?

如果你是过敏体质的话,不建议你使用芳香或者防臭卫生巾。广告中关于女性卫生商品是“精致的产品”的说辞并不夸张:会阴部的皮肤或许是全身最为敏感的皮肤。如果你颈部不能忍受香水,那么会阴部碰到优美芳香的卫生巾,就更不行了。

> 朱迪认为她患了阴道炎,来我这里预约就诊。她以前曾有过数次真菌感染,用咪康唑治疗后痊愈的。这一次她感到很不适,使用咪康唑没有什么效果。检查结果显示,她的会阴部皮肤发炎了,却没有被感染的迹象,阴道分泌物也没有增多。阴道分泌物的培养没有发现真菌和有害细菌生长。后来发现,朱迪尝试了一种新品牌的防臭卫生巾,用了一会儿之后就出现了严重的炎症反应。

有些女性能整月都使用卫生护垫,而且整月都不会有任何问题,但是如果你容易过敏的话,那么你就是用一会儿也可出现会阴部刺激症状。棉质护垫或者有棉质内衬的护垫是“可呼吸的”,对皮肤比较呵护,不会造成一个供真菌感染繁殖的环境。

◎→用什么香皂和洗涤剂最好?

清洗会阴的时候要轻柔,不要用洗澡巾用力搓洗。如果你的皮肤很敏感,请不要用泡沫浴,因为泡沫剂里的香精和其他化学物质会影响你的皮肤。

就像使用洗衣粉一样,一旦找到一种对你来说效果好的内衣洗剂,就请持续使用下去。有些女性喜欢把内外衣裤分开洗。有些人来我这里看病,因为她们认为自己感染了真菌,其实最后发现只是会阴发炎。出现这种情况的可能性有:患者换了一种香皂,或者买了新牌子的卫生纸。有时候只是因为超市里有一种普通洗剂特价就买回家,而用它洗过内衣裤之后就出现了皮肤刺激症状。

第四章 经前期综合征

谬误：经前期综合征完全是由心理作用造成的，这种“疾病”之所以存在是由于女人们完全被情绪所主宰。

科学：经前期综合征是真实存在的，是月经之前一两周激素变化造成的影响。它的症状可以是情绪上的或者心理上的，但原因是生理上的。

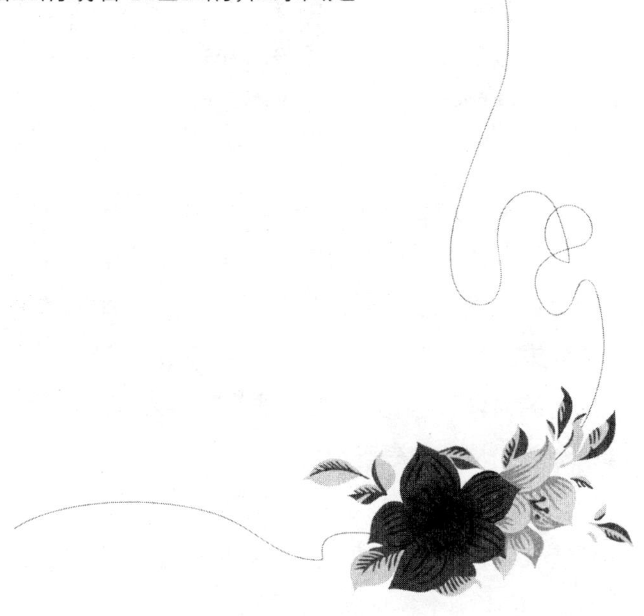

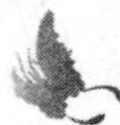

一般而言，“经前期综合征”这一名词描述的疾病还不能被医生甚至受它困扰的女性完全理解。各种各样的症状和功能障碍都被堆砌在这一名词下面。它的症状可以是情绪上的（如易怒、疲惫、情绪不稳定等），也可以是生理上的（如头痛、下腹痛、乳房胀痛及水肿等）。

这些症状都可以出现在其他疾病里，或者很轻微地出现在没有经前期综合征的女性身上。很多女性都有乳房肿痛的经历；很多女性都有由于紧张、激素变化以及其他原因引起的头痛；很多女性都注意到在月经周期的后半段她们易疲惫、易怒、情绪不稳定。但是，有两个因素使经前期综合征与其他疾病不同：时间和严重程度。对经前期综合征来说，其中的一些或者所有症状都在月经开始一周前出现。虽然很多女性在月经开始前都感到不适，但是有经前期综合征的女性从事日常活动都非常困难。

谁容易发生经前期综合征？以前患过抑郁症（包括产后抑郁症）的人容易发生经前期综合征。理所当然的，那些平时就情绪低落或者焦虑的女性，到了月经来临之前会变得更糟糕。有经前期综合征、抑郁症或者偏头痛家族史的人发病风险会增加。有些研究者认为，大量进食巧克力或者大量饮酒也会增加发病风险。也有研究者注意到，经前期综合征在围绝经期前后会变得更加严重。

经前期综合征的两个最常见症状是水肿和易怒，第三个症状则是失眠。患有经前期综合征的女性，有些人感到乳房不适，有些人觉得记忆力下降，有些人觉得注意力涣散，有些人感到抑郁并易激惹，也有些人则对某些特定的食物非常渴望，特别是甜食（如巧克力）、含盐的小吃（如炸土豆片）和咖啡因。

患有经前期综合征的女性到底有多焦虑和抑郁，取决于其“基线水平”的波动。有些女性在绝大多数时间里都相当平静，那么她们在月经来潮之前只会感到躁动不安和焦虑。另一些人则总是烦躁不安、心烦意乱，因此当她们的焦虑水平到月经前变得更高的时候，她们就会感到非常糟糕。但是也有的女性正常情况下平静安宁，到月经来潮之前情绪会狂野地爆发。

幸运的是，经前期综合征现在已被认可是一种疾病，而不再简单地归于女人们不负责任的虚构。美国心理协会制作了一系列症状列表来为不同心理疾病进行诊断和分类，其中一个被称为“经前期焦虑症”。这一诊断相当于大多数人所说的重度经前期综合征。美国心理协会发布的疾病诊断手册强调了心理症状，如愤怒或易激惹、情绪不稳定、抑郁、焦虑或紧张、疲劳、注意力不集中、失眠及口味改变，和一些生理症状，如头痛和乳房胀痛。必须具有列表中 5 个以上的症状，而且必须周期性地出现，才能被诊断为经前期焦虑症。

◎→为什么会发生经前期综合征?

没有人知道到底是什么导致了经前期综合征。有很多种理论，但是没有证据表明其中任何一种是绝对正确的。最主要的理论包括泌乳素分泌过多(在应激的时候会大量分泌的一种激素)、孕激素过少，以及雌激素过多伴孕激素过少。其中最广为接受的一种理论提到了 5- 羟色胺(一种化学递质，神经细胞用它来和其他神经细胞或者靶细胞进行信息交流)这一概念。

因为没有一个可被接受的关于到底是哪一种化学物质失去平衡导致经前期综合征的理论，因此没有针对经前期综合征的实验室检查。如果有人对你说，花 400 美元做一个血液化验就可以告诉你是否患了经前期综合征，请直接对他说“不”。用这钱去买健身俱乐部的会员卡或者漂亮衣服会更实惠些。

◎→怎样控制经前期综合征?

经前期综合征是如此复杂，治疗起来又是如此困难，因而你只能做一些最基本的能够帮助自己而又不会伤害自己的事情。

许多患者发现，唯一有益的就是记录下自己的生活来了解自己对某些生活方式的感受。你可以调整自己的时间表，在那些可能会变得易怒和水肿的时候，不要做使你的压力水平上升的事情。

记录生活状态可以帮助医生对你做出诊断。假设开始记录以后，经过一两个月的观察，你发现自己每天都情绪低落、易怒、焦虑，实际上，你可能患有抑郁症——抑郁症比经前期综合征更不易为社会所接受。非常幸运，今天已经有了治疗抑郁症的好药。对抑郁症的治疗会比治疗经前期综合征引起的抑郁效果好得多，治疗很有效。

另一个帮你渡过经前期综合征的步骤是“吃”。这样做会使你接近理想体重。越接

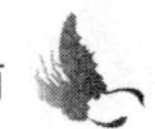

近理想体重，你的健康状态就越好。如果需要降低体重，请坚持使用低脂肪、用于控制体重的食谱，这样既能保证你摄入的热量足以保持健康，又能逐渐降低你的体重。

我劝告有经前期综合征的女性不要大量进食碳水化合物（如曲奇）。你应该设法遏制你的渴望，与巧克力棒保持距离，尽量保持低脂肪饮食，减少盐和咖啡因的摄入。降低盐的摄入可以减轻水肿；限制咖啡因的摄入可以减轻乳房不适，消除咖啡因引起的紧张不安。如果吃一大堆糖果，那么你会因为膳食中过多的糖而感到很糟糕；如果吃太多咸的炸土豆片，那么你就会有水肿的可能。

有规律地进行运动是另一个关键。即使你发现锻炼对经前期综合征没有帮助，它也是非常有益的。研究者们发现，有一类物质被称为内啡呔，是你大脑制造的天然兴奋剂。它就像抗抑郁药一样，能让你的感觉变好。运动的时候，内啡呔被大量分泌出来。因为抑郁是经前期综合征患者的难题，所以运动中产生的内啡呔或许可以帮助这些女性，使她们感到好受些。运动的目标是有氧运动半小时（使你的心率达到最大心率的 75%），每周 3 次。这是目标，不是极限。如果你想更频繁地运动，那么益处当然会更大。

> 露西每次来月经前都不高兴，她想看看长跑是否有助于控制她的负面情绪。她从短距离开始跑，后来发现，跑的距离越长，她的感觉就越好。最后她变成了一名马拉松运动员，并且参加了好几次马拉松比赛。她后来开始练习空手道。现在她非常健康，整月里都非常平静。

不是每位用运动方式来控制经前期综合征的女性都会变成马拉松运动员，但是露西的例子清楚地说明了锻炼对经前期综合征有实质性作用。

◎→进行食疗或者补充维生素效果怎么样?

虽然对维生素和保健品治疗经前期综合征的作用是有争议的，但是很多女性发现维生素 B_6 对治疗经前期综合征是有益的。我建议每天服用 100~200 毫克维生素 B_6，这是一个安全剂量，尽管比每日正常需要量（大约每天 2 毫克）或者产前维生素补充量(每天 10 毫克)高很多。只有大量使用维生素 B_6(每天 1500~2000 毫克),会毒害你的神经系统,产生手指尖刺痛之类的症状。服用含维生素的保健品时,一定要明白多补不一定就好。即使维生素 B_6 使你的症状有所改善,每天服用也不要超过 200 毫克。

维生素 B_6 是怎样起作用的?它是天然利尿剂,对减轻水肿有帮助。而且,维生素 B_6 似乎能够拮抗大脑产生的一两种激素,特别是泌乳素,后者或许参与了经前期综合征。研究者们注意到,维生素 B_6 在 5-羟色胺的代谢中扮演着某种角色。大约有 60%~70%经我治疗的经前期综合征患者,在服用维生素 B_6 后能得到一定程度的缓解。

维生素 B_6 也能够减轻乳房不适,而且它很容易买到,服用中等剂量不会产生什么毒副作用,因此,很值得尝试。

第二种用于治疗经前期综合征引起的乳房不适的是维生素 E。请尝试每天补充 400~600 单位,不要服用过量。因为维生素 E 是脂溶性的,可以被存储在身体的脂肪组织里面。脂溶性维生素可以稳定蓄积到中毒水平,而水溶性维生素则更容易被排出。近年来,维生素 E 有着或许可以预防癌症和改善心脏健康的美誉。

有些医生推荐补充钙剂(每天 1000~2000 毫克)或者镁剂(月经周期的后半段每天 200 毫克)。近来的研究显示,钙剂非常有效。当然,所有女性都应该有规律地服用钙剂来保护她们的骨骼。

◎→草药的效果怎么样?

对于用草药治疗经前期综合征的争议超过了饮食、运动、维生素 B_6 和维生素 E。很多患者发现,使用月见草油是有效的。月见草是一种草本植物,富含 γ-亚油酸,是健康食品中的一员。有些支持 γ-亚油酸或者月见草油理论认为,女性脂肪酸代谢有一种缺陷,即缺乏一种 Δ6-去饱和酶。按照这一理论,出现这种缺陷的患者不能把亚油酸代谢成 γ-亚油酸。通过补充 γ-亚油酸,绕过了这个“缺陷酶”,改善了脂肪酸的代谢。至于这些和经前期综合征有什么关联,没有人确切知道。但是 50%~60%的女性使用月见草油治疗后都感到症状明显减轻。

月见草油比较昂贵,比维生素 B_6 和维生素 E 昂贵得多。在美国,月见草油可以在保健食品店里买到,服用两个月的量大约需要 26 美元。标准剂量是每个胶囊 500 单

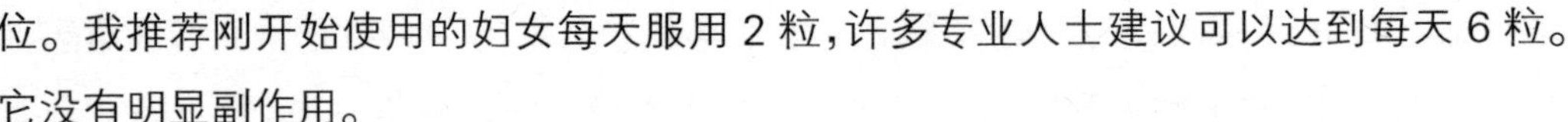

位。我推荐刚开始使用的妇女每天服用 2 粒，许多专业人士建议可以达到每天 6 粒。它没有明显副作用。

◎→激素治疗经前期综合征有用吗?

如果你在调整了饮食、运动以及服用了维生素 B_6、维生素 E、钙剂或月见草油之后，仍然觉得很糟糕，那么你应该考虑激素干预治疗。激素类药物中包含孕激素和避孕药。

使用孕激素来治疗经前期综合征的想法最早来自英国的一位普通医生卡特琳娜·道尔顿。她在 20 世纪 40 年代末及 50 年代初发表了自己的见解。道尔顿认为，孕激素缺乏造成的功能紊乱导致了经前期综合征。这一想法并非无稽之谈，特别是围绝经期女性，经常是既有经前期综合征，又有经血过多。到达绝经期的女性，她们的孕激素水平通常比雌激素水平下降得早。因为孕激素对控制经血的量非常重要，所以道尔顿想给那些自己不能制造足够多孕激素的女性额外补充孕激素。她给成百上千患经前期综合征的妇女补充额外的天然孕激素，在她们月经开始前使用 10~14 天。结果显示，这些患者得到了好转。

孕激素必须经过特殊加工，研磨成非常小的颗粒，才能被消化系统充分吸收。在道尔顿医生开始使用天然孕激素的时候，还没有发明这一加工方法。她建议使用阴道栓剂，因为天然孕激素可以很好地经黏膜吸收。

虽然美国的研究人员没能进一步证实道尔顿的观点，但是妇科专家确实把补充孕激素作为治疗经前期综合征的一种方法。在合适的剂量范围内，做这种补充完全是安全的，而且确实对一些女性有帮助。有些女性对合成孕激素也能有很好的反应，当然，对天然孕激素的反应会更好一些。

用于治疗经前期综合征的孕激素也可以是长效注射剂，但这种长效注射剂通常用于避孕。注射剂型孕激素的缺点是它会沉积在脂肪里，而一旦沉积下来，则至少要保留 3 个月。使用长效孕激素的女性会停经。孕激素有镇静剂的作用，因此可以使很多受到经前焦虑困扰的女性获得平静。这些女性对它反应良好，而另一些女性则产生了令人不快的副作用，包括突破性出血、淋漓出血、抑郁和体重增加等。无论如何，孕激素不能轻率使用,也不能在没有医生指导的情况下使用。

如果经前期综合征是排卵造成的功能紊乱,那么抑制排卵(避孕药能够做到)就会有作用。这时候避孕药会有一定效果。如果你有经前期综合征症状,或许还有非常剧烈的痛经,又需要避孕,那么医生可能会建议你使用一个月的避孕药来看看如何。你或许会发现避孕药非常有效;但是你也可能发现,它让你的经前期综合征变得更糟。如果是第二种情况,停止用药并尝试别的办法。

如果孕激素和避孕药都不能缓解你的经前期综合征症状,那么另一种主要用于治疗子宫内膜异位症的激素制剂可以完全抑制你的卵巢功能,造成药物性停经,直到停药为止。

假设你现在易怒并情绪低落,那么你是因为患有经前期综合征,还是有什么其他原因引起了抑郁症?为了鉴别这两种原因,我们可以把你的卵巢功能停止一两个月,给你使用一点雌激素来预防由于卵巢功能停止带来的潮热和种种不适,以便观察你的经前期综合征的症状是否会消失。如果不消失,那么很显然你的问题不是由经前期综合征引起的;如果症状消失了,那么至少你知道了你要对付的是什么问题。有些医生将用于治疗子宫内膜异位症的激素制剂醋酸亮丙瑞林加上雌激素作为经前期综合征的治疗。然而,在美国这种支持疗法非常昂贵,每个月需要花费300多美元。

卡蒂的丈夫是一名警察,他总是在精神上和肉体上虐待她。她对自己的处境感到非常沮丧,而且她看上去还患有非常严重的经前期综合征。为了找出问题的根源,我们尝试了使用醋酸亮丙瑞林及雌激素的这种反加疗法。治疗显示,她确实患有经前期综合征。服用醋酸亮丙瑞林使她的卵巢功能得到抑制时,她确实感到好多了;停止用药之后,她又开始感到沮丧。

◎→怎么才能减轻水肿?

有些女性在月经周期中体重可能会增加四五千克。有些人甚至在月经周期前半期穿一个尺码的衣服,后半期穿另外一个尺码的衣服。维生素 B_6 和月见草油对消除水

肿有辅助作用，但是如果你需要更有效地消除水肿的话，那么你可以服用一到两周利尿药，直到月经来潮之前。推荐使用的利尿药叫做螺内酯，它似乎还有其他治疗效果，或许能减轻激惹。螺内酯非常安全，它的作用相对缓和而且不会使你的血压下降导致晕倒。它是储钾的，也就是说，不会像某些利尿剂那样，把身体里的钾排出去。当然，和所有利尿剂一样，它也有戒断症状。

如果你因为轻度水肿而有规律地服用利尿剂，然后突然停药，就会出现严重水肿。这些利尿药可以治疗轻度高血压和水肿，但是不能随意用药和停药。利尿药不是控制体重的减肥药，必须在医生的观察指导下使用。

苏珊娜，一位40岁的非常迷人的女性，对自己的外表，特别是体重，有深切的担忧。她的故事是一个悲伤的并极富戏剧性的例子。

她最初因为子宫肌瘤和疼痛来我这里进行子宫切除术，和以后来到我这里的理由完全没有关系。她在子宫切除术康复多年后的一天，突然给我打电话抱怨她的肚子痛。我恰巧在医院里，在急诊室看到了她。她因为已经没有子宫了，所以不是真的有妇科急症。没有其他医生，因此我为她做了检查。没有发现什么，但是她确实腹部疼痛。我要求为她做一套常规血液化验，通常情况下我是不会这么做的。在急诊室进行的血液生化检测项目通常包括血钾和血钠。正常情况下血钾应该是3.5~5.5毫摩尔/升，而苏珊娜的检查结果出乎意料，竟然只有1.8毫摩尔/升。这种水平的血钾理所当然地会让她腹痛，而且还会导致显著的心律不齐。

我们马上把她送进重症监护室并为她安装了心电监护仪。最初我们以为苏珊娜患有罕见的代谢性疾病，因为她的血钾水平实在太低了。我们从没有给她开过利尿药处方，她应该没有办法买到它们。并且，我们的工作人员确实问过她是否服用了利尿剂，她回答说没有。她知道那是错误而危险的。可实际上，她在撒谎。我们再次为她进行了血液和尿样检测。她的尿液化验提示呋塞米(速尿)阳性。她服用了医生为她母亲开的用于治疗心脏病的强效利尿药。

苏珊娜服用利尿药显然已经相当长一段时间了（只需要服用几周就足以使血钾水平降低。）苏珊娜把它放在手袋里，甚至在住院期间还持续服用。当我们挑明这一事实时，她愤怒地否认并且拒绝了医生的建议，签字离开了医院。

过了几年，她又回到我这里进行常规检查。在闲聊中，我问她正在看哪个内科医生，她提到在邻镇工作的我的一位朋友。虽然说患者的闲话是不对的，但是我感到应该让她的经治医生知道她曾经差点杀死自己，所以我打电话告诉了那位医生。

当我提到那次在医院的故事时，他回答："哦，不！她又干了蠢事。我一直找不到原因，为什么她的甲状腺功能检测结果如此不正常。"她不知道从什么地方弄到了甲状腺提取物，服用它来试图减肥。她甚至出现了震颤。

就在刚才，我在一份本地报纸上读到了她的讣告。讣告没有特别提到她的死因，但是她才 50 岁，而且没有什么威胁生命的重大疾病。我猜想她是死于秘密服用的一些药物。是否她又服用了利尿药，或者服用甲状腺制剂来让自己减肥，我们不得而知。这个故事的悲伤之处在于，她根本不胖，她很苗条。

因此，即使利尿药有助于控制水肿以及与水肿有关的乳房不适，但要谨慎对待。它不是快速减肥的灵丹妙药。

◎→可以用抗抑郁药治疗经前期综合征吗?

抗抑郁药物对患有经前期综合征的女性可能有效，甚至对那些平常不抑郁的人也可能有效。百优解(化学名称为氟西汀)属于一类叫做选择性 5- 羟色胺再摄取抑制剂的抗抑郁药物，百优解曾经被指控增加了自杀行为和对他人进行暴力攻击的倾向。但是我熟识的绝大多数精神病学家都认为，百优解是非常安全的。事实上，大样本的研究显示,那些接受百优解治疗的人很少对自己或者他人行使暴力行为。是他们本身的疾病而不是百优解,导致了他们的暴力行为。

作为抗抑郁药物,百优解在医生的指导下使用是安全的。有些老的抗抑郁药有心血管系统副作用,但是百优解没有。它不会成瘾,在用药期间,它可能会降低性欲,但是当你停止用药时,你的性欲就会又回到用药前的水平。

近来的研究显示,选择性5-羟色胺再摄取抑制剂可以治疗经前期综合征。这些药物可以在你来月经之前使用一到两周。它们没有显著的副作用,而且能够很快减轻经前期综合征症状。使用选择性5-羟色胺再摄取抑制剂治疗抑郁症可能要三个星期才起效,但是用于治疗严重经前情绪障碍和经前期综合征,一到两天就能起效。在2000年,美国食品药品监督管理局批准了Sarafem用于治疗经前期情绪障碍,它实质上和百优解是同一类药物。

南希患有非常严重的经前期综合征,近来开始使用Sarafem,这让她感觉好多了。当她十几岁的女儿尼娜开始出现经前期综合征症状后,南希问我是否可以给尼娜使用Sarafem。我和尼娜的儿科医生商量了一下。他认为既然每个月只需要使用几天,应该不会有什么问题。上个星期在中学安排的一次郊游野营途中,尼娜对我的女儿(我当然没有告诉她关于尼娜的事情)说,她的新药让她感觉好多了。

◎→有没有治疗经前期综合征的其他方法?

光线疗法有助于缓解与季节有关的情绪紊乱。光线不足的时候,有些人会感到情绪低落。光线疗法也有助于缓解经前期综合征引起的抑郁情绪。如果经前期综合征主要表现为焦虑,那么抗焦虑药阿普唑仑将非常有效。阿普唑仑短期内使用是非常安全的,但是由于它可能会成瘾,你不要长时间服用,除非心理健康专家给你开具了这个处方。在你来月经之前服用几片或者只用几天是不会引起什么问题的。如果你的突出表现是偏头痛,那么β-受体阻滞剂阿替洛尔将非常有效。然而,如果你有抑郁症状,则不能使用β-受体阻滞剂。

第五章
避孕的责任和方法的选择

谬误：每次行房后立即站立起来，或者采用体外排精方法，或者行房后立即用可口可乐冲洗阴道，就不会怀孕。

科学：上述任何方法都不能有效避孕。

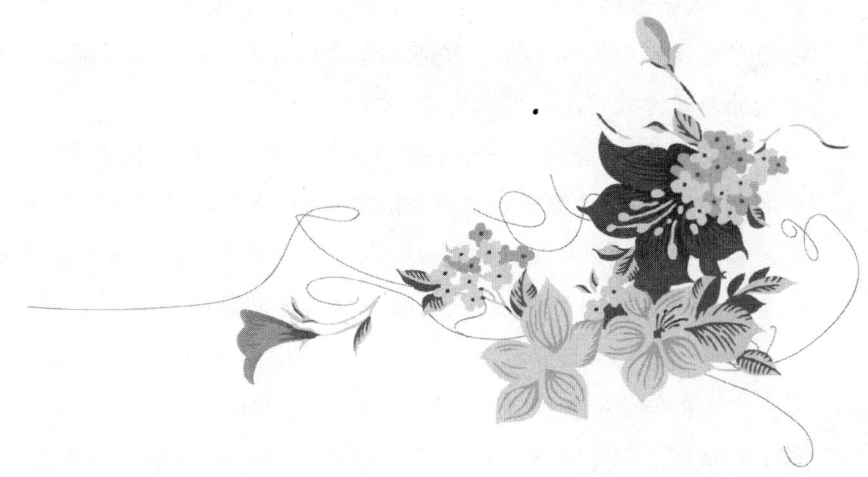

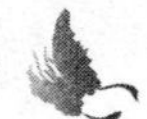

安全、合法的避孕可以使妇女能够比以往更好地掌控自己的生活。直到20世纪60年代，避孕才成为一种单纯由个人选择的事情。

早在20世纪初期，美国一名产科护士玛格丽特·桑格就开始提出节育的改革主张，因为她深为意外怀孕、拙劣的非法流产以及性病的广泛流行而感到担忧。上述情况不仅给人带来生理上的种种不良后果，还对社会造成不良影响。美国当时的法律禁止向公众传播节育知识，并将传播节育知识视为公开抗法。玛格丽特·桑格因此遭到辱骂并被捕入狱，还在囚犯工厂服了一个月苦役。

玛格丽特·桑格和她的同盟者最终取得了胜利。20世纪30年代中期，美国政府规定，在全国范围内不得没收查封正在销售的避孕产品。1965年，康涅狄格州最高法院颁布了一项违反当时宪法的州法律（原宪法规定，医生宣传避孕知识为违法行为）。这是一个具有里程碑意义的决定，法院提出并发展了“私密空间”概念，即政府不得侵犯公民的私密空间。该概念成为以后许多生育政策的法律基础。

避孕方法的选择

你应当仔细考虑选择何种避孕方法，而不是完全交给你的性伴侣来决定。荒谬的是，有的人到最后一分钟才作决定；糟糕的是，有的人寄希望于迷信和侥幸。确定合适的避孕方式是个人的选择。对别人合适的避孕方式对你可能并不合适；你在20岁时采用的避孕方式可能不再适合40岁的你。

遗憾的是，目前没有一种完美的避孕方法——从不失败，使用方便，没有令人不愉快的副作用，对健康毫无负面影响。自从40多年前节育在美国合法化以来，节育方式已经有了很大进步。现在有许多种避孕方法可供选择。各种避孕方法相比较，有的以安全见长，有的以使用简便见长，有的以价格便宜见长。

那么，你将如何选择？

个人的舒适程度是你做选择时的第一位原则。如果一种避孕方法使你在行房时生理上和情感上都不舒服，那么就很难坚持使用。如果避孕药使你胃肠道不适或使你感到抑郁，如果杀精剂令你感到不爽或难堪，那么请选择其他避孕方式。

对避孕失败的反应是你做选择时的第二位原则。你有意识地采取了正确的避孕措施，但仍然意外怀孕了，你感觉如何？如果你已经有多个孩子了，而且不希望再怀孕，那么与打算明后年再要一个孩子的人相比，无论如何你都应当选择不同的避孕方式。关于合适避孕方式的选择，要权衡家庭、情感和生理等因素，但有些规则是性生活活跃的女性都必须严格遵守的。

有些避孕方法可以在避免怀孕的同时防止疾病，而大部分方法仅仅只能防止怀孕。联合使用安全套和杀精剂可能是具有预防性传播疾病和避孕双重作用的最好方法。

避孕和预防性传播疾病的两个基本原则

原则 1：如果不希望怀孕，那么每次行房时都要采取避孕措施。

原则 2：如果你或你的性伴侣有多个性伴侣，那么你必须在避孕的同时预防性传播疾病。

如果不采取任何避孕措施就行房，怀孕的几率有多大？

你可能认为完全没有避孕措施的行房导致怀孕的几率是 100%，但事实并非如此。当然这个几率也不会是零。如果你是在排卵期前后无避孕措施行房一次，以目前的统计资料表明，怀孕的几率大约为 10%；如果是在月经结束后 1~2 天内无避孕措施行房，则怀孕的几率仅有 2%~3%。

你有可能在月经周期的早期怀孕，因为射精后精子仍然可以在体内存活 1~2 天甚至更久，而你也有可能比平时排卵早。如果你的月经周期是 28 天，你可能在月经来潮后的第 14 天左右排卵，但是，你不可能每次排卵都这么有规律。在育龄的初期及后期，排卵周期都会变得不固定，青少年尤其容易怀孕。40 岁以上妇女的生殖能力下降，其排卵频率较年轻妇女要少，但也有可能意外排卵。

如果在整个月经周期不避孕且隔日行房，则怀孕的几率为 15%~20%；如果持续一年不避孕且隔日行房，则怀孕的几率为 80%~85%；如果延长到两年，则怀孕的几率达 90%。

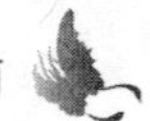

避孕的可靠性

避孕的可靠性取决于两个因素:避孕方法本身的可靠性和人的因素。有些意外妊娠是因为避孕失败。不论你与配偶怎样小心,行房时都有可能发生安全套破裂、隔膜或宫颈帽移位等导致避孕失败的意外事件,而宫内节育器脱落或未能阻止受精卵着床也会导致怀孕。这些都是避孕方法或避孕产品本身内在的缺陷。你唯一能做的就是正确地使用你选择的避孕方法。也有些意外妊娠则是人为错误造成的,比如忘记服用避孕药,或者避孕隔膜放在抽屉里,忘记使用了。

◎→最可靠和最不可靠的避孕方法是什么?

下面从最可靠的避孕方法开始,到最不可靠的避孕方法,逐级列举。

首先为长效激素避孕,如激素埋植剂 Norplant 和甲羟孕酮避孕针 Depo-provera。你最少想到的避孕方法往往是最好的。

其次为手术节育。无论是实际有效率还是最高估计有效率,输精管结扎术和输卵管结扎术的有效率均为 99%。这就是说,100 对夫妇,100%应用手术节育方法避孕一年,只有一对夫妇会发生妊娠。

再次是不必每次行房都要考虑的方法:宫内节育器或避孕药。

再往后为安全套和避孕隔膜。

最不可靠的避孕方法是根本不采用避孕措施。容易失败的避孕方法包括一些“民间”方法,尽管号称有效,但实际上毫无作用。这些方法包括体外排精(在射精前阴茎离开阴道)、阴道冲洗和哺乳期避孕。其他的如初夜女性不会妊娠或女性无性高潮就不会妊娠则更是谣言。

◎→配偶体外排精真能避孕吗?

体外排精是最常用的自然避孕法,但是它一点儿也不保险。即使你的配偶仅仅漏掉一滴精液,你也仍然可能妊娠,因为第一滴精液含精子量高且精子活力最强,导致妊娠的风险非常高。精子能向上移动,体外排精的精子,也有可能导致妊娠。有的女性会由留在大腿上的精子导致妊娠。而且，有可能在激情下，阴茎根本就无法撤出阴道。不过，如果你和你的配偶在行房过程中突然意识到需要避孕，那么体外排精当然还是比什么避孕方法都不采用要好。

◎→为什么行房后用杀精剂冲洗阴道避孕无效?

为使卵子受精，精子需要前行穿过宫颈，其所需的时间不超过 1 分钟，20 分钟内精子就能到达宫腔内，而阴道杀精剂是无法到达宫腔内的。因此，即使你行房后立即冲洗阴道，也仍然有可能妊娠。如上面我们所谈到的，最早穿过宫颈的精子不仅是最快的，也是最强壮有力的。一直有用可口可乐冲洗阴道能够杀死精子的传闻，这也许在试管实验中有效，但绝不是有效的避孕方法。

◎→在哺乳期会妊娠吗?

尽管对某些女性而言，哺乳的确能阻止受孕，但并不可靠。哺乳能推迟女性分娩后恢复排卵的时间，但没有办法知道何时会重新排卵。

一般认为助产士均擅长母乳喂养，因为她们学习了母乳喂养的各种技巧，并且忠实地坚持用母乳喂养。希瑟，一名助产士，指着自己的两个儿子提姆和尼克说，兄弟两个出生仅仅相差 10 个月。尼克就是表明哺乳不能避孕的鲜活证据。

可逆的避孕方法

主要有三类可逆的避孕方法:

(1)屏障型，即将精子与卵子隔离开。

(2)激素类避孕药，即干扰排卵或抑制精子靠近卵子。

(3)非屏障型，即抑制受精或抑制受精卵着床。

就这三类方法而言，你有许多种选择。按性别分，有男用避孕方法和女用避孕方法；根据作用时间的长短分，有长效避孕方法和短效避孕方法。长效避孕方法，就是指不必每次行房都要考虑的避孕方法，有些是可逆的（如服用避孕药、使用宫内节育器或长效避孕针）。短效避孕方法，主要是指那些具有屏障功能的方法，它们可阻止精子与卵子结合。有些屏障是物理性的，有些屏障是化学性的（如杀精剂）。在短效避孕方法中，还有行房前使用和行房后使用之分。行房后采取的是补救措施。

屏障避孕方法

男用安全套

安全套通常为乳胶制品，可非常贴合地套在勃起的阴茎外，阻止精子进入阴道。使用男用安全套是非常古老的避孕方法。最早的安全套是用动物皮制成的，尽管可能不太合适，而且会漏，但是仍然能提供保护。1839 年，安全套生产技术取得巨大发展，因为查里斯·古柏发明了橡胶硫化法。橡胶硫化法使橡胶变得坚韧而有弹性。现在，型号各异、形状各异、颜色多样的安全套比比皆是，有些上面还有小点、螺旋或其他结构以增加性生活的乐趣。有的上面还覆盖有杀精剂，能提供额外的保护，在阴道内加用杀精剂将更为安全。有的还涂有润滑剂。其实，使用普通的乳胶安全套就足够了。

某些安全套仍然用动物皮制作（如用羔羊的薄膜），但是与乳胶安全套相比，这种安全套效果差且价格昂贵。请购买带有防止性传播疾病标志的乳胶安全套。如果对乳胶过敏，那么你可以购买聚氨酯安全套。

◎→如何正确使用男用安全套?

每次行房都要使用新的安全套，无论是采用口交、肛交还是阴道方式。打开包装需小心，不要将安全套撕坏。

安全套卷打开后约 4 厘米长。使用时，将开口端对准勃起的阴茎套上，最末端约1厘米应松松地挂在阴茎上。许多安全套都有一个小的存储末端，用于存储精液。应将安全套末端捏扁，排出里面残余的空气，然后将安全套完全卷开直到阴茎的根部，当心指甲不要将安全套戳破或撕裂。安全套的卷边应留在外面。如果安全套没有润滑剂，或者需要额外的润滑剂，请选择水基润滑剂，许多药店均有销售。油基的润滑剂（如凡士林胶、冷霜、洗手液及食用油等）均可削弱安全套强度，导致避孕失败。

应在阴茎仍然勃起的状态下离开阴道（防止精液泄漏），小心地抓住安全套，防止它滑脱。使用过的安全套应该抛弃。最好将安全套用卫生纸包好再扔。不要将安全套扔进下水道。绝对不要重复使用安全套，更不要使用过期的或破损的安全套。

将安全套保存在阴凉避光处（光照可导致乳胶老化）。极端的温度（尤其是高温）可导致乳胶变脆、变黏（像一个旧气球）。不要将安全套放在热热的汽车小柜里，如果你想随身携带，就把它放在一个松松的口袋里或钱夹里。

◎→安全套破裂或滑脱时怎么办?

如果安全套破裂或滑脱，请立即在阴道内放入杀精剂；如果接近排卵期，则应使用事后避孕药。

◎→安全套的避孕可靠性如何?

理论上讲，男用安全套联合使用杀精剂避孕可靠性达98%。单独使用安全套，不用杀精剂，已有研究结果表明，其可靠性为88%，以我个人的经验认为它的可靠性大约为96%。

◎→安全套的优点与缺点是什么?

乳胶安全套具有其他避孕方法所不具备的最为重要的独特优点：它在避孕的同时能防止性传播疾病。因为许多杀精剂均含有活性成分壬苯醇醚，而壬苯醇醚有降低感染性传播疾病风险的作用。除了禁欲之外，安全套加杀精剂是目前最佳的防止性传播疾病的方法。安全套还有可靠、方便（可以随意买到）、价格便宜等优点。

另一方面，安全套也有缺点，比如每次行房都要使用。安全套可能会干扰自发的"性趣"，但有些夫妇通过由女性为男性戴安全套克服了这一缺陷。一些男士不喜欢安全套，抱怨其使感觉钝化，但是我常对我的女患者说，如果他不愿意使用安全套来保护你（和他自己），那么你就没必要和他在一起。

女用安全套

女用安全套是最近的一个发明，直到1993年才在美国上市，不需要处方就可以在许多药店买到，也可以在网上买到。尽管没有被广泛接受，但它还是具备一些优点的。

女用安全套（图5.1）是由聚氨酯制成的一种宽松、柔软的小袋，沿阴道放置，隔离宫颈，防止精子进入子宫。它有两个环，两端各有一个。小的环是封闭的，由聚氨酯覆盖，与宫颈大小相当，作用如同锚。大的环是开放的，在阴道外，部分覆盖阴唇。

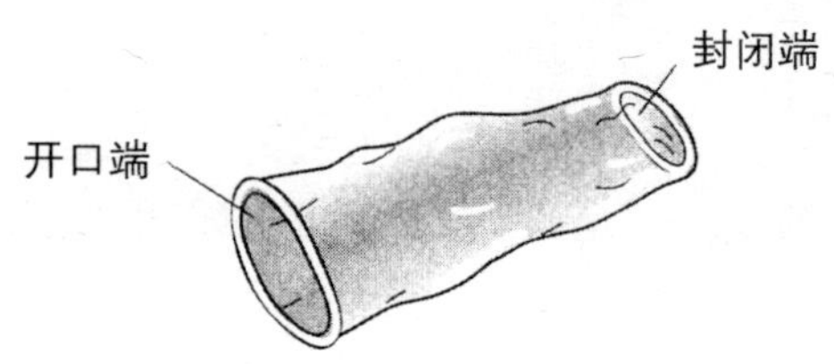

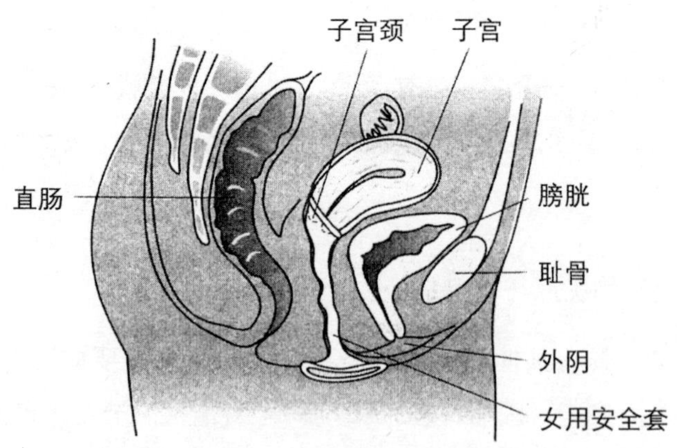

图5.1　女用安全套

◎→如何正确使用女用安全套?

每次行房都需使用新的安全套。女用安全套可在行房前 8 小时就放好,但是在月经期只能在行房前放入。

检查安全套,确保其内外均涂有润滑剂。拿住安全套闭合端的鞘膜,抓住其柔软有弹性的内环,用拇指和中指捏住拉开安全套。用另一只手分开阴道口,轻柔地将内环放入阴道。你应当能感觉到安全套已经放置到位。

然后,将食指放入安全套内,将内环推至阴道最深处,确保鞘未扭曲。安全套的外口应该仍在阴唇外,安全套的鞘膜应该紧贴阴道壁。有些女用安全套用的是不含杀精剂的润滑剂。如果需要更润滑些,可以使用任何润滑剂,因为油性润滑剂不会破坏聚氨酯膜。

行房时,用手轻柔地将阴茎指引到位,确保阴茎插入到安全套内而不是套与阴道的夹层内。非常重要的是,应当用足够多的润滑剂以保证在行房过程中安全套始终不移位。如果安全套被拉出或推进,则表明润滑剂不够多,这时,可以在安全套外壁或阴茎外涂上一些润滑剂。

取出时,扭住安全套外口,轻柔地拿出安全套。为避免内容物溢出,请在站立前就取出安全套,然后,用卫生纸包住安全套扔到垃圾箱内。

◎→女用安全套能与男用安全套同时使用吗?

不能,这样任何一种都无法正常工作。如果两种安全套一起作用,摩擦会将男用安全套拖掉,或将女用安全套推进阴道。

◎→女用安全套能与杀精剂一起使用吗?

你可以使用杀精泡沫或乳胶。应该在放置安全套之前就在阴道内放入杀精剂,或在安全套外壁上涂抹杀精剂。两者合用是否会增加避孕效果目前尚无研究。

◎→女用安全套可靠性如何?

有研究表明,如果每次都正确使用,女性安全套的方法失败率约为 3%,使用失败率

为 12%。年避孕失败率为 5%，实际使用的有效率为 79%，比男用安全套失败率高。

◎→女用安全套的优点与缺点是什么?

女用安全套与男用安全套一样，可预防艾滋病和其他性传播疾病。因为是由女性决定它的使用，所以它很受国际艾滋病组织推崇。女用安全套不是乳胶制品，因此可以使用石油制造的润滑剂。它可以在行房前就放好。但是，女用安全套要比男用安全套贵。

某些女性厌恶女用安全套的外观，还有的女性反感将其放入阴道。有些夫妇抱怨女用安全套在行房过程中常常发出吱吱声，多涂些润滑剂可使声音明显降低。与男用安全套相比，女用安全套避孕失败率略高，价格略昂贵，而且放置比较困难。

杀精剂

杀精剂，顾名思义，具有杀死精子的作用。行房前将这些化合物放入阴道可以防止妊娠。大部分杀精剂均含有壬苯醇醚。杀精剂可以是乳剂、胶剂、泡沫剂或栓剂，常被包装成管状或气溶胶罐状，配有塑料推药器。杀精剂也可制成薄膜状，直接放入阴道。

◎→如何使用杀精剂?

行房前 15 分钟将杀精剂放入阴道内即可。栓剂和薄膜剂可在行房前半小时放入（最好参考产品说明书），但是它们维持有效时间最长不超过 1 小时。每次行房前均应使用新的杀精剂。

如果乳状或胶状的杀精剂是放置在管状容器内的，可将塑料推药器推至末端，挤压装药的药管，使推药器内充满杀精剂。某些品牌的杀精剂需要一次使用两支才有效，因此使用前请阅读说明书。如果使用的是泡沫剂，请将气溶胶药罐震荡，将推药器放到药罐口，挤压开关，等推药器内充满药后，再将推药器的活塞推到顶端。

如果使用的是栓剂，只要把药栓放入阴道就可以了。要预留充分的时间以确保行房前栓剂内的药物能融化或泡腾起效。如果是药膜，那么将其裹在手指上推送至阴道内，盖住宫颈口即可。行房后 6 小时内不得将药栓或药膜取出。

使用时，如果与阴道隔膜或宫颈帽联合应用，则可在隔膜内侧放一茶匙杀精剂，将隔膜放入阴道，然后在隔膜外侧的阴道内喷入杀精剂。如果与男用或女用安全套一起使用，或无任何器械屏障，那么用产品配备的塑料活塞将杀精剂放入阴道即可。

上述许多方法，需要你蹲下、坐在马桶上或者膝盖跪着趴在床上来完成。记住，每次行房都需要重新放入新的杀精剂，行房后保持 6 个小时方可清洗阴道。

◎→杀精剂的避孕可靠性如何？

理论上讲，单独使用杀精剂的避孕成功率为 80%~90%。如果与其他方法合用（如同时使用安全套、隔膜或宫颈帽等），则上述杀精泡沫、乳剂或胶剂都十分有效。如果你需要非常高的避孕可靠性，那么建议你联合使用。

◎→杀精剂能预防性传播疾病吗？

虽然没有明确的数据，但有证据表明杀精剂能预防性传播疾病。仅仅在宫颈帽或阴道隔膜内侧涂上杀精剂，是不能预防艾滋病、疱疹的。在阴道内、宫颈口外放入杀精剂，对你会有保护作用。

◎→不同品牌杀精乳剂、泡沫和胶剂的差异是什么？

所有这些产品的杀精作用都是靠其中的壬苯醇醚来完成的，只是不同的产品采用不同的基质和香精而已。除非对溶解壬苯醇醚的香精或药物基质过敏，否则选择哪个品牌纯粹属于个人偏好问题（依个人对不同颜色、气味、黏稠度和味道的喜好而定）。你可以尝试不同品牌的产品，每次仅买少量，直到你发现了自己喜欢的品牌为止。如果你确实有过敏反应（例如，有瘙痒、烧灼感，或者产生难闻的气味），那么很有可能是药品基质或香精所致，而不是壬苯醇醚所致（该杀精成分很少引起过敏）。如果你是过敏体质，那么你应选择无香味的产品。

◎→杀精剂的优点和缺点是什么？

优点：操作简单（无论单独使用，还是与屏障避孕法联合用，操作都很简单）；在药店的非处方药品柜台均可买到;价格便宜;无副作用(除非有过敏反应);对以后的生育能力无影响。

缺点:每次行房前都必须使用;单独使用时避孕失败率相对较高;略显污秽,行房后可能流到床单上;偶尔还可导致过敏。

◎→杀精剂适合你吗?

> 朱迪是一名45岁女性,已婚,有两个孩子,计划不再生育更多孩子了。她选择了杀精泡沫来防止妊娠。杀精泡沫单独使用时,其避孕有效率在80%~90%左右,对朱迪来说已经足够了,因为她已经45岁了,随着年龄的增长,她的生育能力在逐渐下降。她和丈夫互为唯一性伴侣,因此她也不必顾虑性传播疾病的问题。

这个避孕有效率适合朱迪,但并不适合年轻的育龄女性。青春期少女的性伴侣拒绝使用安全套时,也可单独依靠杀精剂,因为它容易买到,而且使用简便。但是对既要防止妊娠,又要防止性传播疾病的人来说,单独使用杀精剂是不安全的。

阴道隔膜

阴道隔膜(图5.2)是一个小小的橡胶杯子,直径大约5~9厘米,边缘有一个使其变硬的弹性金属圈。市场上不同样式的阴道隔膜的差异主要在于其边缘的弹性成分不同。有些阴道隔膜还配有特殊的安装器械。

阴道隔膜安放在阴道顶端,覆盖宫颈口,通过阻止精子进入子宫以及将杀精乳剂或胶剂固定在宫颈口来阻止妊娠。在口服避孕药出现以前,阴道隔膜是主要的避孕措施。时至今日,对某些女性而言,它仍然是非常适宜的避孕手段。

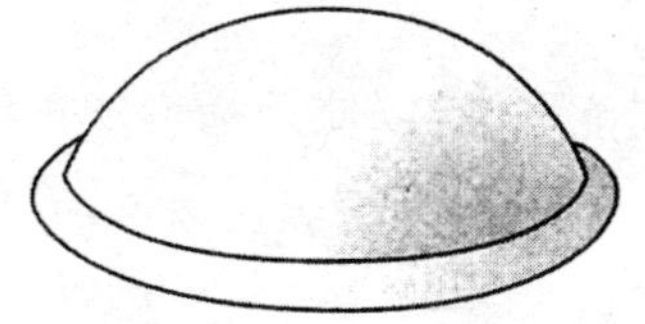

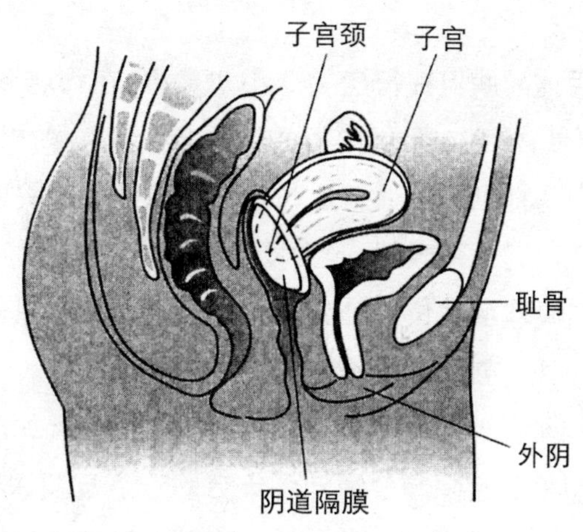

图 5.2 阴道隔膜

如正确使用，阴道隔膜能完全盖住宫颈。

◎→如何使用阴道隔膜?

阴道隔膜有不同的型号，因此妇科医生必须为你测量宫颈口的尺寸，以方便你去药店购买合适的型号。如果你的体重改变大于 9 千克或者你经历了妊娠过程，那么你需要重新测量。阴道隔膜也可以在月经期使用(它能够收纳经血)。

放入前，请确认阴道隔膜无裂口、未撕破、无小孔。如果存在上述缺陷，请改用其他避孕方式，直到购买新的阴道隔膜。

将阴道隔膜放置合适需要练习，但是大部分女性都可以轻松学会。挤入一茶匙杀精乳剂或胶剂至阴道隔膜的圆顶上，并且在阴道隔膜边缘的内侧及周围也涂上。捏住阴道隔膜的边将其推进阴道内，确保阴道隔膜盖住了宫颈口。当你松开捏住的边时，阴道隔膜会自动弹开。采取下述体位容易将阴道隔膜放置到位：仰卧位屈膝、坐在马桶上或蹲着。阴道隔膜放置到位后，就可以很舒适地贴着宫颈口，前缘贴近耻骨。放置正确的阴道隔膜不会掉落。一旦放置到位，无论是你还是你的配偶，都不会感觉到阴

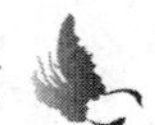

道隔膜的存在。如果滑脱或感到不适，请找妇科医生检查并重新测量一下你的宫颈口尺寸。

阴道隔膜可在行房前 2 小时放好，在行房 6 小时后才能取出，以便杀精剂发挥作用。但是，放置在阴道内不要超过 24 小时。如果行房超过一次，阴道隔膜可以不动，但需使用杀精剂。应该用推药器将杀精剂推入阴道深处。

取出阴道隔膜时，以食指伸入阴道，钩住阴道隔膜的前缘，慢慢拉出。采用适于放入阴道隔膜的体位，取出也容易。取出后，将阴道隔膜用温水或肥皂水洗净，放置在安全洁净处。暴露在阳光下会缩短其使用寿命。

有些女性，尤其是存在解剖异常的女性，如严重子宫脱垂者（常常是反复生育的后果），想将阴道隔膜放置到位十分困难。反复尿路感染的女性也最好选择其他避孕措施，因为阴道隔膜的前缘可压迫尿道，导致膀胱不易排空。

◎→忘记取出阴道隔膜怎么办?

尽管你不应把阴道隔膜放置在阴道内超过 24 小时，但如果确实这么做了，也不会有什么可怕的事情发生。目前还没有阴道隔膜放置过久引发中毒性休克的报道。只是等你取出阴道隔膜时可能会闻到难闻的气味。

◎→阴道隔膜的避孕效果如何?

如果能正确地与杀精剂一起使用，阴道隔膜的避孕失败率约为 4%。在实际使用中（包括有些女性使用方法不正确或没坚持使用），避孕失败率约为 18%。阴道隔膜避孕失败的原因有精子从阴道隔膜边缘的缝隙进入子宫、阴道隔膜移位或放置不当，或者在后来的行房过程中未及时使用杀精剂等。我曾遇到一对夫妇，本身为妇产科医生，却因用阴道隔膜而妊娠，我确信她没有正确放置阴道隔膜。

◎→阴道隔膜避孕的优点和缺点是什么?

优点：正确使用避孕有效率相当高；使用方便；无明显副作用。该方法尽管由女性掌控使用权，但如有配偶配合，则对坚持该避孕方法肯定有帮助。一旦将阴道隔膜放置到位，大部分夫妇都感觉不到它的存在。与杀精剂一起使用还能够降低感染性传播疾病的可能。

缺点：阴道隔膜与杀精剂一起使用显得污秽（有些人讨厌杀精剂的感觉和气味）；每次行房前都必须使用，行房后还需要在一定时间内取出；不能完全防止性传播疾病和阴道感染；易患尿路感染（但使用软边的并选择能盖住子宫颈的最小号阴道隔膜可降低风险）。

在美国，前卫的阴道隔膜价格不菲，大约 25 美元一个。如果你在每年例行的常规检查中知道自己的宫颈尺寸，就不必额外预约医生为你测量了。100 克一支的杀精剂价格在 7~10 美元左右，大约可用 12 次。

◎→阴道隔膜适合你吗?

> 玛丽 26 岁，已婚，有一个孩子。她妊娠时下肢出现出血点，所以不适合服用避孕药。她计划在一年后再生育一个宝宝，但即使很快就怀孕，她也不介意。

阴道隔膜可能是玛丽合适的选择。她和丈夫对阴道隔膜避孕的有效率很满意，对每次行房前都要使用也不介意。

> 佳丽的男朋友在离她数百公里外的城市工作。口服避孕药使佳丽感到恶心想吐。她和男友仅偶尔见面，所以如果愿意忍受其不便，阴道隔膜与杀精剂联合使用应当是佳丽可接受的选择。

宫颈帽

宫颈帽（图 5.3）是一个类似阴道隔膜的橡胶片，但直径只有 2.5 厘米，靠负压吸住宫颈，而不是靠包绕宫颈固定到位。宫颈帽盖住宫颈时，将精子进入子宫的通道阻断

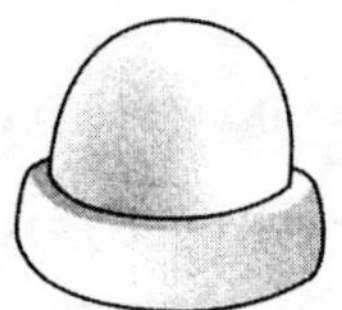

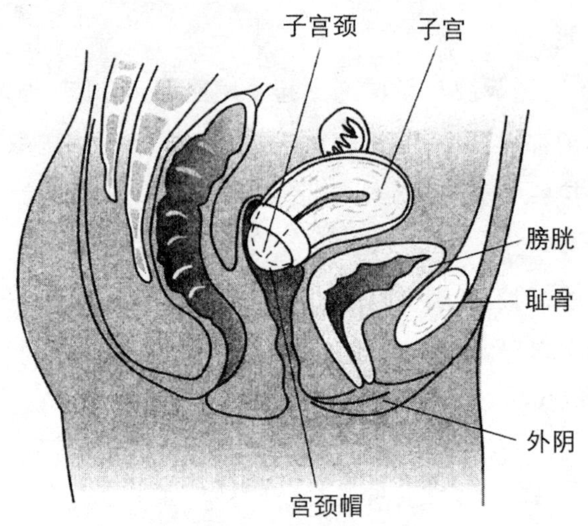

图 5.3　宫颈帽

宫颈帽放置到位,贴紧宫颈。

了,但并不将阴道完全阻断。因为宫颈帽使用的杀精剂量较少,因此其避孕有效性不如阴道隔膜,但它使用更方便。使用宫颈帽的人不如使用阴道隔膜的人多。

◎→如何使用宫颈帽?

宫颈帽有不同型号,因此必须请医生测量你的宫颈尺寸。某些女性,尤其是曾经生育过多个子女的女性,因为宫颈的大小形状已经改变,所以可能无法使用宫颈帽。

你可在行房前 24 小时就在宫颈帽内放入约 1/3 的杀精剂,然后将宫颈帽放入阴道(直接覆盖宫颈,靠吸力贴近宫颈)。你不必在宫颈帽外使用杀精剂。宫颈帽放入后可行房多次。

宫颈帽应在行房 6 小时后再取出,使杀精剂发挥作用。一些生产厂家认为可将宫颈帽放置阴道内达 1 周之久。宫颈帽放置过久可产生异味,最好隔天取出更换,因为宫颈分泌物可破坏密封状态,使宫颈帽移位。

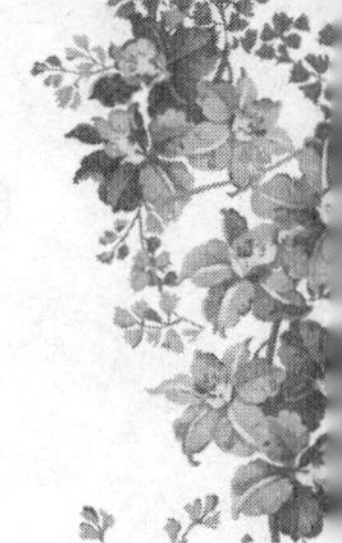

◎→宫颈帽避孕的可靠性如何?

一些研究显示,使用宫颈帽避孕失败率约为 6%,实际使用失败率在 18%左右。但就我的患者应用情况来看,上述数字过于乐观。我估计避孕的有效率低于 92%。

◎→宫颈帽的优点和缺点是什么?

宫颈帽与阴道隔膜有相同的优点,此外它还可放置更长时间,而且比阴道隔膜干净,即使行房多次也不需要额外使用杀精剂。

缺点是不能预防性传播疾病,不如其他屏障避孕方法有效。宫颈帽无明显副作用,偶尔有女性发生尿路感染,但感染率比阴道隔膜要小得多,因为宫颈帽很少压迫尿道。

同阴道隔膜一样,宫颈帽最初的花销相当高。在美国,宫颈帽大约 30 多美元一个,你还得为宫颈测量付费。因为宫颈帽需要更长时间才能放置到位,所以医生可能要为此特别安排一次检查,而不是在你每年的例行检查中就能完成的。

避孕海绵

避孕海绵是浸满了杀精药物的小小的圆形海绵,可放入阴道,覆盖宫颈口。美国在 1995 年将其从市场撤出,但加拿大仍然有该产品在销售。

激素类避孕药物

口服避孕药是欧美市场上最主要的激素类避孕药,其他形式的激素避孕药有注射用避孕针、激素埋植剂和事后避孕药等。所有激素类避孕药的避孕都是可逆的,停药后就可以妊娠,只是激素埋植剂及避孕针的作用在取出后仍然会持续数月到数年。上述避孕方法中的激素可产生一定的副作用,副作用通常与月经周期有关(比如出血、恶心、乳房胀痛、痤疮、头痛、体重增加和情绪变化等)。所有口服避孕药长期使用的安全性都已经被证实。在开始使用这些方法之前,应当先做一次体检,你以前如果有过某些医学问题(如血栓),一定要告诉医生。

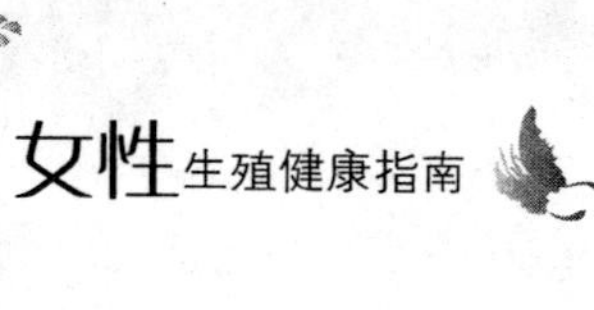

口服避孕药

口服避孕药是当今最流行的可逆性避孕方式，大约30%的美国妇女正在使用此方法避孕。口服避孕药于20世纪50年代发明，到了20世纪60年代已经广受欢迎，因为它具有安全和廉价的优点。史上第一次，妇女们有了有效的避孕方式，使她们在进行性行为的时候不必担心有怀孕的风险。有人担心有了这样方便可靠的避孕方法后，妇女会陷入性乱的怪圈。事实证明，避孕药确实改变了当今人们性行为的模式。

初期的避孕药含有大量雌激素，大约每片含100微克。虽然高剂量雌激素经常引起腹胀、乳房胀痛及抑郁，但仍然有很多妇女使用它。20世纪70年代，发现避孕药与妇女静脉血栓、心脏病、卒中的风险增加密切相关，特别是对于35岁以上吸烟的女性，风险更高。这些年来，避孕药中雌激素的含量在逐渐下降，从100微克减少到80微克，再到50微克。现在的一些避孕药，只含20微克的雌激素。

现在基本上有两种口服避孕药，一种是复方避孕药，含有合成雌激素和合成孕酮；另一种是只含孕酮的迷你避孕药丸。

复方避孕药通过阻断排卵发挥作用。在正常的月经周期，雌激素和孕激素水平的升高和下降引发排卵，子宫内膜增厚利于受精卵着床，宫颈黏液改变使得精子更容易通过宫颈。在怀孕期间，雌激素和孕激素都会大量分泌。避孕药人为地提高了雌、孕激素的水平，使女性的身体误以为已经怀孕了。持续高水平的雌激素将阻断排卵；而持续高水平的孕酮抑制了子宫内膜增厚，不利于受精卵着床，同时使精子不易通过宫颈黏膜屏障。

现在使用的大多是复方避孕药，内含的激素都有几种不同的化学结构，以不同的含量合成药片，适应不同月经周期的需要。举两个例子：Ortho-Novum1/35含1毫克孕酮和35毫克雌激素；Ortho-Novum7/7/7，在月经周期的第一个7天服用的药片每片含有0.5毫克孕酮，第二个7天服用的药片每片含有0.75毫克孕酮，第三个7天服用的药片每片含有1毫克孕酮。

每个品牌的复方避孕药都含有不同种类和数量的雌激素，其中最常用的雌激素是乙炔雌二醇。初期的药片含有的雌激素是炔雌醚，它现在还被某些品牌应用。孕激素的含量也因品牌而异。早期应用的是炔诺酮和18-甲基炔诺酮。第二代和第三代孕激素包括左炔诺孕酮、去氧孕烯、诺孕脂及孕二烯酮等。它们有不同的化学结构，而第二代和第三代的副作用较少。大多数妇女服用不同品牌的避孕药没什么不同的反应，只有个别女性有不同反应。你可能需要尝试不同的药片以找到适合你的。

从20年前开始，研究人员就已经在寻找最适合的孕激素含量。如果孕激素含量太少，妇女可能会发生不规律阴道流血；太多，副作用会出现。

单相型口服避孕药在整个月经周期中使用同一剂量的雌、孕激素。双相型口服避孕药则有两种不同剂量的雌、孕激素成分，三相型口服避孕药就有三种剂量。不断改变的雌、孕激素的比例更切合月经周期的需要。某些妇女觉得三相型副作用较少，但暂时还没有明确的研究验证。

只含孕激素的制剂（迷你避孕药）并不阻断排卵，这跟复方制剂是不同的。某些不能耐受雌激素的妇女可以使用此种药片。它可以抑制子宫内膜的增厚，保持宫颈黏液对精子的屏障作用，还可能延缓卵子在输卵管内的移动。

◎→复方避孕药的可靠性如何?

理论上讲，坚持有规律地、科学地服用复方避孕药，避孕成功率是99%，实际的使用成功率也很高，大约为97%。迷你避孕药的理论有效率是98%，实际有效率是96%。有人认为高剂量雌激素可以保证避孕成功，但我有一位患者服用高剂量雌激素避孕药确实意外怀孕了，这表明以上说法有待商榷。

◎→在服用避孕药之前需要做哪些检查?

医生会要求你进行以下体检：盆腔检查、宫颈涂片检查、乳房检查。医护人员会测量你的血压，询问你有无血栓病、心脏病、卒中、乳腺癌及糖尿病等。你会被告知口服避孕药并不能预防性传播疾病。你需要在开始服用避孕药后几个月内到医院检查你血压的变化和有无药物副作用发生。

◎→服用其他药物会影响避孕药的效果吗?

你必须告知医生你还服用了其他何种药物。多数药物并不影响避孕药的作用,甚至连服一周抗生素都不会造成影响,但你仍然需要跟医生确认一下(有药厂警告氨苄青霉素、四环素会降低避孕药的避孕有效率)。治疗结核的利福平会与避孕药相互作用,如果你正在服用,那么你需要告知妇产科医生。如果你在服用治疗癫痫的苯妥英钠、苯巴比妥,那么你可能需要服用较高剂量的避孕药。

虽然没有太多的科学证据支持,但是我们仍然可以推测,大多数草药应该不会影响避孕药的药效。近年来,有人提出某些植物会降低避孕药的药效,你不妨向医生咨询一下。

◎→何种情况下不能服避孕药?

如果你年龄大于35岁并有吸烟习惯的话,那么你口服避孕药引起心脏病及脑卒中的风险会升高。就患心脏病及脑卒中的风险而言,吸烟者比不吸烟者高;吸烟并口服避孕药者比吸烟但不服避孕药者高。多数内科医生都认为,任何年龄的大量吸烟者都不宜使用口服避孕药,而年龄小于35岁的中等量吸烟者使用口服避孕药还是安全的。既然口服避孕药是如此安全有效,那么为了使用它而戒烟还是非常值得的。

如果你有凝血功能异常(如血栓性静脉炎)、乳腺癌、子宫内膜癌、严重肝病、心脏病、脑卒中或高脂血症,那么医生很可能不建议你使用口服避孕药;如果你有镰状细胞贫血,那么你也不宜使用口服避孕药;如果你有偏头疼、高血压或者抑郁症,那么你需要跟医生讨论一下避孕方式。

◎→糖尿病患者可以服避孕药吗?

避孕药含有的孕激素会影响血糖水平,可能对患糖尿病的女性造成不良后果。糖尿病妇女在口服避孕药期间需要调整胰岛素的用量,并需要更严格地监测血糖。糖尿病是心血管疾病的高危因素,而孕激素的并发症包括高血压与高脂血症。怀孕会严重影响糖尿病妇女的健康,而口服避孕药是防止意外怀孕最有效的方式之一。

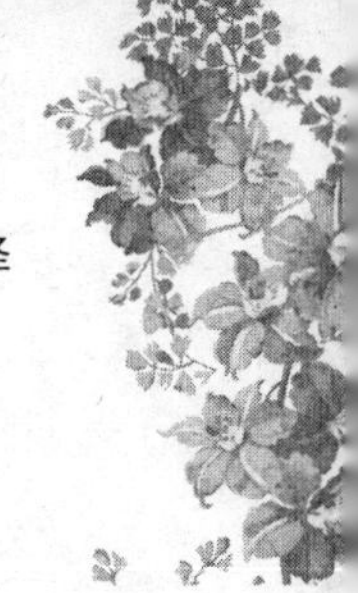

◎→在哺乳期可以服用避孕药吗?

美国儿科学会支持哺乳期间应用避孕药,但你要向儿科医师咨询。哺乳期间服药,可能的副作用是奶水不足。多数儿科医师在哺乳期间使用的是只含孕激素的药片。

◎→可以用避孕药来缓解围绝经期不适症状吗?

避孕药在避孕之余还可有效缓解围绝经期不适,包括潮热、月经不规律、经血过多等。

◎→避孕药如何服用?

你最好在每天同一时间服药,无论早晚都可以。如果避孕药含有的雌激素使你有胃肠道反应,那么可以在晚饭时或者睡觉前服药。

复方避孕药多以 21 片或者 28 片为一个包装单位。在 28 片包装中有 21 片含有激素的药物,7 片安慰剂。你可以一天吃一片,服用一个月经周期。21 片包装的全部都含激素,你一天吃一片,直到吃完,然后等 7 天再开始服用,无论是否在经期当中。两种包装同样都让你 21 天服用激素,7 天不服用。

有的品牌设计的是在月经期第一天开始服药,另一些则在月经期开始的第一个星期天开始服药。具体的日期并不重要,只要跟你月经期日子相近即可。

只含孕激素的药片需要一个月里每天都服用,月经期也不间断。

◎→未服避孕药的那一周也能避孕吗?

是的,因为你服用的 21 片药已经阻止了卵巢在这个月的排卵过程。但是,如果你在这一周之后又忘记了服药,那么你的卵巢就会恢复正常的周期而准备排卵了。

◎→普通避孕药安全吗?

法律规定,普通避孕药中的成分必须和品牌药中的一样。普通避孕药每片的成分含量可能会有一定的差别。比如,妊马雌酮(倍美力),一种用于绝经后妇女激素替代治疗的雌激素,它首先是由惠氏制药公司销售的。它每片药中成分含量的差别不会超过

3%，这也是该公司引以为荣的地方。有的避孕药每片中雌激素的含量理论上是相同的，但总的含量却有10%左右的差距，总体上约有20%的不同。但这样的差异并不会影响药物的有效性。

◎→使用避孕药的第一个月就能有效避孕吗?

尽管在月经周期的第一天服药，药物就可能起效，但是在养成每日服药的习惯之前，你还是很容易漏掉一两次的。因此，建议服药的第一个月仍采用以往的避孕方法。

◎→16岁以下或35岁以上也能服避孕药吗?

青少年应该等到发育停止后或是在月经初潮6个月后再开始服药。过去曾有过严格的规定，35岁以上就不能再口服避孕药了，不论她是否吸烟。但现在很多妇产科医生都摒弃了这种观点，开始允许(甚至鼓励)中老年妇女应用避孕药，当然前提是她们不吸烟，没有心血管或肝脏疾病史。

◎→避孕药可以应用多久?

只要你没有特殊不适，你就可以一直应用这些药。就我自身而言，我已经应用口服避孕药25年了，因为我愿意知道自己什么时候该来月经，而且不喜欢痛经。我想如果没有特殊情况，我会一直用到绝经的。

◎→避孕药会影响健康吗?

医生及一些学者已经对这个问题进行了系统的研究。尽管20世纪70年代早期，一些女权主义者谴责研究者们用女性身体做“活体试验”来验证避孕药的安全性，但到目前为止，还没有证据表明避孕药物对健康有威胁(只要你不吸烟)。

早些时候，当药片中还含有较大剂量的雌激素时，口服避孕药可能与凝血功能有关，可能会引起卒中、心血管疾病或其他循环系统问题。但现在，避孕药中雌激素的含量已经减少到35微克甚至更少，所以口服避孕药引起这些疾病的风险也大大减小了(吸烟者除外)。

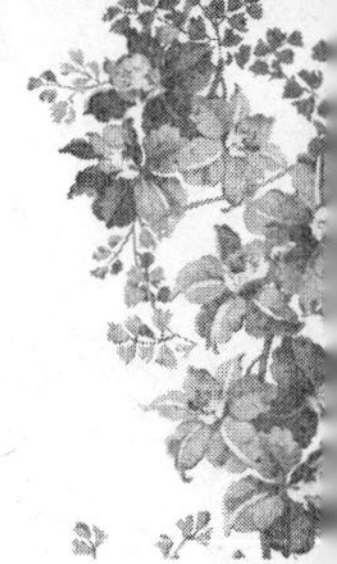

◎→避孕药对远期的健康来说有何益处?

除了可以避免意外怀孕和相关问题外,口服避孕药在一定程度上还可以减少盆腔炎的发生几率(盆腔炎会导致严重的腹痛或不孕),减少月经量,避免痛经,预防卵巢癌、宫颈癌和子宫内膜异位症。通常情况下,避孕药还可以用来缓解月经前的紧张。

此外,从电子显微镜下拍到的照片中我们还发现,有些细菌是通过黏附在精子上从而进入女性生殖系统的。现在有报道指出,口服避孕药可以通过使宫颈产生黏液屏障而阻止精子及其附带的细菌进入子宫内。细菌的这种黏附功能也很好地解释了为什么经期的女性更易患盆腔炎:黏膜本身的屏障功能被破坏了,无法阻挡细菌,细菌进行复制,穿过宫颈,进入子宫及周围组织。

尽管口服避孕药可以阻止精液及其所携带的细菌到达上生殖道,如输卵管,但它并不能阻止淋病、衣原体感染及其他性传播疾病的侵袭。感染后,这些细菌就会定植在阴道或宫颈处。局部的感染还比较容易清除,若细菌已经在盆腔内繁殖,那么清除它们就不那么容易了。所以说,口服避孕药并不能取代防止这些疾病传染的其他措施。

◎→避孕药会增加宫颈癌或乳腺癌的风险吗?

到目前为止,还没有足够的证据表明口服避孕药会增加乳腺癌的发病风险。即使在 20 世纪 60 年代,那些口服大剂量避孕药的妇女也没有证实这一点。早期的一些研究并没有把口服避孕药和宫颈癌联系起来,但仍有一些研究在进行。首先,应用安全套会降低宫颈癌的发病率,但在服用避孕药的妇女中,很少有人再去使用安全套了;其次,比起那些未避孕的女性来说,口服避孕药的人往往会过早地开始性生活且往往会有多个性伴侣(这两点将会大大增加患宫颈癌的风险)。近期的一些研究表明,除上述因素外,并不能说明口服避孕药会增加患宫颈癌的风险。

◎→避孕药会导致高血压吗?

大约有 5%原来没有高血压的女性会在服药后数月血压升高,但近期的研究表明,避孕药并不影响血压。即便如此,这也是口服避孕药的女性定期体检的理由。如果你在服药后血压真的升高了,那么你最好选择其他方式避孕。

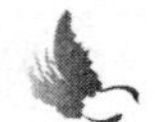

避孕药的利弊

避孕药与血栓性静脉炎：如果你不吸烟，也没有血栓史，那么服避孕药后发生血栓的几率极小。

避孕药和胆囊疾病：避孕药会在极低程度上增加胆囊疾病的发生率。

避孕药与乳腺癌：少数研究表明，开始服避孕药年龄小于 15 岁并且应用药物达 30 年以上，会略微增加乳腺癌的风险。

避孕药与卵巢癌： 服用避孕药的女性发生卵巢癌的风险较不用避孕药者低 50%。

避孕药与子宫内膜癌： 服用避孕药的女性发生子宫内膜癌的风险较不用避孕药者低 30%。

避孕药与良性乳腺囊肿：目前证实，口服避孕药对此有预防作用。

避孕药与痛经及经血过多：口服避孕药会减轻痛经，减少经血量。

◎→避孕药有哪些副作用?

恶心、呕吐是最常见的副作用，其次是体重增加。除非你改变饮食和运动习惯，否则口服避孕药并不会使你的体重增加 7 千克以上。一些开始服药的人体重可能会增加一两千克，这和那些用激素替代治疗的人一样。如果你在口服避孕药后开始发胖，那么你可以尝试另一种不同品牌、不同成分的避孕药。现在有一种名叫 Yasmin 的避孕药中含有一种类似利尿剂的成分，对体重增加的女性来说，它可以减少水潴留。其他的副作用还包括乳房触痛、皮肤过敏(如皮疹)、湿疹及面部黄褐斑等。

◎→避孕药会降低性欲吗?

有些女性认为口服避孕药会降低性欲，有些人说没有影响，还有些人说没有了怀孕的担心，反而使性欲增强。如果减退性欲成了个问题，你可以选用那些含有甲基炔诺酮或左旋甲基炔诺酮的避孕药，这些药中有部分雄激素，也许会增强性欲(表 5.1)。

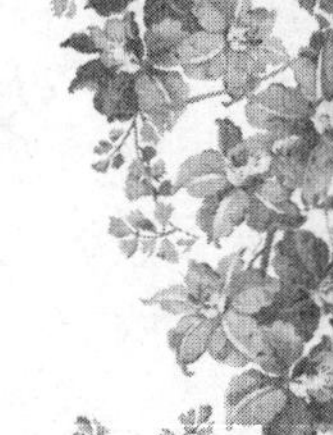

表 5.1 口服避孕药与性欲的改变

含有较多雄激素的避孕药（可能增加性欲）	含有较少雄激素的避孕药（可能降低性欲）
Levlen（左炔诺孕酮）	Desogen（去氧孕烯）
Lo Ovral（炔诺孕酮）	Ortho-Cept（去氧孕烯）
Nordette（左炔诺孕酮）	Ortho-Cyclen（诺孕酯）
Ovral（炔诺孕酮）	Ortho Tri-Cyclen（诺孕酯）
	Yasmin（屈螺酮）

◎→避孕药会引起偏头痛吗？

如果你在经期有偏头痛，那么口服避孕药后头痛也许会更加频繁或更加剧烈。即使原来没有头痛，服药后也可能出现头痛。如果你发生了偏头痛，那么请尝试其他品牌的避孕药或不同成分的避孕药。有一些偏头痛患者不能忍受任何一种避孕药。

◎→避孕药会引起痤疮吗？

一些女性发现，口服避孕药尤其是那些含较多孕激素的药会引起丘疹，而另一些女性则发现用药后皮肤变得更细腻。一定量的孕激素对皮肤是有好处的。

◎→避孕药是如何影响月经周期的？

服用避孕药的女性经量一般会减少，痛经也会减轻。复方避孕药的服用使得月经来潮可以预测。那些服用只含孕激素避孕药的女性则月经周期会变得不规律，有的人出血时间不确定，而有的人则根本就没有月经了。出血量也会变化，有的出血较多。

◎→如果忘记服避孕药该怎么办？

如果你忘服一粒药，那么可以在第二天服两粒药来补救，这么做仍然可以达到避孕的目的；但如果你连着两天都忘记服药了，那么你就应该用备用药或其他避孕措施了。

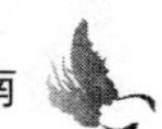

◎→在服避孕药期间，如果出现经间期出血，是否意味着药物失效？

在口服避孕药期间，非经期的出血是很常见的，即便发生了，药物也还在发挥着作用。如果你每天服用避孕药的时间不同（比如一片在早上，另一片在第二天晚上），那么就有可能发生经间期出血。如果你每天都在同一时间服药但仍然还有出血，那么就需要去看医生了。换另一种品牌的药也许可以解决这些问题，但有些女性仍然为此事而苦恼，那么她们只能换其他避孕方式了。

◎→避孕药停用后妊娠会有困难吗？

尽管有些科学研究提示，停用避孕药数月后卵巢才会恢复排卵，尤其是对于年长的女性，但是其他研究并未得到上述结果。因为能防止盆腔炎和子宫内膜炎，所以避孕药还有可能增加受孕的机会。

我经常告诫患者，停服避孕药后要立即使用其他避孕方式，除非她们打算立即受孕。我在生育第一个孩子前服用避孕药达 15 年之久。停用避孕药 4 个月后，我受孕成功。

◎→停服避孕药后月经周期能立即恢复吗？

有些女性会在停药 2~3 个月后恢复排卵和月经，有些女性则能在停药后立即恢复。有些女性无论是否服用避孕药，其月经都会自然停止，因此她们的闭经很难区分是药物的作用，还是其他因素所致。

医生一般建议停用避孕药 3 个月后再开始受孕。一些研究表明，停用避孕药的最初一两个月受孕会使多胎妊娠的发生率增加。

◎→避孕药能通过抑制排卵而保留卵泡以备后来使用吗？

卵巢在胚胎期就已经形成，卵泡也是在胚胎期就已形成了的。此后，女性胚胎期卵巢内大约有 100 万个不成熟的卵泡，出生时，大约有 40 万个卵泡，只有一部分卵泡能发育成熟（大约 400 个）。由于口服避孕药的使用抑制了卵巢排卵，因此服药的人与不服药的人这个过程略有不同。

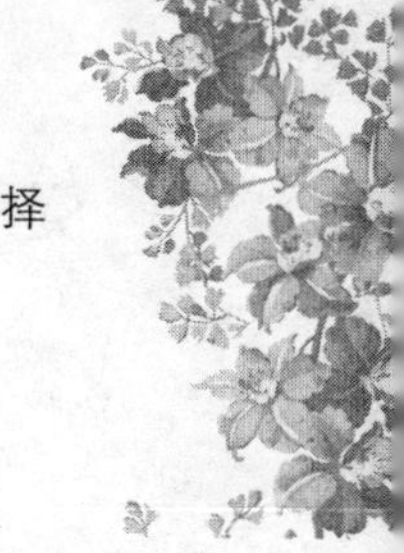

甲羟孕酮避孕针

甲羟孕酮避孕针(Depo-provera)是一种可逆的长效避孕针,注射在上臂或臀部肌肉内,缓慢向机体释放药物长达3个月之久。其内含有的甲羟孕酮为一种合成孕酮,与月经周期的后半期产生的孕酮结构相似。甲羟孕酮避孕针可阻止卵巢内的卵泡成熟,从而抑制排卵。它还使子宫内膜变薄(不利于受精卵着床),并且使宫颈黏液变黏稠(不利于精子穿过)。

◎→甲羟孕酮避孕针的有效性如何?

甲羟孕酮避孕针的有效率在99%以上,理论上和按要求注射后的实际有效率都是如此。它非常容易坚持,只要记住一年注射4次就可以了。

◎→哪些情况下不可以使用甲羟孕酮避孕针?

如果打算以后还要孩子,即使在遥远的将来,也不要使用甲羟孕酮避孕针。如果存在不规则的阴道出血、乳腺X线检查异常、卒中、皮下出血或肝脏疾病等,请告诉医生。还应注意家族性或个人存在的肾脏疾病、高血压、偏头痛、哮喘、糖尿病、癫痫或抑郁症等情况。

哺乳期的产妇可以使用甲羟孕酮避孕针。甲羟孕酮确实会出现在乳汁中,但不影响其剂量或避孕质量。长期观察被哺乳的孩子至青春发育期,并未发现使用后对孩子生长发育造成不利影响。实际上,有时第一针甲羟孕酮避孕针是分娩后在医院内注射的。

◎→何时注射第一针甲羟孕酮避孕针?

应该在规律的月经开始后的5天内注射第一针,以确保此时你没有怀孕。在你注射第一针前,医生应对你进行全面的体格检查,查找你是否存在不适合使用甲羟孕酮避孕针的情况。大部分女性认为注射甲羟孕酮避孕针无明显痛苦,仅注射部位局部会有持续一天左右的酸痛感觉。

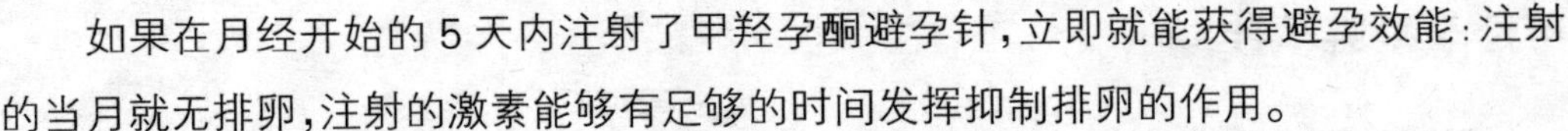

如果在月经开始的5天内注射了甲羟孕酮避孕针，立即就能获得避孕效能：注射的当月就无排卵，注射的激素能够有足够的时间发挥抑制排卵的作用。

◎→如果忘记或不能按期注射怎么办？

如果你预定的时间不方便的话，比预计时间提前一周仍然是安全有效的。但如果你两次注射的间隔时间超过3个月，你就必须使用其他可靠的避孕方法（安全套或杀精剂），直到你注射了避孕针为止。在注射当前的避孕针时，你就要确定下次的注射日期并标在日历上。

◎→甲羟孕酮避孕针能预防性传播疾病吗？

有一定作用，因为它含有孕酮。甲羟孕酮避孕针能预防盆腔感染性疾病，即预防疾病向子宫及卵巢传播，但是它对阴道感染无防护作用。使用甲羟孕酮避孕针期间，你仍然可能会被感染艾滋病、衣原体感染、淋病或其他性传播疾病。

◎→甲羟孕酮避孕针会增加乳腺癌和骨质疏松的风险吗？

甲羟孕酮避孕针在世界范围内得到广泛使用已经30余年了，大约900万女性使用过它。25年前它在美国上市，后来因为给比格犬大量注射，发现其乳腺癌发生率增加而被停止使用。选择比格犬为实验动物是因为该品系动物本身易患乳腺癌，但人类长期使用正常剂量的甲羟孕酮避孕针并未发现乳腺癌发生率的变化。世界卫生组织的研究复查了以往的研究文献，认为甲羟孕酮避孕针并未增加患乳腺癌的风险。

因为甲羟孕酮避孕针会抑制机体产生雌激素（雌激素可防止骨质疏松），理论上推测，它可能会增加骨质疏松症的风险。骨质疏松症是指因为各种原因导致骨钙丢失，使骨骼脆弱稀松的状况。一项研究发现，使用甲羟孕酮避孕针达5年以上的妇女，骨密度确实有下降的趋势。其他研究表明，甲羟孕酮避孕针引起的骨量丢失仅仅见于吸烟女性，而吸烟本身就会使女性发生骨质疏松症的风险增高。存在骨质疏松多种危险因素的女性（瘦长体型，白皙肤色，钙摄入量低及缺乏负重练习）在使用甲羟孕酮避孕针前应当咨询医生。

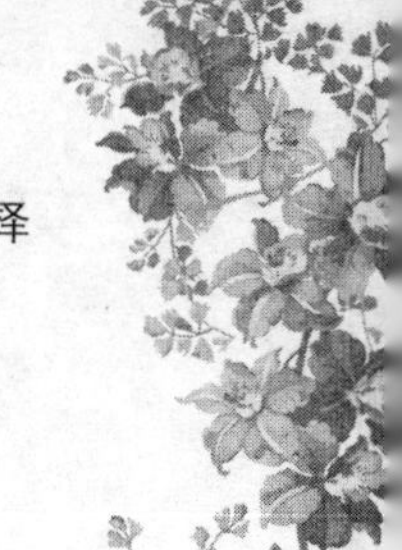

◎→甲羟孕酮避孕针对月经周期有何影响?

大部分女性使用甲羟孕酮避孕针后,月经周期会有变化,因为甲羟孕酮避孕针能抑制排卵,影响月经周期的形成以及子宫内膜的变化。这些破坏作用可引起经间期出血,但通常只是点滴状出血或少量出血。它还可能导致无月经或月经虽然规律但比平常量少。使用甲羟孕酮避孕针时间越长,不规则出血及月经就越少。使用一年后,57%的女性闭经;两年后,这个数字将达到68%。

不幸的是,有些女性会长期存在不规则阴道出血。有些女性在使用甲羟孕酮避孕针的最初3个月天天出血,这些女性通常因为这些不便与麻烦而停止使用甲羟孕酮避孕针。发生这种情况时应及时告诉医生,以排除其他可能的疾病。

◎→甲羟孕酮避孕针的副作用是什么?

甲羟孕酮避孕针可导致易怒,这会使你本人及周围的人很不愉快。大部分女性没有这种不愉快的反应。实际上,甲羟孕酮避孕针有时也用于治疗经前期综合征,而经前期综合征的表现之一就是易怒。个别女性使用甲羟孕酮避孕针后会出现抑郁症。

甲羟孕酮避孕针的缺点之一是有些女性会出现水肿,导致体重增加。研究表明,使用甲羟孕酮避孕针后体重增加的女性,其第一年大约增加2千克,此后会持续增加。持续使用6年后,体重平均增加7.5千克。上述情况仅见于个别女性,但是确实会使那些不希望体重增加的女性感到难过。

就我个人的医学实践发现,口服避孕药引起的体重增加与甲羟孕酮避孕针引起的体重增加有所不同。口服避孕药引起体重增加是因为她们摄入了过多的食物,即使当她们换掉口服避孕药,体重也难以恢复。

◎→使用甲羟孕酮避孕针会影响以后的生育能力吗?

当最后一针甲羟孕酮避孕针的作用消失后,其对生育能力无任何影响。68%的女性停用甲羟孕酮避孕针后一年内可恢复生育能力;93%的女性停用后一年半内可恢复生育能力。停用后恢复生育能力的早晚与使用甲羟孕酮避孕针的时间长短无关。

◎→甲羟孕酮避孕针的优点和缺点是什么?

优点:方便有效,不必时刻想着它;如果你月经量大,痛经,使用后可能会有所缓解;对经前期综合征有缓解作用;对预防盆腔炎有一定作用;可能会降低子宫内膜癌的风险。

缺点:它是长效作用的,如果你打算怀孕,就必须得等到最后注射这针的效应完全消失才有可能;不能预防性传播疾病;有一些令人不愉快的副作用,包括体重增加。

Lunelle

Lunelle,在拉丁美洲长期广泛使用,2000 年起在美国获准使用。与口服避孕药一样,它含有雌激素与孕激素,每月只需注射一次,应用后仍然有月经来潮,但是不会受孕。该产品几乎 100%有效,没有明显副作用。与甲羟孕酮避孕针需要数月才能将药物作用消除不同,Lunelle 的避孕效果能迅速逆转。

主要缺点是每 4 周就要注射一次。在许多国家,药剂师就可以注射该药,因此你不必到医生那里去注射。Lunelle 上市后,研究者们发现,许多女性宁愿每月注射一次避孕针也不愿每天服用避孕药。

激素埋植剂

Norplant 是一种新型的激素避孕药,由美国人口理事会研发,1990 年上市。该组织为一个研究基金会,主要为发展中国家服务。Norplant 通过抑制排卵和增加宫颈黏液黏稠度来抑制精子与卵子结合,阻止受孕。

Norplant 由 6 个硅胶囊管组成,像细火柴棍,内含左炔诺孕酮,通过一个小手术可以将其埋入上臂的皮下(图 5.4)。左炔诺孕酮是一种人工合成的孕酮。孕酮是月经周期的后半期产生的激素。这种激素埋植剂缓慢释放孕酮,尽管其避孕有效期因个体体重、代谢的影响而异,但是仍然可持续 5 年。5 年后,硅胶囊管仍然在植入部位,你可以取出停止使用,也可以重新埋植新的。Norplant 只释放少量的孕酮,不含雌激素。

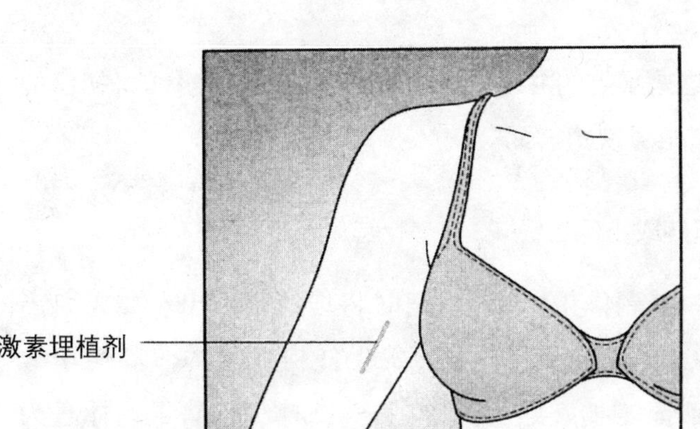

图 5.4 激素埋植剂

激素埋植剂持续释放小剂量的孕激素，可提供长达 3 年的避孕期。

Norplant 作为一项创新，在受到欢迎的同时，也成为备受争议的产品。2002 年，因为其导致不规则出血、偶尔取出困难等副作用，生产者终止了该产品的市场供应。一种新的埋植剂，Implanon 已经研制成功，不久将在美国上市。该产品为一个软的火柴棍大小的塑料棍，埋植后的有效期为 3 年，而不是 5 年。

◎→激素埋植剂是怎样植入的?

内科医生、执业护士或其他经过培训的卫生工作者都可以操作埋植及取出的过程。应当在月经开始前一周内且确认你没有妊娠时植入。

埋植操作可在诊室的操作台上进行，数分钟即可完成。医生先在你的上臂用局部麻醉药麻醉，在皮肤上切开一个小口子，将埋植剂埋入皮下，然后用胶带闭合切口(一般不用缝合)，最后用绷带覆盖。

最初几天，埋植部位感到酸痛不适、水肿或者出现淤伤均为正常反应。如果水肿、淤伤持续存在，请告知医生。一旦酸痛消失，你就不会意识到有埋植剂存在，只是能在局部触摸到一个小肿物。埋植剂会固定在植入部位，不会移动。该物质有弹性，在正常活动中受到碰撞或挤压时不会破裂。

◎→如何取出激素埋植剂?

取出 Norplant 需要的时间通常不超过半个小时，很少会留下疤痕。埋植剂有时会嵌入皮下的疤痕组织。我曾经不得不将一名女性带到手术室为其进行全身麻醉，取出

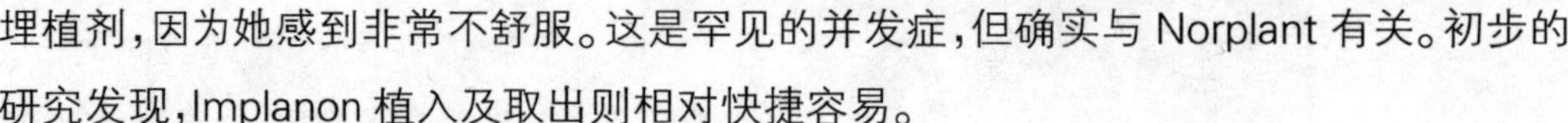

埋植剂，因为她感到非常不舒服。这是罕见的并发症，但确实与 Norplant 有关。初步的研究发现，Implanon 植入及取出则相对快捷容易。

◎→激素埋植剂可以提前或延期取出吗?

植入后如果感到不适，或因为其副作用，你可以随时将埋植剂取出。如果取出时间超过生产者规定的时间数月你也不必担心，不会发生任何危险的。其避孕效果偶尔会随时间的延长而降低，从而增加妊娠的风险。一项研究表明，平均体重为 54 千克的中国女性在植入 Norplant 7 年(不是推荐的 5 年)中的最后半年，妊娠几率为 2.3%。

◎→植入的塑料棒安全吗?

对乳房中硅胶植入物安全性的质疑使得许多女性对所有硅胶植入物的安全性都开始担忧起来。Implanon 棒是由乙酰乙烯乙酸而不是硅胶制成的。但是，如果你既往有过异物植入体内带来的不适病史，那就最好选择其他避孕方式。

◎→使用激素埋植剂后还有月经吗?

许多女性使用 Norplant 后没有月经，而且对此非常满意。然而，同其他许多仅含有孕激素的避孕产品如甲羟孕酮避孕针及某些口服避孕药一样，不同个体对其反应是不同的。部分女性因为阴道出血过多而在植入 6 个月后将其取出。

◎→激素埋植剂有什么副作用?

新的激素埋植剂 Implanon 的副作用与 Norplant、甲羟孕酮避孕针和其他仅含孕激素的避孕药一样，包括月经出血模式的变化、无月经、月经中期点滴状出血或少量出血。应用 Norplant 后，27% 的女性有出血不规则或月经出血时间延长，使用第一年平均出血时间达 100 天。少数女性有头痛、皮肤反应、恶心、食欲改变、体重增加和焦虑易怒等症状。

◎→激素埋植剂取出后对生育能力有影响吗?

激素埋植剂的一个优点就是其避孕作用具有快速可逆性。以使用 Norplant 为例，在取出埋植剂后 2~3 天，生育能力即可恢复。超过 75%的女性在取出埋植剂的第一年即受孕。

◎→何种情况下不能使用激素埋植剂?

存在活动性肝病或静脉炎(静脉内存在血凝块)的人不可使用激素埋植剂。其他应告诉医生的情况包括不规则阴道出血和乳腺癌史。如果可能已经怀孕，则不能植入激素埋植剂。

◎→激素埋植剂的费用如何?

新型激素埋植剂很快就会在美国上市。在美国，Norplant 是避孕产品中最为昂贵的一种，植入全过程需 500~600 美元。许多保险公司并不为避孕付费，因此植入它需自费。如果在整个育龄期均使用，则总费用与口服避孕药相当。

◎→激素埋植剂的避孕可靠性如何?

激素埋植剂是现有避孕方法中最可靠的，其估计有效率和实际使用的有效率均达到 99%。一旦激素植入后，就无需再想它，没有人为失误的可能。它 24 小时有效，因此你可以在一天的任何时间进行性生活而无需再服用口服避孕药。

对于 Norplant，从统计学的角度来说，使用第一年避孕失败的比例为 1/500。随着植入的时间延长，避孕失败率将轻微升高，到植入的第 5 年，失败比例可达 2/500，超重女性比瘦长女性避孕失败率高。

◎→激素埋植剂适合你吗?

因为埋植剂的作用时间很长，所以它最适合不再有生育要求，或在数年内无生育要求的女性。它也适合想选择可逆性避孕手段，但不愿意或不适合使用宫内节育器的

女性。也有一些人因其他原因而选择这种避孕方法。

> 尼科尔,是我的一名中年患者,她有一个十几岁的女儿,名叫安吉拉。这个孩子经常离家在外,性生活混乱。安吉拉看过治疗师,接受过心理治疗和其他支持治疗,但是仍然继续她危险的行为方式。尼科尔担心女儿会怀孕或染上性病。当她最终意识到无法改变女儿的行为方式后,便督促安吉拉使用 Norplant。安吉拉同意使用。虽然Norplant 不能预防性病,但是至少可以防止意外怀孕。

非屏障避孕方法

宫内节育器

宫内节育器是一个放置在子宫内的物体,能够阻止妊娠。它必须由相关的医护人员放置。一旦置入,就可放置数月到数年之久。尽管宫内节育器的发展历史充满了曲折,但是它仍然是许多女性采用的一种安全可行的避孕方法。

Dalkon Shield(1970~1974 年在美国市场中销售),外观像一个甲虫,一端有一个"眼睛",每一侧有一条"腿",还有一个由细丝拧成的"尾巴"。它共有两个型号,大号供生育过的女性使用,小号供未生育过的女性使用。Dalkon Shield 迅速成为销售榜中名列第一的品牌。上市的第一年,它占有宫内节育器市场 2/3 的份额;到 1974 年,销售达到 280 万个。

在这四年里,有 12 名女性带器妊娠,因处理不当导致感染而死亡。其中有 10 名使用的是 Dalkon Shield 大号节育器,另两名使用的是其他品牌的节育器。在 1974 年年初,美国食品药品监督管理局建议使用节育器妊娠者,应立即取出节育器。几个月后,生产者停止所有 Dalkon Shield 宫内节育器的生产。

由于 Dalkon Shield 节育器形状特殊,与其他品牌相比,其放置操作稍显困难,所以其避孕失败率高。也就是说,与其他品牌节育器相比,由于操作困难导致放置不正确,使得更多女性出现带器妊娠的情况。有些女性甚至带着节育器至妊娠中期,导致感染。感染由宫腔蔓延至盆腔,引发流产。这些病例与 Dalkon Shield 本身的缺陷有关。现在我们都知道,使用宫内节育器与盆腔炎有关。实际上,按照美国食品药品监督管理局的要求,对带器意外妊娠者,立即取出节育器,就再也没有因败血症而死亡的问题出现。然而,宫内节育器的声誉却因此一落千丈,因为人们将带器妊娠引发的问题与普通使用者混淆了。

此外,当时的一些研究多显示,使用宫内节育器发生盆腔感染的几率高于其他避孕方法。要确定这些研究结果的正确性,首先请注意,这些研究进行的时间是在 20 世纪 60 年代末期至 70 年代初,正是被称为性解放的时代。当时,淋病感染率明显上升,衣原体感染也传入了美国。

许多妇女受到宫内节育器可长期有效避孕的吸引,放弃了使用阴道隔膜和杀精剂,也放弃了口服避孕药。男性放弃了使用安全套。因此,许多使用宫内节育器的女性因与已经感染性病的男性有性行为而感染上了性病,并且疾病向上蔓延,最终破坏了她们的生育能力。这些感染并不是宫内节育器本身导致的。

这些研究存在的问题还有,它选择的是使用宫内节育器的女性与使用阴道隔膜、杀精剂、口服避孕药或安全套的女性进行比较,而后面列举到的这些避孕方法本身就具备预防性传播疾病及盆腔炎的作用。应当选择未使用任何避孕措施的女性与使用宫内节育器的女性对比才更合理些。

现在美国市场供应三个品牌的宫内节育器(图 5.5):Pregestasert、Mirena(含有合成孕酮)和 ParaGard(也叫做 T 铜)。其他品牌的宫内节育器在加拿大和欧洲有售。

ParaGard 是一种 T 型的塑料装置,大约 4 厘米长,2.5 厘米宽。T 型的长纵臂有铜丝缠绕;水平的两个臂上各有一个铜套;尾部有一个小球型突起,内有一条聚乙烯线穿过,线的两头向下垂,方便以后取出节育器。ParaGard 在子宫内可放置 10 年位置不变,节育器内充满了硫酸钡,可在 X 线下显像。

Progestasert 和 Mirena 也是一样大小的 T 型塑料装置,但是有两个尾丝,方便取出。它们的 T 型纵臂末端还储存有孕酮。都含有硫酸钡,以便在 X 线下显影。Mirena 能够在体内放置 5 年;旧型的 Progestasert 能放置 1 年,此后其内的孕酮即释放完毕。

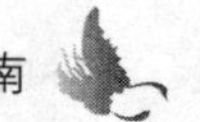

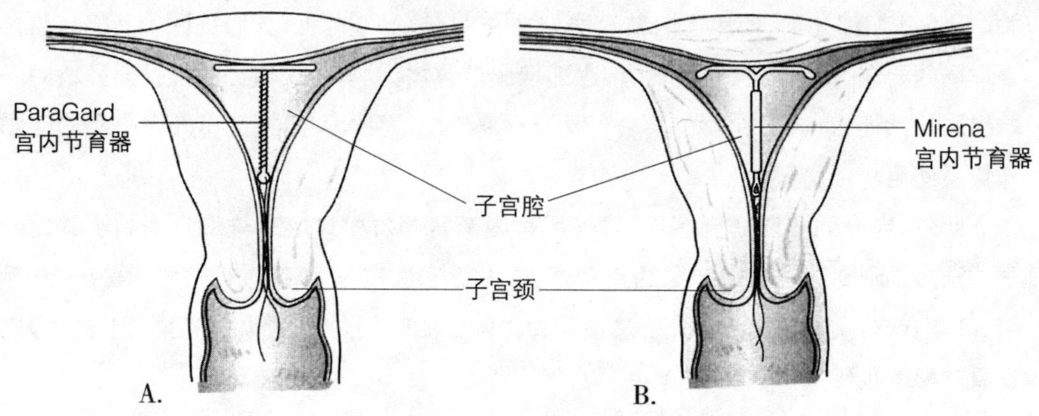

图 5.5 宫内节育器

A:ParaGard 是一个被铜丝缠绕的装置。

B:Mirena 有一个贮药装置,内有孕酮。

在精子与卵子接触前,这些装置通过抑制精子活力或杀死精子而发挥效力。

◎→宫内节育器是如何阻止受孕的?

以前谁也不知道宫内节育器是如何发挥作用的。研究者最先推测,使用宫内节育器,是因为子宫内的异物使得受精卵无法在子宫内膜着床,可能是宫内的炎症反应导致的。另有学说提出,宫内节育器可使卵子经过输卵管的时间缩短,降低其受孕的几率。如果宫内节育器只是抑制受精卵在子宫内着床,那么在节育器使用者的输卵管内应当能够找到受精卵,但实际上,常常发现的是,子宫内存在的精子已经无活力。

现在一致认为,精子在遇到卵子之前就已经丧失活性。研究者确信,Progestasert 和 Mirena 这两种品牌的节育器中所含的孕酮改变了宫颈黏液的性质,因此精子不能上游与卵子相遇。同样地,ParaGard 节育器所含的铜也可使精子活力降低。如果宫内节育器是在精子遇到卵子之前就通过杀死精子或抑制精子活力发挥作用, 那么卵子就根本无法受精。

◎→如何放置宫内节育器?

在放置宫内节育器前,你应当全面检查身体,包括盆腔检查(检查是否存在不适合使用宫内节育器的解剖异常)。医生要确认你没有怀孕,询问你是否有性病和盆腔炎病史。医生会给你做宫颈涂片早期癌变筛查,甚至可能检查你是否有淋病和衣原体感染。

然后,医生会使用一根细管经宫颈为你置入节育器。一旦节育器放置到位,T型的纵臂将垂直放入子宫,辅助的细管就会撤出,水平臂弹开。节育器末端的尾丝仍然留在子宫外的阴道里端,此尾丝可协助取出节育器,也能帮助判断节育器位置是否放置正确。

我更喜欢选择月经期放置宫内节育器——首先,因为此时你不可能怀孕;其次,因为此时的宫颈口略微松弛,可减轻放置过程的痛苦。一些医生喜欢选择在月经中期置入,认为月经期置入会增加感染的风险。

放置宫内节育器的过程会较痛苦,尤其是未生育过的妇女。请在就诊前吃一点消炎药。如果患者很紧张或者宫颈很敏感,我会给宫颈用一点普鲁卡因(一种局部麻醉剂)。取出宫内节育器比放置要容易得多,只有极个别人会感到疼痛。

有些女性放置节育器的当天会感到腹部绞痛或后背痛,个别人还会有几天阴道点滴出血,偶尔有女性在放置节育器的过程中晕倒。这些女性存在非常强的迷走神经反射,对宫颈的牵拉产生过度反应。

理论上讲,宫内节育器的避孕有效率在98%~99%之间,是最可靠的避孕方法之一。实际上,避孕失败率在3%左右,大部分失败发生在放置后的第一年。使用7年以上者,失败率为1%。如果你使用宫内节育器避孕失败,请立即去医院取出节育器。

◎→宫内节育器会脱落或在子宫内游走吗?

宫内节育器不会脱落,但是在放置后的最初几个月,偶尔会移动或因为子宫收缩而被排出体外。这种情况有时发生在月经期,个别时候还可能未被察觉。因此,在月经期后,应该有规律地检查一下节育器的尾丝,确保你的节育器还在正确的位置。

要检查节育器，就必须深入阴道顶端，触到宫颈。节育器的尾丝很细，与牙线差不多。它穿入宫颈，不会像卫生棉条的线一样明显。如果你无法感到这根尾丝的存在，请立即去就医，医生可以通过 B 超或 X 线检查来确定节育器的位置。很可能是节育器的尾丝移入宫颈内了，但是有时也可能是节育器的位置移动了。节育器通常会移到子宫的其他位置，偶尔会穿透子宫壁到达腹腔。这种子宫穿孔非常罕见，但是非常危险，而且可能发生在患者无任何感觉的情况下。一旦发生这种情况，就必须经外科手术取出节育器。因此，一定要经常检查节育器的尾丝。

◎→宫内节育器会增加输卵管妊娠的风险吗?

没有证据表明使用宫内节育器，输卵管妊娠几率就会高于其他避孕方法。实际上，曾经使用过含铜宫内节育器的妇女，其输卵管妊娠的风险低于未使用者。然而，如果你带器妊娠，则异位妊娠的风险会大大增加。一旦使用宫内节育器期间停经，或月经推迟后仅有少量出血，请立即给医生打电话，检查你是否怀孕了。

◎→宫内节育器会影响以后的生育能力吗?

无证据表明宫内节育器会影响以后的生育能力，除非出现节育器并发症，如感染或子宫穿孔。然而，宫内节育器通常是给不再要求生育的人使用的。

◎→应用宫内节育器的花销有多大?

在美国，宫内节育器是十分昂贵的，节育器本身的价格就超过 200 美元，还不包括请医生放置及放置 6 周后的随访费用。有些人需要去医院两次才能放置，第一次是去检查有无衣原体感染和淋病，第二次是等检查结果出来以后，做盆腔检查并放置节育器。放置宫内节育器的花销总计在 300 美元以上，但此后不再需要维护费用。计划生育门诊通常会提供一些节育器，价格随市场变动。一年后，如果节育器的位置仍然正常，则其费用与避孕药相当。如果以后仍然正常，则比口服避孕药便宜。在其他国家，宫内节育器只需花费 40 美元左右。

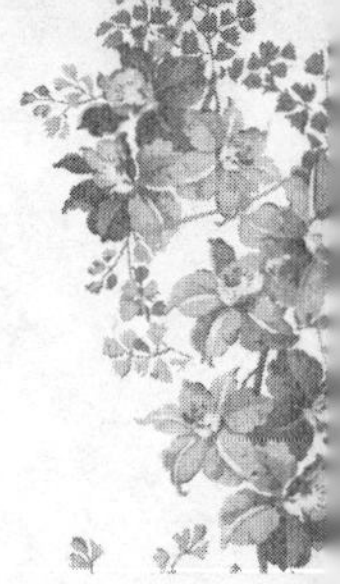

◎→宫内节育器的优点和缺点是什么?

缺点:Progestasert 和 Mirena 两个品牌的节育器有减少月经量的作用,其他品牌的节育器包括 ParaGard 可导致经量增多,经期延长。通常这些症状在使用宫内节育器的第一年最明显,随着时间延长,症状会减轻。应用宫内节育器初始费用高,放置过程不舒服。一些研究还认为,使用宫内节育器的女性,尤其是有多个性伴侣的个体,其患盆腔炎的风险高于使用其他避孕方法者。放置初期,患盆腔炎的风险最高,4 个月后逐渐下降。如果使用宫内节育器后有盆腔炎的症状(如腹痛、性交痛、阴道分泌物异味、感到恶心或呕吐等),请立即给医生打电话。宫内节育器不能预防性传播疾病。

优点:一旦放置到位,节育器将持续有效,你不必再考虑避孕的问题。宫内节育器避孕效果可靠,ParaGard 节育器可持续 8~10 年,Progestasert 节育器可持续 1 年,Mirena 节育器可持续 5 年。

◎→宫内节育器适合你吗?

莫林 37 岁,已有两个孩子,不想再生育了,但是情感上不愿接受绝育手术,也无法戒烟。她与丈夫性生活活跃,双方都不愿使用屏障避孕法。

宫内节育器非常适合莫林。她与丈夫都是单一性伴侣,他们不需要采取性病防护措施。因为吸烟,而且年龄在 35 岁以上,所以莫林不适合使用口服避孕药。

尽管有时也给以后仍然有生育要求的女性使用宫内节育器,但大都是给完成生育使命的女性使用的。它要求夫妻双方必须都是单一性伴侣,因为宫内节育器对艾滋病和其他性传播疾病无任何防护作用。存在多个性伴侣的女性或其配偶有多个性伴侣时,应当使用屏障避孕法。

曾患盆腔炎和异位妊娠的个体不宜使用宫内节育器。不明原因的阴道出血或存在

阴道感染也不宜使用,应等到上述情况治愈后再放置宫内节育器。如果患有白血病或感染了人免疫缺陷病毒等可降低机体免疫力的疾病,或患有风湿性心脏病,建议选择其他避孕方法。对铜过敏者不宜选用含铜的节育器。

如果你是迷走神经反射很强的个体,那么最好不要使用宫内节育器,因为在放置和取出宫内节育器时很容易发生晕倒。一旦宫内节育器放置到位,你就不会再有什么不适了。如果从未生育过,那么放置宫内节育器会很困难,或者干脆无法置入。

事后避孕药

如果因为某种原因避孕失败,或者你根本就没有采取避孕措施,你仍然有机会避孕,你可以选择事后避孕药。它与药物流产不同,药物流产是在妊娠的 6~9 周使用抗孕激素米非司酮。

事后避孕药又叫做紧急避孕药,上市已经 30 多年了。它曾经是一个保守得非常好的秘密。在 20 世纪 60 年代,紧急避孕药是为性侵犯受害者降低受孕风险使用的,即使在 20 世纪 90 年代,1/3 的紧急避孕药也仍然是为性侵犯受害者使用的。

事后避孕药是美国耶鲁大学的两位医生“发现”的,一位是 Gertrude Van Wagenen,动物学者,另一位是 John Morris,是一名以治疗妇科肿瘤而闻名的妇产科医生。Van Wagenen 和 Morris 推论,在受精卵进入子宫前给予大剂量的雌激素可有效阻止受精卵着床。最初,研究者采用的是己烯雌酚。这种合成雌激素最早在 20 世纪 40 年代就曾用于预防妊娠并发症,但是在 20 世纪 60 年代后,发现它与出生缺陷有关,还发现它与母亲妊娠期使用过此药后女婴的生殖系统异常有关。

作为事后避孕,在无防护性行为后,要应使用大剂量的己烯雌酚达 5 天。己烯雌酚的确能够预防怀孕,但同时也会引起恶心、呕吐,使得其使用和推广受到限制。25 年前,研究者发现大剂量的口服避孕药也能够预防妊娠。1974 年,加拿大的 Albert Yuzpe 医生提出,应用口服避孕药来紧急避孕有效且安全。他提出的药物剂量配方现在仍然在使用。

直到最近，紧急避孕才成为口服避孕药“非适应证使用”的使用方法。1998年，美国食品药品监督管理局批准了第一种名为 Preven 的事后避孕药；1999年，Plan B 这种含有左炔诺孕酮的事后避孕药也获准上市。现在有多种同类药品都已上市。

◎→能使用普通避孕药来紧急避孕吗?

如果你未买到事后避孕药，尤其是特殊剂量的事后避孕药，那么也可以使用普通口服避孕药。

> 大约25年前，20多岁的埃娃在读研究生，因遭到性侵犯而来到救助中心。她紧张、害怕，担心自己会怀孕。我们向她解释，服用己烯雌酚可以阻止妊娠，但是药物可引起恶心、呕吐症状，且要持续5天。那时，我们并不知道普通的口服避孕药也可获得同样的避孕效果，而且没有那么严重的恶心反应。因为正在准备学位考试，所以埃娃选择不服用己烯雌酚，而是等待，如果妊娠则采取中止措施。幸运的是，她没有怀孕，而且也顺利通过了学位考试，尽管那时她承受了很大压力。

安全实用而又没有明显副作用的事后避孕药上市太晚，无法帮助埃娃，但是能帮助其他有着和埃娃一样痛苦经历的女性。

事后避孕药并不仅限于次日早晨使用，它对72小时内的无防护性行为均有效。所需雌激素的剂量大约为200微克，分两次服用。因此在性行为后72小时内，你需要服用2片50微克/片的避孕药，如 Ovral；或者4片30微克/片的避孕药，如 Lo/Ovral。12小时后要再服另2片50微克/片的避孕药（或4片30微克/片的避孕药）。

◎→如何知道事后避孕药已经起作用?

服用紧急避孕药大约两周后，月经来潮，同正常时一样。为避孕而服用的药物可能导致经血量较平常略多或腹痛增加。

◎→事后避孕药的效果如何?

事后避孕药的有效性难以估计,因为无人知晓不服用是否真的会怀孕。目前估计的成功率大约为98%。统计表明,在月经周期的第二或第三周发生的无防护性行为,每100人中有8人会妊娠;如果正确使用紧急避孕药,只有2人会妊娠。只要服用正确,一般都很可靠,我确实未遇到服用事后避孕药依然发生妊娠的人。

◎→事后避孕药的副作用有哪些?

估计30%~50%的女性服用如此大剂量的雌激素后都会恶心,就如同20世纪60年代的女性在服用口服避孕药后的反应一样。当时的口服避孕药所含的雌激素量同现在的紧急避孕药的剂量几乎一样。15%~25%的女性有呕吐反应,但如果在服用紧急避孕药前1小时服用抗呕吐药,则可减轻上述不适。呕吐后再服用抗止吐药,也会有一定的作用。

其他可能的副作用包括头痛、乳房胀痛和不规则出血。事后避孕药的作用仅能持续一天,服完第二剂药一天后,其副作用会逐渐减轻。

◎→如果平时不用避孕药,能用避孕药来紧急避孕吗?

如果平常用屏障法避孕,你可以备一包口服避孕药。医生通常会给采用屏障避孕法的女性准备一包避孕药,放在抽屉里以备紧急避孕之用。紧急避孕药可在计划生育门诊或医院购买,也可在药店购买。

◎→如何使用紧急避孕药盒?

药盒中有妊娠检测试纸。说明书指出,应当先做妊娠试验,然后再服用事后避孕药。有些计划生育诊所建议先服用避孕药,然后在两周后测试,确认避孕药是否有效。

◎→如果已经妊娠,但在不知道的情况下服用了事后避孕药怎么办?

这种情况有时发生在遭到性侵犯后。假设一名已经怀孕的女性,一周后遭到陌生

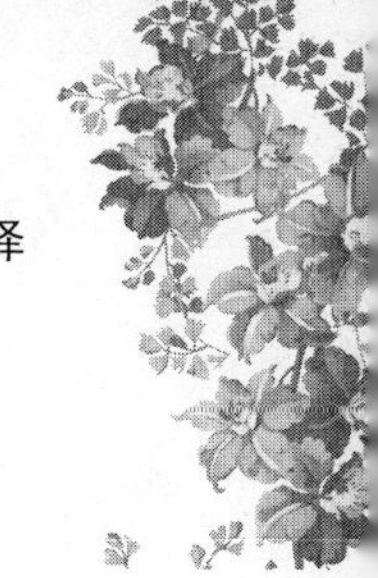

人的性侵犯,服用事后避孕药两周后无月经来潮,那么此时很难鉴别胎儿是性侵犯者的,还是丈夫的。如果是丈夫的孩子,则孕妇已经服用了事后避孕药,胎儿已经暴露于大剂量性激素下;如果是性侵犯者的,则事后避孕药尚未发挥作用。是避孕失败吗?还是该女性之前已经妊娠?

许多妇产科专家均建议终止妊娠,因为胎儿曾经暴露于如此大剂量的性激素下,风险不确定,我们对此也了解不多。

◎→如果不想终止妊娠,应当服用避孕药吗?

事后避孕药有引起其他问题的可能。假设珍妮因遭到性侵犯来到救护中心,请求服用事后避孕药。珍妮说如果该避孕措施无效,她怀孕了,她信仰的宗教禁忌流产,她将无法流产。救护中心的医生在知道这种避孕药对胎儿有不利影响的前提下,应该给她服这种药吗?

在救护中心工作时,偶尔会有人问我这个问题。坦率地说,我不知道如何回答,也不认为伦理专家知道如何回答。事后避孕药导致胎儿异常的可能性很小,而事后避孕药的避孕有效率非常高。尽管如此,如何作出决定还是取决于在这个不幸事件中怀孕的受害女性的道德和信仰。我认为每位女性在向医生索要事后避孕药时都应当问自己如果避孕失败该怎么办,尤其是当她末次性行为距今已经一周以上时。

当与患者讨论事后避孕药时,我一定会提醒她们,美国的胎儿出生缺陷率是3%,大部分是微小的异常。但是,即使除去避孕药的影响,你的孩子也有可能属于这3%。如果你永远责备自己服用了事后避孕药,认为"孩子的异常是因为我服用事后避孕药失败导致的",那么在使用事后避孕药之前,你一定要好好考虑。

◎→还有其他事后避孕措施吗?

无防护性行为后3天内放置宫内节育器,可防止受精卵着床。

贝蒂,两个孩子的妈妈,打紧急电话到诊所,因为她担心和丈夫的无防护性生活会导致妊娠。她本计划放置宫内节育器,但是一直推迟着没放。现在,她不想冒险再意外怀孕了。第二天,贝蒂来到诊所,放置了宫内节育器。

已经知晓妊娠的女性不能再放置宫内节育器。患有性传播疾病或盆腔炎的个体也不适合放置宫内节育器。因为宫内节育器必须由医生放置,所以你可以问医生你是否适合使用。

◎→宫内节育器作为紧急避孕措施,有效率是多少?

同其他紧急避孕措施一样,时间是非常关键的。从无防护性行为到采取措施时的时间长短以及无防护性行为发生于月经周期的时间点都至关重要。无防护性行为后采取紧急避孕措施的时间越早,成功率越高;性行为发生的时间离排卵期越近,避孕失败率越高。然而,一项研究表明,自 1976 年以来,大约 8.4 万个含铜的宫内节育器由于紧急避孕而置入子宫,仅有 8 例妊娠,紧急避孕失败率不到 1/1000,即小于 0.1%。

米非司酮,在不久的将来可能会被批准用于紧急避孕,尽管目前它只适用于药物流产。研究表明,作为事后避孕药,它非常有效,而且比目前的避孕方法副作用小。

也有仅含孕酮的事后避孕药(含有左炔诺孕酮)。英国一项研究发现,左炔诺孕酮比目前的其他避孕药(含有雌激素和孕激素两种激素)更有效,而且副作用少。

永久避孕措施

男性和女性均可通过外科手术绝育。女性的手术叫做输卵管结扎术,包括将输卵管结扎、切断或烧灼。这些中断输卵管的措施,使得精子无法接触到卵子。男性的手术叫输精管结扎术,即阻断输精管的输出端,使精子无法射出。

◎→输卵管结扎术和输精管结扎术,哪种更好?

如果一名女性要求做输卵管结扎术,我们常常会与这对夫妇讨论谁更适合手术,是她结扎输卵管，还是她丈夫结扎输精管。输卵管结扎术可能有不良后果，而输精管结扎术是更安全的选择。

选择输精管结扎术还有很多原因。

首先，输精管结扎术和输卵管结扎术的失败率相同，约1/300。如果你丈夫的输精管结扎术失败，你很有可能妊娠；而如果你的输卵管结扎术失败，你也有可能妊娠，而且很可能是异位妊娠，这时需要行较大的破坏性手术来治疗，异位妊娠有致命危险。

其次，输精管结扎术较输卵管结扎术对机体的破坏性小，在医院门诊局部麻醉下就可完成。男性是"外部管道"：输精管位于皮下，距离任何重要脏器或大血管都较远，对其进行操作很简单；女性是"内部管道"：输卵管埋于盆腔深处，距离肠道、膀胱和大血管很近。

◎→何时更适于选择输卵管结扎术?

夫妇应当考虑到将来：如果其中一人过早去世，怎么办？一些女性常说，如果她死了，希望她丈夫能够再婚，有更多的孩子，那么输卵管结扎术是正确的选择。

对于不想生育或已经完成生育的女性，输卵管结扎术是更好的选择。但输卵管结扎术不能预防性传播疾病。

输精管结扎术不影响体内睾酮的水平，也不影响勃起功能。一些男性拒绝手术是因为他们认为手术将影响他们的性功能。在这种情况下，只好选择输卵管结扎术。

输卵管结扎术

输卵管结扎术，字面意思是指将输卵管系住，使精子无法与卵子相遇。在实际操作中，常常是将输卵管用电流烧灼断，但有时也直接切断，或直接系住，或用夹子夹住，以获得同样的效果。

为女性做绝育手术已经施行了好几个世纪，曾经有过采用外科手术改变或切除卵巢、子宫或输卵管来达到控制生育目的的节育方式。现在输卵管结扎术为首选。

过去，输卵管结扎术常常是在医院于全身麻醉状态下进行；现在，新的工具和技术

使得整个操作过程简化，因此，常常在外科中心或医院的门诊手术室即可进行。

◎→输卵管结扎术适合你吗?

如果你不希望再生育子女，也不想忍受其他避孕方式的不便，那么你可考虑这个手术。但是，选择输卵管结扎术时，你应当考虑到它是不可逆的，如果你不能确定自己再也不想生育，那就最好不要去做输卵管结扎术，而应选择长效可逆的避孕方法。

丽贝卡是八个孩子中最大的一个。在她很小时就开始帮助妈妈照顾弟弟妹妹，直到离开家。结婚后，她已经有许多令她喜爱的外甥女和外甥，她确信自己不再想生育自己的孩子了。她的丈夫也不是特别想要孩子。丽贝卡在结婚多年后做了输卵管结扎术，而且在余生中，她对这个决定一直非常满意。

如果你已经有了孩子，在做输卵管结扎术前你应当问自己两个重要的问题：第一，如果万一失去孩子，你是否想再生育一个？第二，如果婚姻出现问题，你再婚后是否还想生育孩子？如果你毫不犹豫地都回答不，那么你就适合做输卵管结扎术。一些女性因为不能忍受怀孕带来的不适而决心不再生育。

艾米莉有一个5岁的孩子。整个妊娠的过程令她十分痛苦，严重的恶心、呕吐持续很久。一想起怀孕她就觉得难以忍受。她做了输卵管结扎术，而且对这个选择很满意。

你也应当考虑到手术的风险。肥胖或既往存在腹部手术疤痕者(例如做过卵巢囊肿手术)，或者有盆腔炎症者，都属于输卵管结扎术并发症的高危个体。

◎→输卵管结扎术是怎么做的?

有两种外科手术方法：微型剖腹手术和腹腔镜手术。25年前，在全身麻醉下进行微型剖腹手术是输卵管结扎术的标准方法。外科医生在腹部切一个4~5厘米的切口，分离皮肤、脂肪、肌肉后进入盆腔，牵起输卵管，切断，结扎两侧断端。现在的手术仍然这样做，但是有一些变化。

另外有一种经阴道抵达输卵管的路径，这个方法目前不常使用。这个手术是在阴道做切口，向上，将每侧的输卵管经阴道切口下拉至阴道内切断结扎。这种手术方式较腹部手术感染率略高，但是不喜欢腹部遗留疤痕的女性会选择这种方式。

大约25年前，"肚脐法"或"绷带法"在美国流行，从此成为输卵管结扎最常用的方法。外科医生在你的腹壁上切一个非常小的口，切口在肚脐下，大约1厘米长，从这个切口向腹腔打入二氧化碳气体，可将肠管推开，由此可找到输卵管，并保护肠管和其他器官在术中不受损伤。通过腹腔镜(一个长长的光学纤维管)，医生可以看到盆腔内的情况，向四周移动直到看到输卵管(图5.6)。过去是直接在镜头里看，现在我们可用数码摄像机在屏幕上看。

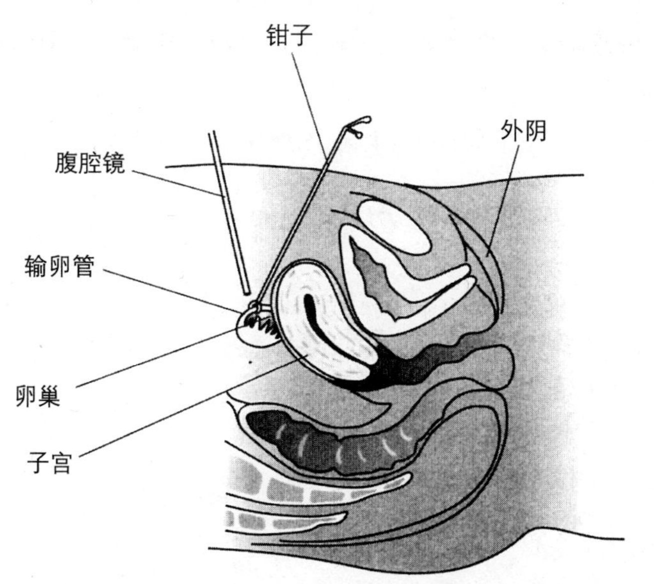

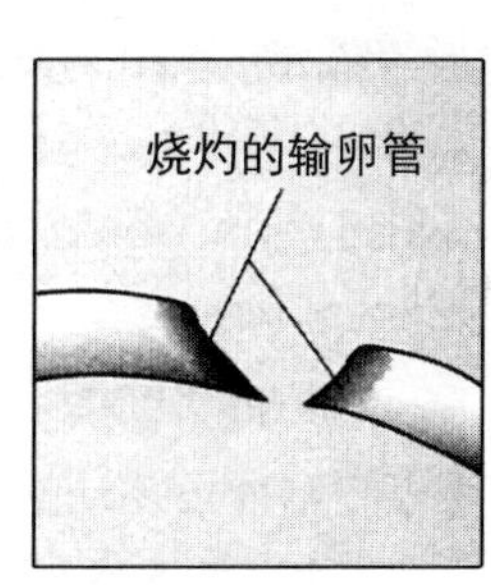

图5.6 输卵管结扎术

输卵管被切断或阻断后，精子便不能与卵子相遇。

外科医生再在你的耻骨上方做第二个切口，插入特殊的抓钳，一次抓住一根输卵管。用电刀通过电流灼烧每侧的输卵管，离断输卵管。两侧的输卵管均被灼烧完毕后，医生将工具取出，释放腹腔的气体。腹壁的小切口可以用可溶性胶带闭合。腹腔镜手术不比普通剖腹手术风险大，但是如果手术中出现损伤，医生就必须剖腹，修复损伤。

◎→局部麻醉下能做腹腔镜手术吗?

在美国，通常在全身麻醉下做这个手术，因为无论采用何种手术方式，医生都必须在盆腔中找到输卵管并破坏它。局部麻醉仅仅能够钝化皮肤的感觉，对输卵管上的神经无作用。在有些大量做输卵管结扎术的国家，如印度，则使用局部麻醉。

◎→术后恢复需要多长时间?

腹腔镜手术后，你通常当天就可以离开医院，开始正常的活动，包括性生活(手术一天以后就可以)。几天内切口处都有不适，也会有腹部疼痛。许多女性因腹腔打入气体而感到疼痛，部分人还会感到肩膀疼痛。如果横膈下的少量气体刺激神经，疼痛会向肩部放射。

微型剖腹手术会带来同样的术后不适，你同样可以在术后 1~2 天正常活动，但不会发生肩部不适，因为这种手术不向腹腔打入气体。

乔安妮，业余赛车手，决定做腹腔镜输卵管结扎术。她计划周五手术，并想知道周日能否参加比赛。这是我以前从未遇到过的特殊要求，而我不希望乔安妮在手术当天就出现在赛场，数天后似乎更安全。

手术非常顺利，乔安妮手术后立即恢复。周日的比赛是她比赛生涯中最成功的一次，她得了第一名并获得了丰厚的奖品。周一她给我打电话，开玩笑说想知道何时我再给她做结扎术，并说这个手术帮她取得了胜利。

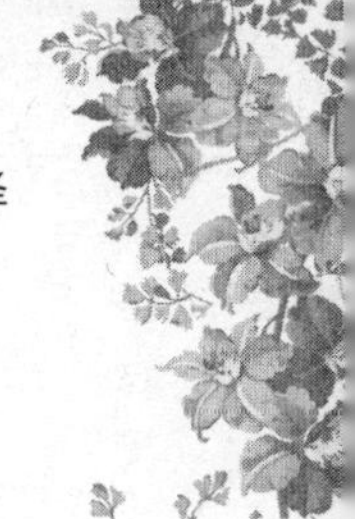

◎→输卵管结扎术的可靠性如何?

输卵管结扎术是避孕方法中最可靠的一种,理论和实际有效率均大于99%,失败率在0.3%~1%之间,即手术后每300个人中会有1~3人妊娠。失败并不表明手术操作不正确,只是输卵管的末端又连接在一起了。在分娩或剖宫产术后所做的结扎术失败率较高。妊娠期间,血管增粗,供血丰富,切断的输卵管更容易重新聚合在一起。

◎→如果输卵管结扎术失败怎么办?

如果输卵管结扎术后妊娠,请立即就医。你可能会发生异位妊娠,即受精卵并未沿着输卵管进入子宫内生长,而是在子宫外生长。警示症状包括出血(尤其是在月经量非常少之后的再次出血)、腹痛(可能为一侧的腹部锐痛)。异位妊娠有致命危险,因此不要延误。

◎→输卵管结扎术后多长时间避孕生效?

与输精管结扎术不同,输卵管结扎术于术后即刻起效。即使手术后的一两天内就有性生活,你也不会怀孕,避孕作用已经起效。

◎→刚生完孩子就可以结扎输卵管吗?

一些医生建议在分娩后不久就做输卵管结扎术,通常是在刚从分娩的劳累中恢复过来的一两天后。我强烈反对这么做。

一方面,生育后的最初数天及数周内是婴儿最脆弱的时候。我曾经见过两例令人心碎的事情:母亲产后就做输卵管结扎术;尔后不久婴儿死亡。

另一方面,微型剖腹手术,尽管手术不大,但是也包括一系列盆腔内的操作。如果等分娩六七周后,盆腔内的重要脏器都恢复到正常大小,子宫复旧,血管恢复到妊娠前的状态,周围的组织恢复正常,将更利于腹腔镜手术操作。

分娩后立即做输卵管结扎术失败率最高,不论是自然分娩还是剖宫产。我力劝刚分娩的母亲等产后常规检查后,再考虑做输卵管结扎术,而且还可以选择做腹腔镜手术。

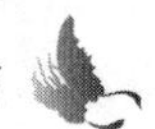

◎→输卵管结扎术可能会有哪些并发症?

输卵管结扎不是一个高危的手术，只有1/1000的女性会发生明显的并发症。当然,对于任何外科手术都不能掉以轻心。你可以选择有丰富手术经验的医生为你做手术以降低风险,不要羞于启齿去问。

除了外科手术的常见风险——意外出血、感染和麻醉意外,部分患者会有被损伤肠管或血管的可能,因为在盆腔中,输卵管与这些结构紧密相邻。

> 海蒂,医院产房的护士,在35岁时决定做输卵管结扎术。她是个活跃的女性，喜欢骑马和其他运动。海蒂差点死于输卵管结扎术,因为她对麻醉药有罕见的异常反应——心脏停搏。幸运的是,我们把她抢救过来了。
>
> 卡罗尔在35岁时做了输卵管结扎术。那时我刚做住院医生,帮助主治医生做输卵管结扎术。手术非常顺利。回来后我查房发现卡罗尔坐在床边,面色铁青,呼吸困难。她感到气短。
>
> 她发生了肺栓塞,下肢或盆腔的血栓导致了肺栓塞。我飞跑到护士站,抓了一支肝素(一种抗凝剂),给她快速注射,同时给她吸氧。当卡罗尔能够再次呼吸时,我们带她去做X线检查。她肺部的血栓大约有五角硬币那么大,从房间另一端都能看到在X线胸片上的血栓。应用肝素后,血栓溶解,她恢复得很好。

尽管并发症罕见,但是这些意外让我深深理解了输卵管结扎术的潜在风险。

◎→输卵管结扎术会引起远期并发症吗?

一些女性在输卵管结扎术多年后,发现月经量增加、痛经、月经紊乱。很难鉴别这些症状是因为年龄增长所致,还是因为输卵管结扎术所致。许多女性在输卵管结扎前用的是口服避孕药,这些药物可减少月经量,减轻症状。有时我劝那些口服避孕药的女性在做输卵管结扎术前，停用一段时间的避孕药，以观察月经的反应。

◎→输卵管结扎术可逆吗？

很少有人做输卵管吻合术。有些女性确实希望她们的输卵管能够再连接起来——通常是因为生活的巨大变化。修复被破坏的输卵管费用异常昂贵，成功率仅为50%，医疗保险也不报销。

输精管结扎术

输精管结扎术（图 5.7）比输卵管结扎术简单得多，可以在有局部麻醉的门诊室做。在美国，大部分输精管结扎术都是由泌尿外科医生做的。

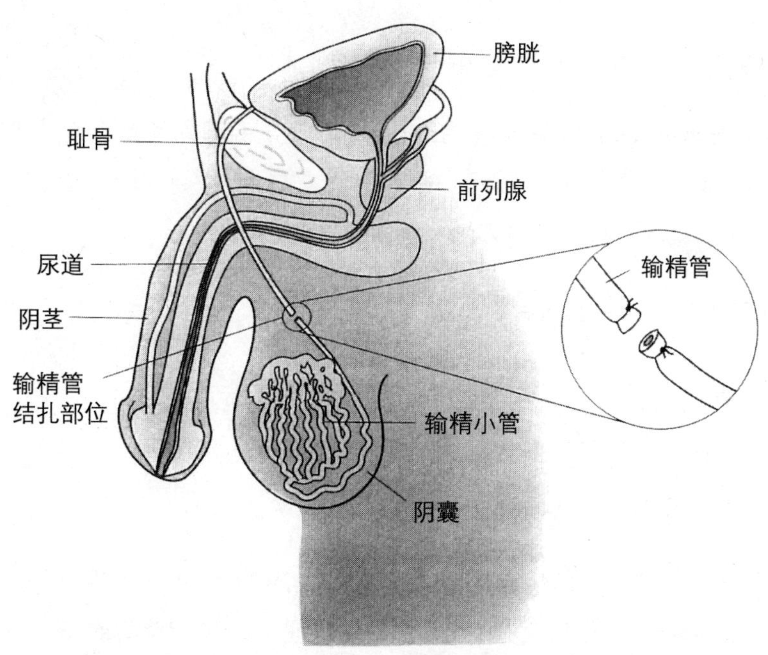

图 5.7　输精管结扎术

输精管结扎术对内部器官无明显影响，因为输精管位于体腔外面。

医生将利多卡因，一种局部麻醉药，注射到皮下，在输精管部位的皮肤上切一个小口，切断输精管，结扎末端，在皮肤上缝合一到两针，闭合切口。整个手术大约需要20~30分钟。大部分男性认为该手术比他们想象的创伤小。

◎→输精管结扎术有哪些风险和并发症？

输精管结扎术是一个低风险手术，绝大多数男士是不会有任何问题的。少数复杂病例可能会增加出血的风险，比如，在阴囊形成血肿和血凝块。为了避免这些并发症，一些医生向拟行手术的男士推荐在术前一周禁服阿司匹林和类似药物。另一种风险是感染。一旦发生感染，就需要使用抗生素，但是抗生素并不需要常规应用。少数男性对缝线材料有过敏反应，通常去除缝线即可消失。还有极少数男性反映术后的几周里会有阴囊某一侧的不适感。不过，这种情况也不常见。

◎→输精管结扎术的恢复期为多长时间？

手术操作结束后，患者即可以下床回家。这个手术的恢复期的确非常短：如果一个人在周五实施了输精管结扎术，那么过了周末之后他就可以像平常一样上班。但在术后一两周内不应进行剧烈的体力活动，如长跑或赛跑等。

◎→输精管结扎术后必须用止痛药吗？

有些人完全不需要止痛药，有些人需要一些布洛芬。可是，有些医生却开出了很强的止痛药处方（如盐酸羟考酮）。

◎→输精管结扎术避孕效果如何？

尽管我们不可能知道真正的避孕失败率，因为这需要长期随访，但估计每100~300名接受手术的人中，约有1人失败。这些失败是因为输精管的再通，也就是说，在手术中已结扎的管道现在又开放了。在这种情况下，射出的精液中将含有精子。

最常见的"失败"原因是术后过早地依赖输精管结扎术避孕。输精管结扎术不会很快起效，因为必须通过将输精管切口下方的精子完全射出来才能避免怀孕。通常，泌尿外科医生会建议患者在术后 6～8 周返回检测一下精子数量。实验室技术人员会在显微镜下检查射精样本，以便确定精子是否都消失了。

一些学者提出连续两次无活力精子检测法。第一次检测是在术后 6 周进行，第二次是在第一次检查之后 2 周进行，总共需要 8 周时间。两次精子计数均显示精液中没有有活力的精子方可避孕。

艾贝有高血压家族史。她在不到 23 岁时就已经有了两个孩子。第一次怀孕时，她体重增加了 18 千克，产后没有下降多少。第二次怀孕时，她的体重增加得更多，并且血压情况变得非常糟糕。

因此，艾贝和她丈夫决定不再冒险第三次怀孕了。她丈夫做了输精管结扎术。这对艾贝来说是一个明智的选择。不幸的是，尽管我们很努力地进行了讲解，艾贝和她丈夫还是不明白在他精子计数下降前采用其他避孕方法的必要性。他们决定庆祝一下并在手术次日行房了。结果，艾贝又一次怀孕，她的血压这一次更高了。

◎→输精管结扎术会影响性功能吗？

输精管结扎术后，所有有关男性性取向和性能力，以及其他男性生理和行为特征的性激素都能完整有效地保留下来。唯一不同的是，由于输精管通往外界的道路被阻断了，因而精子无法流出体外。手术带来的瘢痕很小，很不容易看出曾经做了手术。

精液本身肉眼看起来和以前一样。只有实验室技术人员可以通过显微镜观察到没有精子存在，接受手术的男性和伴侣却并不会有什么不同感觉。

◎→输精管结扎术对健康有害吗？

有两种荒诞的说法认为，做过输精管结扎术的男性罹患突发性心脏病和类风湿性关节炎的风险会增加，这些都是毫无根据的，没有数据支持这些观点。一些关于恒河猴的研究显示：接受输精管结扎术的猴子冠状动脉粥样硬化性心脏病的发病率较同组未行输精管结扎术的猴子高。可是，在人类没有得出类似结果的研究。

另一个精心设计的试验显示了输精管结扎术和类风湿性关节炎及前列腺癌之间没有明确的关系。显然,一位行输精管结扎术的男士,很可能同时有其他疾病,但是,这些疾病和输精管结扎术并没有关系。

◎→输精管结扎术可逆吗?

一位男士一旦施行了输精管结扎术,应该被认为是永久性的。因为这个原因,少数男士在行输精管结扎术前会捐献精子给精子库。有一种外科手术可以复通结扎的输精管,但是花费很高昂,并且过程要比输精管结扎术复杂得多。这种手术通常需要全身麻醉并需要 2~3 小时。它的成功率一定程度上取决于复通的时间。如果复通手术在输精管结扎术后 5 年内进行,那么约 80%的男性精液中还含有精子,受孕率约为 50%。可是也有报道说,在输精管结扎术 20 年后行复通手术也取得了成功。

安全期避孕法

现在在美国,大约只有 5%的夫妻采用安全期避孕法,同时结合使用男性安全套。这种方法已有很多年了,很容易被采用。安全期避孕利用月经周期的生物节律,选择不可能受孕的时期行房,在可能受孕时避免行房。如果你在排卵期间行房,那么你就很有可能受孕。有三种方法可以判断何时为排卵期。

安全期避孕是一种不可靠的避孕方法,你仅可在以下情况下使用它:你不会被非意愿妊娠所伤害;你因为宗教信仰无法使用其他避孕方法。

你的生育能力不仅取决于你的排卵情况,还取决于你伴侣精子的寿命。精子可以在体内存活 5~7 天。在排卵期前或排卵期间行房比排卵期后更容易受孕。你在确定自己的安全期时,必须考虑这些因素。

三种预测排卵期的方法分别是:日历法、基础体温测定法和宫颈黏液测定法。为了保险起见,你最好三种方法都使用。所有方法都要求在每月重要的几天里节制性欲,并要保存好准确的记录。

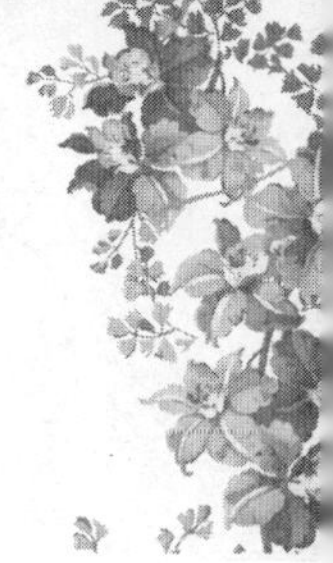

日历法

如果你拥有绝对规律的28天月经周期，那么你大约将在第14天排卵（计算时以你月经的第一天作为第1天）。如果你的月经周期长一些，那么排卵也将相应推后。如果你的月经周期短一些，那么你将提前排卵。

然而，不管你的月经周期是长是短，从排卵到下一次月经来潮的时间总是保持在14天左右。因此，如果你的月经周期是35天，那么你将在第21天排卵；反之，如果你的月经周期是25天，你可能在第11天排卵。这就意味着：如果知道何时排卵，你就很容易预测你下一次何时来月经。可是，这并不意味着如果你记得你上次何时来月经，你就会知道你下次何时排卵。

◎→日历法如何起作用?

使用日历法可以很容易地估计将来的月经周期或回想上一次的情况。这些观察可以帮助你预先估计你可能在哪几天排卵，尽管没有哪位女性的排卵在每一年的每一个月都绝对规律。将这种方法与基础体温测定法和宫颈黏液测定法联合应用，只要任何一项指标提示你可能要排卵了，那么你就必须节制性欲，避免行房（或者使用备选方法避孕）。

坎贝丽的月经周期在25~30天之间波动。如果她最短的月经周期是25天，那么她可能的排卵不会早于第11天；如果她最长的月经周期是30天，那么她最晚可能会在第16天排卵。因此，她的受孕期可能是在第11~16天。

可是，精子在到达女性生殖系统的2~3天内仍能使卵子受孕，因此，从安全角度讲，受孕期应该比第16天还要延长2~3天，并且，她的排卵也有可能早几天，所以受孕开始的时间还应该往前提几天，到第9天。因此，在月经周期的第9~18天，坎贝丽和她丈夫应该避免无避孕措施的性生活。

◎→怎样测算你的安全期?

开始出血的那一天即为月经周期的第一天。至少观察 8 个月,最好 1 年。你应该先记录你的月经周期,请从日历表中找出你最短的月经周期,从总的日期数中减去 18。如果你最短的月经周期是 26 天,那么 26 天减去 18 天还剩 8 天。从你月经周期的第一天开始,向前数 8 天,在你日历表上用 X 号或特殊颜色标记出来,这就是你可能受孕的第一天。你应该从那一天开始避免性生活(或使用备用方法避孕)。禁欲的时间越长,避孕的效果就越肯定。一些人建议用减去 21 天来取代减去 18 天,尽管那样你将更加安全,但同时也意味着你将剩下很少的时间可以过夫妻生活。

从你最长的月经周期中减去 11 天就是你最后的受孕日期, 最长周期以 30 天为例,减去 11 后还剩 19,同样,在你的日历表上用另一个 X 号或另一种颜色标记出这一天,这就是你禁止性生活或使用备用避孕方法的最后一天。

你的安全期就是这两个 X 号(两种标记颜色)之间的时间,其他的时间是不安全的。如果出现以下情况——宫颈黏液改变、基础体温下降或卵巢刺痛——也提示你可能要排卵了,那么你必须禁止性生活或采用其他避孕方法,直到下一个安全期到来为止。

◎→为什么安全期避孕会失败?

如果你的月经周期绝对规律,而且你能刻意在易受孕期避免同房,那么这种方法是相当有效的。如果你的排卵时间远远早于或晚于你估计的时间,或者精子活力保持的时间远远长于你预计的时间,那就可能导致避孕失败。

基础体温测定法

在排卵前 12~24 小时内,基础体温(静息时体温)会降低,而排卵后会升高。通过分析这种体温变化,你就可以很好地掌握自己的排卵时间。这种方法可以很精确地记录排卵过程,但用于预测排卵的发生,其效果并不理想。

在药店你可以买到一种特殊的基础体温测量仪。这种测量仪一般会附带一个用于记录体温变化的记录表，其刻度范围是35.5~37.8℃。它能测定体温的微小变化。你也可以购买一个普通体温计。

你应在每天清晨起床前测定基础体温，测定应在饮食、饮水、吸烟、读报纸、看电视或进行性生活之前进行。虽然直肠测定体温更精确，但采用口腔测定或直肠测定都可以。测定方法要始终保持一致。在记录表上记录体温并连接各点，这样就可以得到一整月的体温变化曲线。

体温下降时，表明你可能即将排卵；体温升高时（通常是0.3~0.5℃），表明你正在排卵或已排卵完毕。升高可能突然出现，在图表上形成一个峰值；也可能逐步升高，形成一个缓坡状曲线。每个月经周期的曲线形式可能都不相同。疾病、情绪低落、时差综合征甚至缺少睡眠都可能使基础体温发生改变。在电热毯上睡觉或前一天晚上饮用了超过平时剂量的酒精饮料也可改变基础体温。在记录表上标注这类事件将有助于你解释最终的记录结果。

◎→根据基础体温测定法，哪些日子是安全的？

当你的基础体温已经升高并在高位值上维持了3天以上，你就可以认为自己的安全期已经开始了。安全期可以持续到体温下降（通常发生在下次月经来潮之前）。从月经期开始直到体温再度升高后的第4天对你来讲都是不安全的。

为什么会有很长的不安全期？卵子能在排卵后的一天里受精；精子可以在射精后的2~3天内保持使卵子受精的能力。如果你在排卵前两天内发生无避孕措施的性生活，滞留的精子就有机会使排入输卵管的卵子受精。精子在阴道内只能存活8小时，而在输卵管内可存活5~7天。

◎→应在使用本方法前多久开始记录体温曲线？

你应该在单独采用本方法避孕的3个月前就开始记录体温曲线。更理想的办法是结合体温曲线和其他手段来共同预测排卵期。

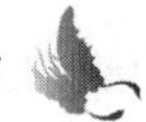

宫颈黏液测定法

本方法通常也称为排卵法，检测的是月经周期内宫颈黏液的变化。用于调控月经周期的激素也作用于子宫颈分泌黏液的腺体，这些黏液可以在性行为过程中润滑阴道。在一个月不同的时间段内，黏液可以协助或阻碍精子游向卵子。在医疗服务中心或医院里，你都可以学习这种测定方法。

◎→在月经周期中宫颈黏液是怎样改变的?

月经周期的最初4~5天，经血掩盖了宫颈黏液的变化。月经停止后，会有几天“干燥的日子”，只有少量黏液或没有黏液。

当卵巢内的卵泡开始发育后，宫颈的黏液量将增加、变黏、变浑浊，有时会成为淡黄或白色黏液。排卵期接近时，黏液量增加，黏液变得清亮和稀薄，像蛋清，而且变得有弹性，可在指间拉伸。这些“潮湿的日子”是最容易受孕的。

4~5天后，黏液再次变得浑浊黏稠，但是量少。在下次月经来潮前，有一个稍长些的干燥期。不同女性的变化存在差异；同一人在不同时期也有变化，但总体的模式都一样。

◎→如何记录宫颈黏液的变化?

同其他方法一样，你必须在日历上每天记录你的观察结果，标出你的月经期，注明哪些天是潮湿的，哪些天是干燥的，何时黏液的颜色和性质变化了。在使用这个方法之前，至少应先监测一个月。

◎→根据宫颈黏液法，哪些天是安全的?

如果你的月经周期短，只有二十一二天的话，用这个方法是不安全的。如果你的月经周期长，月经后的干燥期和排卵前的干燥期是安全的。然而，月经后的第一个潮湿的日子标志着安全期结束，除非打算怀孕，否则不要在潮湿的日子里行房。

排卵后，至少应禁欲3天，或等待潮湿日子结束。通常，潮湿日子后时间越久，安全性越大。一些医生建议，在潮湿的日子结束后再等3天。排卵后，宫颈黏液的量变少、变

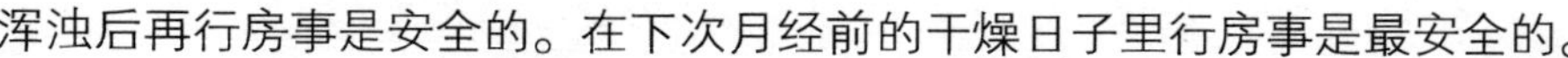

浑浊后再行房事是安全的。在下次月经前的干燥日子里行房事是最安全的。

◎→哪些因素会干扰宫颈黏液法的准确性?

这个方法不适合宫颈黏液少的女性。影响宫颈黏液性质的因素会影响这个方法的可靠性。阴道冲洗、杀精剂的使用、阴道感染、性传播疾病、最近使用过避孕药(包括口服避孕药)和哺乳等,都会影响此方法的可靠性。接近绝经期的女性宫颈黏液的变化规律与正常女性不同,故不宜应用此方法,宫颈手术后的女性也不宜应用此方法。

◎→安全期避孕法的可靠性如何?

自觉使用时,安全期避孕法(包括基础体温测定法和宫颈黏液测定法)的有效率为80%,即应用这类方法,有20%的夫妇会在一年内怀孕。失败率虽高,但还是比什么方法都不用要好。记住,不采用任何避孕措施,85%的夫妇会在一年内怀孕,只有15%的人不会。

◎→安全期避孕法适合你吗?

如果你和配偶计划在一两年内生育子女,那么安全期避孕法就是个合理的选择。因为个人、宗教信仰、健康原因而不能采取其他方法避孕的女性,尤其适合这个方法。必须坚持每天测量基础体温,准确记录,而且尽可能同时观察宫颈黏液。其性伴侣也应配合,在非安全期禁欲(或使用备用的屏障避孕法)。

如果伴侣不配合,使用这个方法就不合适;如果你记录信息很不细心,也不建议使用;如果你正在服用的药物会影响宫颈黏液的性质,影响基础体温或导致月经周期紊乱,也不宜使用。如果非意愿妊娠会对你造成极大伤害,那么请选择其他避孕方式。

◎→安全期避孕法的优点和缺点是什么?

优点:便宜。

缺点:需要约束并干扰自发的性冲动。禁欲期会给夫妇生活带来负面影响,尤其是大部分女性在排卵期前后性欲会更强——可能是机体确保种族繁衍的本能反应。

第六章
阴道炎和尿路感染

谬误:如果反复发生霉菌感染,就意味着可能感染了人免疫缺陷病毒。

科学:大多数女性只是单纯地反复感染霉菌,但是携带人免疫缺陷病毒的妇女更容易反复发生霉菌感染。

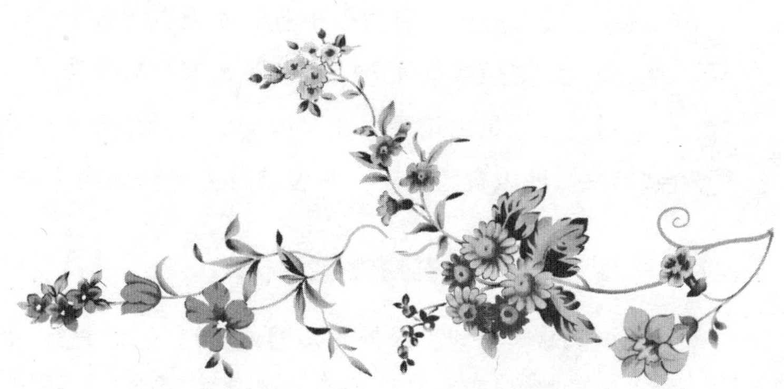

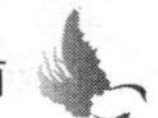

阴道炎是指“阴道的炎症”，就像阑尾炎是指“阑尾的炎症”一样。阴道炎可以出现令人难以忍受的症状，但通常症状都不会太严重，而且很容易治疗。

根据感染的微生物不同，阴道炎分为三大类：霉菌性、细菌性和滴虫性。霉菌性阴道炎是由真菌过度繁殖引起的。细菌性阴道炎的致病菌是厌氧性细菌。滴虫性阴道炎（见第七章）是指类似阿米巴的单核生物体引起的感染。阴道炎症状各异，有阴道瘙痒、阴道灼热感、白带增多等不同症状。有些感染是由性行为传播的，有些不是。因为每种阴道炎的治疗方法各不相同，所以判断感染的类型尤为重要。

阴道霉菌感染

在所有的阴道感染中，霉菌感染的危害是最小的。有时仅通过提高机体自身抵抗力就可以战胜霉菌。药物治疗对它也是非常有效的，但是令人讨厌的是，霉菌感染总是容易复发。

◎→什么原因导致阴道霉菌感染?

在正常情况下，健康的阴道内寄居着数百万的微生物，统称为阴道菌群。这些不同种的微生物通常和平地生活在一起，共同创造一种酸性的环境，使它们保持平衡并抵御外侵。这些微生物的存在并不意味着阴道是“不干净的”或是“被感染的”，其实人的皮肤上和口腔内都有数以千万计的微生物寄生。实际上，平衡被破坏有时候是由一种细菌过度繁殖或是外来的侵袭菌定植并繁殖造成的。

霉菌感染是由正常阴道菌群中的霉菌过度繁殖引起的。因为主要的致病菌是白色念珠菌，所以霉菌感染有时也被称为念珠菌病。

◎→阴道霉菌感染有哪些症状?

霉菌感染可能引起外生殖器或阴道瘙痒、发红、有灼热感。霉菌感染者阴道分泌物白色稠厚，呈凝乳状。有些女性感染霉菌后没有不适的感觉，但是大部分人会因为阴道炎症和干涩而出现性生活不适。许多女性感觉外阴瘙痒远比阴道疼痛更难以忍受。霉菌感染偶尔也会引起尿频、尿急和尿痛。有时很难区分霉菌感染和尿道感染。

◎→如何确诊阴道霉菌感染?

通过阴道窥器检查或显微镜下检查阴道分泌物可以判断是否有霉菌感染。如果通过几天的抗真菌治疗,感染的症状能缓解,那么也能证实是霉菌感染。阴道分泌物实验室培养,如果白色念珠菌或其他真菌为阳性可确诊是霉菌感染。

◎→导致霉菌感染的危险因素有哪些?

抗生素的使用是导致霉菌感染最常见的危险因素。也许皮肤科医生会因为你有严重的痤疮而使用四环素,而四环素在杀死导致皮肤问题的有害菌的同时,也损害了正常的保护细菌,从而使阴道霉菌过度繁殖,出现了霉菌感染。糖尿病也可以破坏正常的阴道菌群平衡,患糖尿病的女性经常反复发作难治性的霉菌感染。妊娠有时也会破坏正常的阴道菌群平衡,导致霉菌感染。怀孕前曾发生霉菌感染的女性,妊娠期间容易反复发作。肥胖也是一个危险因素。超重女性出汗较多,给真菌生长提供了温暖潮湿的环境。肥胖女性也易患糖尿病或者出现糖耐量异常。

紧身不透气的面料如莱卡,也可以为真菌提供温暖潮湿的生长环境。有些人认为大量摄取富含淀粉和干酵母的食物也可以提供适宜真菌生长的环境。

精神紧张可以使免疫功能下降,从而易发生霉菌感染,这和免疫功能下降时易发生感冒的道理是一样的。免疫系统有缺陷的女性易发生各种感染,其中包括霉菌感染。尽管患有艾滋病的女性会经常出现霉菌感染,但是大多数感染了霉菌的女性,甚至是经常复发的女性都不是艾滋病患者。

绝经导致阴道干涩,因此阴道容易受到刺激,所以很多绝经后女性易发生霉菌感染。绝经后接受雌激素替代治疗的女性因为阴道润滑而很少发生霉菌感染。

◎→口服避孕药是否会导致霉菌感染?

没有人确切地知道口服避孕药是否会导致霉菌感染。一些学术文章提出,口服避

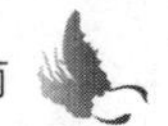

孕药增加了易感性，确实有一些女性每当服避孕药时就会出现反复的霉菌感染。另一些女性则认为是安全套增加了易感性，可能是因为安全套刺激了阴道黏膜。

◎→妊娠期发生阴道霉菌感染是否对胎儿有害？

妊娠期罹患的普通霉菌感染不会对胎儿有任何损害。治疗霉菌感染的措施对母亲和胎儿都是非常安全的。

◎→性生活不活跃的女性是否也会发生阴道霉菌感染？

性生活不活跃的女性同样会发生霉菌感染。我治疗过一些修女，她们经常感染霉菌。她们中一些人体重超重，这增加了感染霉菌的风险。

◎→发生阴道霉菌感染是否和性伴侣有关？

霉菌感染不是性传播疾病，但是有一些女性确实是因为她们的性伴侣而被感染的。我治疗的患者中有这种情况：性生活后出现感染症状，禁止性生活能得到缓解；再次性生活后马上又出现了霉菌感染症状。在这种情况下，同时治疗性伴侣是非常必要的。霉菌感染也可以通过口交传播。

尽管真菌细胞暴露在空气中很快就会死亡，但是男性和有霉菌感染的女性有性行为仍然会导致霉菌感染。常见的首发症状是阴茎上出现瘙痒的红斑。对男性的治疗与对女性的治疗相同，口服抗真菌药物或局部外用抗真菌药物都可以。

◎→如何预防阴道霉菌感染？

目前没有明确的预防方法，但是可以采用以下几个有效措施：让你的阴道能够“呼吸”，不要穿紧身牛仔裤和束身衣，最好穿纯棉内裤；不要在潮湿的浴室里久坐，或坐在汗湿的衣服上；不要每天穿尼龙连裤袜；便后一定要从前向后擦拭，防止霉菌或细菌从肛门传播到阴道；把体重保持在正常范围内。

如果你因为霉菌感染或其他问题正在使用口服抗生素或阴道内用药，那么要多补充正常的菌群以避免复发。酸奶中有活性的乳酸杆菌，喝酸奶可以使这些有益菌进入你的胃肠道，恢复你的内环境。你也可以简单地使用酸奶做局部治疗：用棉棍或棉球将酸奶涂抹至阴道或在阴道冲洗液中加入酸奶。一些医生并不相信这些方法有效，不过我的许多患者发现，这些办法确实有效。

◎→已经感染霉菌，有没有办法自己治疗？

你可以用酸奶或嗜酸乳酸杆菌补充剂治疗霉菌感染，就像使用这些有益菌预防霉菌感染一样。

另一种有效对抗霉菌感染的方法是使用硼酸自制阴道栓剂。这种粉末状弱酸被装在小袋里，一般在药店的眼部护理柜台有售。这种弱酸禁止口服。药剂师能熟练地将这些粉末装进胶囊，你可以请药剂师帮你做一些胶囊。如果找不到药剂师帮助你，你也可以自己来做。

制作阴道栓剂除需要硼酸粉末外，还需要椭圆形的空胶囊，这些胶囊可以在药店或健康食品店买到。将硼酸粉松散地装进胶囊，阴道栓剂就做好了。睡前和清晨各取一粒放入阴道，胶囊在阴道内逐渐融化并释放硼酸。这些胶囊使用起来比乳膏或购买的阴道栓剂要干净一些，不过会在阴道内残留一小部分水和砂样的物质。初始一周每天使用两次，第二周就可以减少剂量，改为每天一次了。

◎→经常感染霉菌是否意味着你可能患其他严重的疾病？

许多反复感染霉菌的女性并没有患严重的疾病。复发的原因尚不是很清楚。有一些女性告诉我：在过去的一年中，她每个月都霉菌感染发作，她认为这是糖尿病或艾滋病的预警。但是，绝大多数女性并没有患糖尿病或艾滋病。如果经常被霉菌感染，那么你需要到医院做真菌培养。另外，有些别的感染或过敏刺激也会导致出现类似霉菌感染的症状。

外阴肿瘤在年轻女性中非常少见，这种肿瘤经常表现为外阴持续疼痛，而霉菌感染的主要症状恰恰也是外阴疼痛。如果你在一周或两周的治疗之后仍然感到疼痛，或者一个月之后仍有触痛，那么你应该去医院进行检查。

◎→怎样用药物治疗阴道霉菌感染?

治疗霉菌感染通常包括两个步骤：首先用抗真菌药物杀死过度繁殖的真菌细胞，然后用消炎药减轻疼痛和烧灼感。仅仅杀死真菌细胞有时并不能缓解疼痛和烧灼的症状。

抗真菌药物一般需用医生处方购买，有药丸、软膏和阴道栓剂三种。抗真菌药物的主要药理成分包括咪康唑、克霉唑和布康唑。使用这些药物通常一两天内就可以缓解症状。由于霉菌感染非常容易复发，因此尽管症状完全缓解了，你也要按照治疗的建议完成整个疗程。乳膏和阴道栓剂易从阴道流出，用一小片护垫就可以保护你的衣物不受污染。

不需要处方也可以购买的灭真菌药物包括咪康唑、克霉唑和布康唑。最常使用的抗真菌处方药是特康唑制剂，这种药通常为软膏或阴道栓剂。如果选择阴道栓剂，那么你要知道，这种药物的基质会与橡胶类物质如阴道隔膜或安全套产生化学反应。所以在使用这种药物的时候，你应选择其他避孕方法。

广泛使用的口服处方药是氟康唑，商品名是大扶康。这一类药物也经常用于治疗严重的各系统霉菌感染，包括尿路感染、肺炎和脑膜炎。治疗这些部位的感染经常需要数天或数周时间。治疗普通霉菌感染可单纯使用小剂量氟康唑。一片 150 毫克的药物相当于非处方药 3 天的剂量。氟康唑并不增加复发的风险，许多人宁可服用一次口服药而不愿意接受一周的软膏或阴道栓剂治疗。这是一个不错的选择，因为你的症状可以在几天内得到缓解。

有些不错的非处方药也可用于炎症的治疗。其中一类是抗组胺药物，如苯海拉明。一些女性发现，她们在早上症状更为严重，即使在睡前使用了抗真菌药物也没有用，这可能是由于在睡眠时抓伤患部所致。睡前服用苯海拉明可以帮助解决这个问题。

非处方的激素软膏，如氢化可的松制剂，也可以减轻炎症。但一定要注意避免激素依赖这个缺陷。这就是说，如果你反复使用激素软膏，可能会出现外阴皮肤变薄和激素依赖现象。当停止使用激素时，就会出现疼痛和烧灼感。如果使用激素在两三天内没有缓解症状，你就需要及时就诊。

在使用抗真菌药物杀灭所有的真菌后，如果炎症症状仍然持续，医生会开具包括具有两种作用的药物处方，如 Mycolog（商品名），这种药物同时有抗真菌和抗炎作用。Lotrisone（商品名）洗液也是具有两种作用的药物，可以短期使用。

阴道细菌感染

细菌感染是阴道炎症的另一个常见类型。引起细菌性阴道炎的原因尚不很清楚。研究者曾按照感染细菌的类型来分类，因而细菌性阴道炎曾被称为嗜血杆菌阴道炎、加德纳菌阴道炎、非特异性阴道炎、棒状杆菌阴道炎和厌氧菌阴道炎。

◎→细菌性阴道炎的症状包括哪些?

最常见的症状是出现恶臭难闻的乳状或灰黄色阴道分泌物。当分泌物遇到碱性物质，如精液或肥皂时，就会散发独特的强烈"鱼腥"味，所以在性生活后或是在清洗会阴部时，经常会产生这种气味。细菌性阴道炎偶尔会引起阴道疼痛或烧灼感。

男性感染者可能会出现阴茎分泌物增多或排尿时刺痛症状，不过在大多数情况下，患者毫无知觉，所以经常在不知情的状况下传播了这种疾病。

◎→细菌性阴道炎是如何引起的?

尽管几种不同的细菌都和细菌性阴道炎有关，但是经常能从细菌性阴道炎患者阴道分泌物中培养出加德纳菌。加德纳菌是真正的致病菌还是仅为一个标记物，对此还存在疑问。被培养出来的加德纳菌只是单纯地存在于阴道分泌物中还是导致细菌性阴道炎症状的主要致病菌呢？许多研究者认为，厌氧菌才是真正的致病菌，而加德纳菌是需氧菌，它只是一个伴随菌。

细菌性阴道炎通常与活跃的性生活相关，因此有时也被称为性传播疾病。除非阴道炎复发，否则一般不需要检查性伴侣。

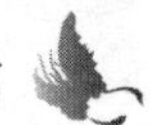

◎→如何诊断细菌性阴道炎?

通常可通过阴道分泌物的颜色和气味来判断是否患细菌性阴道炎。显微镜检查可能会发现“线”状细胞,这些细胞点缀在阴道壁上。如果对化验结果有疑问或正处于妊娠期,阴道分泌物将被送到实验室进行细菌培养,3 天后通常可以拿到培养结果。

◎→细菌性阴道炎有危险吗?

对大多数女性而言,细菌性阴道炎只是一件令人烦恼的事情,很容易治疗,症状也可以迅速消失。霉菌性阴道炎通常不会产生恶性结果,但是细菌性阴道炎则不同,它可以增加罹患盆腔炎的风险。细菌性阴道炎可以改变阴道正常的酸性环境,使导致淋病和衣原体感染的有害微生物通过子宫颈到达子宫腔或输卵管内繁殖。

对妊娠期女性而言,细菌性阴道炎增加了胎膜早破的风险,从而导致产程缩短或者早产。所以在过去的 5~10 年中,许多医生都要对妊娠前和妊娠中的女性检查是否患有细菌性阴道炎。

◎→怎样治疗细菌性阴道炎?

治疗细菌性阴道炎通常使用的药物是甲硝唑。甲硝唑治疗厌氧菌和原虫(如阿米巴)感染是非常有效的,所以它除治疗细菌性阴道炎外,也可以治疗滴虫感染和阿米巴痢疾。疗程为 1 周,每天 3 次,每次 250 毫克;或者每天 2 次,每次 500 毫克。

空腹或餐后均可服药。服药期间及最后一次服药后 24 小时内不要饮用任何含酒精的饮料。酒精和甲硝唑相互作用可以引起呕吐、恶心、腹部绞痛、头痛和其他不适症状。甲硝唑的作用类似双硫仑,后者是一种用于酒精依赖戒断治疗的药物。人体可产生一种酶,叫乙醛脱氢酶,在酒精代谢过程中需要这种酶的作用,而甲硝唑阻断了这种酶。所以当你饮酒的时候,血液中的乙醛水平会不断升高,最终导致恶心和呕吐。甲硝唑也可以引起口干或口腔金属味。

甲硝唑也有乳膏剂型的,如甲硝唑凝胶。可以用一种特制的棉棍将甲硝唑凝胶涂抹至阴道。原来的剂型治疗疗程为 5 天,每天 2 次。现在生产厂家介绍说睡前使用 1 次即可，这样一来，使用起来就更方便了。因为凝胶容易流到内裤上，将内裤弄脏。甲硝唑也可以用于治疗酒渣鼻（痤疮）。

克林霉素作为细菌性阴道炎治疗领域的新药，可以用于治疗痤疮和阴道感染（痤疮和阴道感染均由厌氧菌引起）。治疗阴道感染的剂型有克林霉素阴道凝胶或阴道栓剂。克林霉素治疗动弯杆菌（与细菌性阴道炎有关的厌氧菌）的有效性优于甲硝唑。

与甲硝唑相比，克林霉素的疗程短。过去的剂型为克林霉素凝胶或阴道栓剂睡前使用1次，连续使用1周；现在的产品缩短了疗程，无论使用凝胶还是栓剂，3天即可。

◎→妊娠期使用甲硝唑是否安全？

甲硝唑被美国食品药品监督管理局定为B级，即无论动物实验还是人体试验，都没有证据表明甲硝唑对胎儿有害。但是一些医生不会为妊娠期患者开具含甲硝唑的口服处方，特别是妊娠期的最初三个月。医生有可能会选择甲硝唑凝胶。和甲硝唑一样，凝胶也被定为B级。

◎→是否会同时发生多种阴道炎？

确实会有混合感染。有时很难只通过症状就判断是哪种病原体造成了感染，因此不能明确哪种药物最合适。在这种情况下，阴道分泌物培养对诊断会有很大帮助。

尿路感染

泌尿系统感染或称尿路感染，是女性非常普遍的一个问题，美国妇女每年至少被累及26亿人次。尿路感染是由细菌在尿路繁殖引起的，常见细菌是大肠埃希菌，这种细菌通常寄生在肠道。

尿路感染的严重程度取决于感染的位置，即是单纯的下尿路感染还是上尿路感染。下尿路包括储存尿液的膀胱和将尿液排出体外的尿道。单纯的尿道感染称之为尿道炎；如果不仅尿道感染，还有膀胱也被感染了，这时称之为膀胱炎。

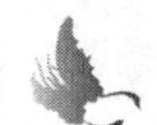

上尿路包括输尿管(将尿液从两侧肾脏运送到膀胱的两条管路)和产生尿液的肾脏。感染上行累及这些器官就变为系统性的感染,被称为肾盂肾炎。如果不加以治疗,感染可以在肾脏内扩散导致非常严重的肾脏损害,甚至危及生命。

女性尿路并非是一条简单的管路(图 6.1)。首先,尿道的开口离肛门非常近,而肛门是肠道的末端,内有大量细菌生长。其次,女性的尿道较短,这就意味着细菌可以很容易地通过尿道逆行到膀胱。男性尿道要长几厘米,有助于保护自己免于尿路感染。

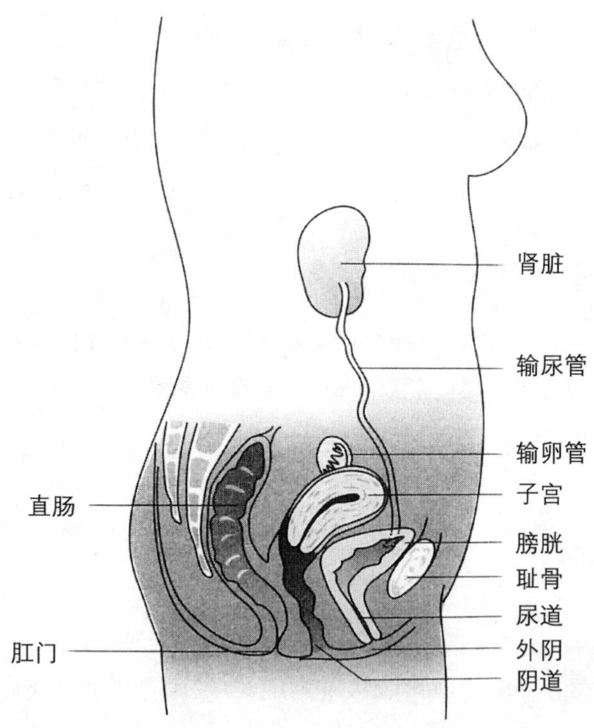

图 6.1　女性尿道结构

女性的尿道结构使得感染容易上行,累及肾脏。尿道感染如不加以治疗,会引起严重的肾脏损害。

◎→导致尿路感染的危险因素是什么?

频繁的性生活是一个危险因素。尿路感染又被称为蜜月膀胱炎,因为蜜月期女性一般都有频繁的性接触,容易发生这种感染。另一个原因可能是阴道没有充分地润滑。

女性卫生也是影响因素。例如,某些避孕措施,或者某些避孕工具如杀灭精子的泡沫和凝胶剂或安全套,都可能刺激尿道。使用阴道隔膜也会增加感染,因为阴道隔膜压迫膀胱而使尿液不容易完全排出。

妊娠期女性经常患尿路感染,部分原因在于胎儿压迫膀胱,膀胱内的尿液不能完全排空。也由于妊娠期的激素变化可以松弛尿路的肌肉,使膀胱或输尿管内残留一部分尿液。与年轻女性相比,绝经期和绝经后的女性更容易发生尿路感染,因为在这个阶段雌激素水平下降使生殖系统和泌尿系统组织变薄,更容易受外界刺激而感染。

曾经发生过尿路感染的女性很容易再次发生感染。第二次尿路感染有时发生在第一次感染后的 6 个月之内,有时会更晚一些。性传播疾病如衣原体感染和淋病,也会引起尿路感染。有一些女性特别容易发生感染,也许与遗传因素有关。

◎→是否有生理或解剖上的原因引起尿路感染?

尽管大部分尿路感染是细菌侵袭尿道所致,但是一些身体条件也可以造成尿路感染或者导致出现类似尿路感染的症状。钙沉积在尿路形成结石后可阻断尿液排出,引起感染。另一个阻断尿液的原因是由阴道壁薄弱处引起的膀胱膨出(导致膀胱向阴道膨出)。尿路憩室(向尿道壁内突出的囊状物)可以收纳细菌,成为感染的发源地。

◎→尿路感染的症状包括哪些?

最典型的症状是尿痛——刺痛或烧灼痛。尿路感染后经常出现尿频、尿急症状,尽管膀胱内没有多少尿液,感染的患者也感觉到尿意很强烈。尿液排空膀胱收缩时疼痛最明显,因此当尿流停止的那一刻最痛。

◎→如何判断上尿路感染?

有时候难以区分是上尿路感染还是下尿路感染。因为这两者都可以有尿频、尿急、尿痛症状。如果你有发热或胁部痛(后背中部的一侧痛)症状,你就需要考虑上尿路感染。另一个可疑症状是经常或者反复发生尿路感染。恶心和呕吐也是肾脏感染可能出现的症状。

◎→导致反复尿路感染的原因是什么?

如果原来引起尿路感染的细菌没有被抗生素完全杀死，那么当停用抗生素的时候,这些细菌就会再次繁殖,造成再次感染。但有时候反复的尿路感染是由不同的细菌引起的。

◎→发生尿路感染,应在什么时间看医生?

有时候尿路感染可以自愈或通过自我治疗来缓解,但是症状持续两天以上,你就需要看医生了。如果你有发热、寒战、腹痛或恶心(这些症状提示可能是上尿路感染),那么你需要立即去看医生。如果你经常复发尿路感染,一年内 2~3 次,尽管没有发热或腹痛的症状,你也应该进行仔细的检查。

如果你怀疑自己发生尿路感染,请即刻就医。如果你经常复发尿路感染,那么你应该去泌尿科医生那里就诊,后者是泌尿系统专家。

◎→如何预防尿路感染?

首先,听从母亲的建议,千万不要“憋尿”,如果方便的话,即使没有很急的尿意,也要经常去卫生间。排尿后要从前向后擦拭,特别是大便后,这样就可以避免将细菌从肛门带到尿道。经期要勤换卫生巾。每次性生活后一定要排一次尿。虽然立即入睡会更舒适,但是你要冲洗掉正准备爬进你尿道的细菌。

如果你很容易发生尿路感染,那么应该避免经常使用卫生护垫。最好不要使用阴道隔膜、杀精剂或安全套。有些女性发现,不洗泡泡浴或含氯的盆浴,或不去含氯的游泳池游泳,也可以避免尿路感染复发。

每天多喝水,一天 8~10 杯。要避免穿紧身牛仔裤或尼龙内裤(它们也可以引起阴道炎)。一些女性发现,如果不喝咖啡或者其他含咖啡因的饮料,不饮用酒精类饮料,不吃辛辣或很酸的食物，也可以减少尿路感染，可能这些食物和饮料会刺激膀胱。有香味的卫生纸、有香料的卫生用品和香皂也都可以产生刺激作用。

◎→如何自我治疗尿路感染?

最经典的家庭治疗方法是饮用酸果蔓汁。酸果蔓汁可以使尿液的酸性更强并阻止细菌在膀胱壁附着。一些女性把饮用酸果蔓汁作为预防尿路感染的方法，也有一些女性在感觉出现了尿路感染症状的时候再喝。蓝莓汁也可以预防尿路感染，不过效果有限。浓缩的酸果蔓汁可以在健康食品店买到。有一些女性服用维生素 C，这可以使尿液的酸性更强。喝大量的水也是非常有益的。洗热水澡可以帮助减轻感染时的不适感，用热水袋可以减轻腹痛。

◎→如何诊断尿路感染?

如果尿路感染和性生活有关，医生会建议你做尿液分析。尿液分析可以在诊所或医院化验室进行。如果你确实有尿路感染，那么除症状外，尿液中常会有白细胞和细菌。

诊断的第二步是做尿液培养，即通过尿液培养找到引起感染的细菌或排除其他可能的原因(例如排除性传播疾病、霉菌感染或阴道炎)。一旦培养出结果，医生就会根据培养的结果使用相应的抗生素。如果你以前曾发生过尿路感染，而且医生对你的病史很熟悉，那么这时医生可能会直接给你开具含抗生素的处方，而不进行尿液细菌培养。如果你是在接触了新的性伴侣后发病的，那么医生会建议你做衣原体检查。

如果你经常复发尿路感染，泌尿外科医生会建议你做残余尿试验，用导管确保膀胱完全排空。医生还会检查你的尿道是否正常。如果这些都没有问题，B 超检查可以发现肾脏、输尿管、膀胱和尿道是否存在解剖学异常。

◎→反复发生尿路感染该怎么检查?

CT 扫描可以帮助我们鉴别是肾脏本身的解剖异常还是输尿管的梗阻或扩张。静脉肾盂造影也可以提供相同的信息。

静脉肾盂造影是将造影剂注射到手臂的静脉里，然后通过 X 线显影。造影剂通过血液循环到达肾脏，并通过泌尿系统排出体外。注射造影剂一小时后可以观察X线片，看泌尿系统是否有异常。静脉肾盂造影可以在医院门诊做，也可以在放射科做。

另一种检查是反流试验，即用一根导管将造影剂打入膀胱，观察是否有尿液反流到输尿管。

◎→诊断出尿路结石或其他异常该怎么办?

许多解剖上的异常可以通过外科手术进行矫正。肾结石可以通过手术取出，或者通过体外超声碎石排除。体外超声波碎石也叫做体外碎石术。许多患者告诉我，碎石术后感觉有些不适，需要用止痛药来缓解疼痛。

◎→治疗尿路感染的方法有哪些?

大多数尿路感染需要使用抗生素治疗。治疗方式的选择需要依据感染的严重程度来确定。现在经常用的一种抗生素是呋喃妥因，因为它能够在膀胱蓄积，不会在全身各处均达到高的药物浓度，所以不会因杀灭阴道内的有益菌而造成霉菌感染。其他抗生素包括磺胺类、甲氧苄啶或喹诺酮类。有的医生使用阿莫西林或氨苄西林。

盐酸非那吡啶是一种尿路止痛药物，这种药物不能杀灭引起感染的细菌，只能缓解疼痛。不要因为这种药物造成的橙色尿液而感到不安！盐酸非那吡啶不会改变尿液环境，所以在使用的同时，仍然可以检测尿路感染的真正病因。

普通的尿路感染通常是由性行为频繁造成的，所以通过1~7天的短期抗生素治疗可以治愈。治疗复发性尿路感染则需要一个长期的过程，有时需要3个月甚至更长时间才能确定侵入的细菌是否完全被杀灭。经过一个疗程的抗生素治疗后，需要进行尿液培养，从而确定感染是否治愈。有时抗生素治疗可以使症状完全消失，但是尿液中仍然能检测到感染的存在。

第七章 性传播疾病

谬误：一旦患上淋病，就会出现症状，也就会知道需要进行治疗。

科学：80%的女性和大部分男性感染淋病后并不出现症状，所以你和你的伴侣都有可能在不知情的情况下传播淋病。

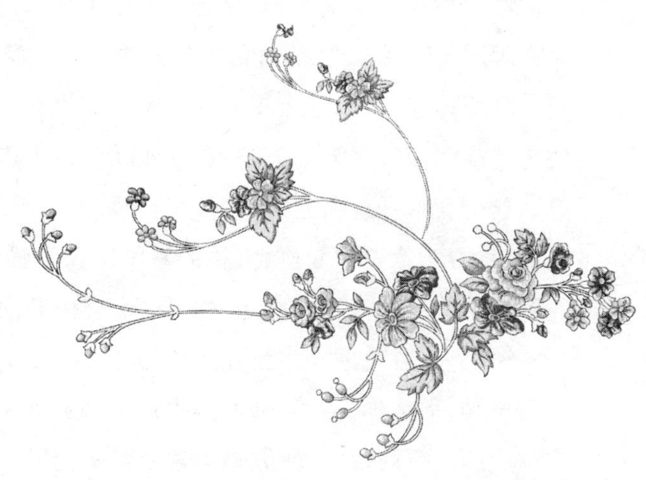

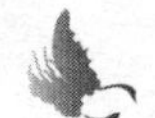

性传播疾病就像普通感冒一样普遍。据估计，每年有1500万美国人通过性行为感染了疾病。在全世界范围内，每年有3.4亿人患上可治愈的性传播疾病。另外，据估计每年有500万新发艾滋病病例。

虽然我们总是一厢情愿地认为性传播疾病只会发生在别人身上，但是实际上它们可以感染任何有性行为的人，因为引起疾病的病毒和细菌没有社会和文化差异。在美国少女占新发病例的25%，少女以及25岁以下的年轻人占新发病例的67%。年轻人本来不易受感染，但是他们的行为方式造成了这种结局，与年长的人相比，他们更乐于同多个性伴侣进行没有保护措施的性行为。

有些性传播疾病在不同性别间有差异。通常来说，相比从女性传染给男性而言，这些疾病更容易从男性传染给女性，其中有几种疾病在女性身上会导致严重的后果，不经治疗的话，可以产生永久性的生殖系统损害。

如果性传播疾病随着现代医学的发展正在消亡，那么你会感觉舒服些。但是不幸的是，真实情况并非如此。从国家疾病预防控制中心在美国跟踪调查的情况来看，三种主要性传播疾病中的两种已经基本得到控制：从1975年到1997年，淋病减少了约74%，这归功于国家的检测和治疗体系，1997年之后，这个比例略有上升，不过基本维持稳定；梅毒在20世纪80年代末至90年代初在艾滋病快速蔓延的时候曾有过爆发流行，直到2000年才有了明显减少，当年全年报告了5979例，是从1941年开始进行官方统计以来最少的一年，然而到了2001年，报告称新增病例6103例，其中主要集中在男同性恋和双性恋人群，这与这些人越来越不注意进行安全的性行为有关。

衣原体感染，二三十年前几乎没有人知道这种疾病，而它现在是美国最为普遍的性传播疾病，2000年报告了702 093例，是淋病例数(358 995例)的两倍。更糟糕的是，这个数字一直在上升，报告病例数从1987年的每10万人48例增加到了2000年的每10万人257.5例，女性的感染率比男性高4倍。虽然衣原体感染的传播情况得到了更好的筛查和记录，但控制这个疾病要做的工作仍然很多。

请记住，性传播疾病是在人群当中传播的，这一点非常重要。如果你染上了其中任何一种，那么你染上其他种类疾病的风险也会大大增加。原因之一是，导致你感染这种疾病的行为，会增加你感染其他疾病的风险。

传播最广泛的性病是衣原体感染、淋病、梅毒、生殖器疱疹、生殖器疣、艾滋病和乙型肝炎。这里面有些疾病，尤其是淋病、衣原体感染和梅毒，是由细菌感染引起的，通常药物可以完全治愈。其他被病毒感染所导致的疾病将会终身伴随你，虽然有时候它们处于静止状态，不引起任何症状。这些病毒包括人免疫缺陷病毒、人乳头瘤病毒和单纯疱疹病毒。单纯疱疹病毒能在生殖器或其他部位引起疼痛性疱疹。

引起常见性传播疾病的细菌也能引起盆腔炎，影响到子宫、输卵管和卵巢。盆腔炎会形成瘢痕。瘢痕组织可能堵塞输卵管的入口，或者扭曲输卵管的形状，从而阻断卵子从卵巢进入输卵管的通道(图 7.1)。盆腔炎也会导致下腹痛、腹部压痛和阴道分泌物恶臭等。有时候，这些症状非常轻微，难以引起注意。

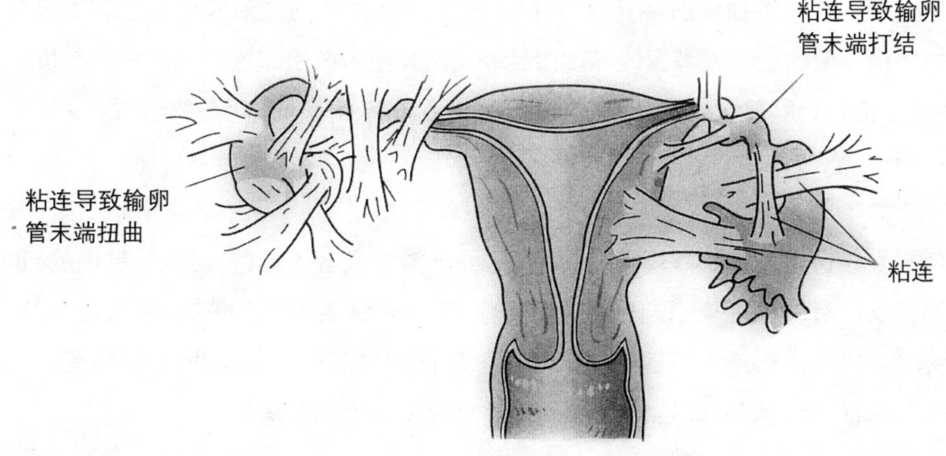

图 7.1　盆腔炎形成瘢痕组织

瘢痕组织可能堵塞输卵管的入口，或者扭曲输卵管的形状，从而导致不孕。

◎→怎样保护自己免于感染性传播疾病?

唯一切实有效的保护办法是禁欲。做不到的话，最好是联合使用安全套和杀精剂。除非你绝对确定你和你的伴侣之间的关系是一对一的，而且你的伴侣没有感染任何性传播疾病，否则你必须采取措施保护自己。

滴虫病

滴虫病是由毛滴虫感染造成的，是一种性传播疾病。法律没有规定必须向卫生部门报告滴虫病，所以在美国，有关滴虫病的数据每年都有估测的成分。据估计美国每年有 300 万 ~500 万新发病例。有些数据显示发病率在下降。

◎→什么引起了滴虫病?

滴虫病是一种性传播疾病，由一种极微小的单细胞生物阴道毛滴虫引起。毛滴虫通过三根像鞭子似的鞭毛在潮湿的环境中运动。像其他多数引起性传播疾病的有机体一样，毛滴虫相对较脆弱，在干燥的环境里不能存活。滴虫病可以用药物治愈。

◎→滴虫感染有哪些症状?

受感染女性通常的症状是阴道分泌物恶臭，呈黄色或者黄绿色，可以是黏稠的，也可以呈泡沫状。有时候感染引起外阴或阴道瘙痒、发红或者有烧灼感，但不总是如此。滴虫病会导致性生活时产生不适感、频频排尿或排尿时疼痛。大约 40%被诊断患有该病的女性没有任何症状，所以她们会在不知情的情况下传播该病。

◎→你是怎么接触到滴虫的?

在绝大多数病例中，滴虫是通过性传播的。另外可能的途径包括在被污染的湖水里或未经适当处理的游泳池里游泳，或者在浴盆里泡热水澡。(游泳池和浴盆用化学药物来消毒，可以很快杀灭滴虫。) 少数被感染病例是与他人合用面巾或湿毛巾导致的，但是你不会从干燥的床单上沾染到滴虫。

◎→滴虫病怎样诊断?

医生可以通过显微镜观察阴道分泌物来诊断你是否感染滴虫病。滴虫的鞭子样

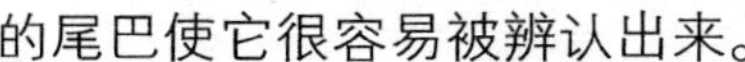

的尾巴使它很容易被辨认出来。

◎→滴虫病危险吗?

与梅毒、淋病和衣原体感染不一样,滴虫病本身并不危险,它不会引起盆腔炎症。即使怀孕期间感染滴虫,也不会留有任何后遗症。不过,滴虫病常常是其他性病的标记,如果你患了滴虫病,那么就意味着你有了患其他性病(比如淋病)的风险。淋病可以引起盆腔炎症。如果你被诊断患了滴虫病,医生会要求你接受其他性病的化验检查并做宫颈分泌物细菌培养。

◎→怎样治疗滴虫病?

治疗滴虫病最好的药物是甲硝唑,该药也可以用来治疗细菌性阴道炎。甲硝唑已经被应用很多年,有多种给药方式。有些医生愿意单剂给药,2 克一次性口服(也就是负荷剂量)。其他医生则选择长一些的疗程,每片250 毫克,每天 3 次,每次 1 片,用药 1 周;或者每片375 毫克,每天 2 次,每次 1 片,用药 1 周。很多人喜欢负荷剂量,因为它快而且容易做到。

甲硝唑也有做成凝胶剂型于阴道内用药的。使用甲硝唑阴道凝胶治疗复发率相对高一些,如果能够接受口服用药的话,口服用药治愈的可能性比阴道用药要大。但使用凝胶剂型的副作用要比口服剂型的副作用小。

◎→如果感染了滴虫病,伴侣是否也应该接受治疗?

因为滴虫病能够在性伴侣之间互相传播,所以绝大多数医生会同时治疗你和你的伴侣以预防再感染。很难发现到底是从谁那里获得的感染,如果伴侣中的一方被感染了,那么另一方也往往会被感染。

如果疗程结束之后你仍然有症状,那么不管是使用了负荷剂量还是长疗程,医生都会要求你复诊。

生殖器疱疹

生殖器疱疹和滴虫病一样,法律没有规定必须向当地卫生部门报告。有关它的发病率也是在可靠资料的基础上估测得到的。在美国大约超过 4000 万人感染了此病,每年大概有 50 万新发病例。

◎→生殖器疱疹是由什么引起的?

生殖器疱疹是由一种 DNA 病毒引起的,该病毒家族能引起水痘和带状疱疹,其中特定的一株叫 2 型人单纯疱疹病毒(单纯疱疹病毒 -2),绝大多数生殖器疱疹都是由它引起的。和它类似但不完全一样的病毒,1 型人单纯疱疹病毒(单纯疱疹病毒 -1)通常会引起唇疱疹、口腔溃疡和口内的热病性疱疹。虽然不是每个人都出现症状,但是实际上每个人都曾经接触过单纯疱疹病毒 -1。一旦你感染了疱疹病毒,你就会终身携带,因为疱疹病毒生存在脊柱附近的神经根里。它可以静止很长一段时期,寒冷、日晒、炎热或者其他原因可以使病情恶化。患过水痘的人可能会患带状疱疹;感染了口腔或者生殖器疱疹的人,疾病会时常发作。

◎→生殖器疱疹的症状有哪些?

生殖器疱疹的典型症状是生殖器部位出现簇状小水疱或者囊疱。水疱出现之前,先感觉局部疼痛、瘙痒,皮肤上出现小的红色斑块,然后发展为水疱。水疱破裂后,其中的液体将渗出。初次感染会非常痛。除了水疱外,可能还会有发热、寒战、局部疼痛、头痛及淋巴结肿大等症状,甚至会有弥散的红疹。如果你曾经患过水痘,那么或许能记起病毒感染的一般症状。我有时候在凌晨两点接到非常焦虑的患者打来电话,说她正在淋浴,发现“那里肿起来了”。如果这是唯一的症状,那么就不是生殖器疱疹。

另一个典型症状是尿痛。这种疼痛与膀胱感染伴随的泌尿器官疼痛不同。疱疹的针刺样痛只有在尿液碰到了出疱疹的部位时才会出现;膀胱感染的疼痛是在膀胱空虚的时候，从膀胱内部传来的。

幸运的是，疱疹是个自限性疾病，几天之后就会自动好转，甚至你不做任何治疗会阴部症状就会愈合，红疹会消退，疼痛不适消失。不过，有时候人们会感到神经根性疼痛，比如坐骨神经痛。

请记住，虽然疱疹病毒会永远潜伏在你身体里，你会受到复发的困扰，但是复发的病程很少会像初发时那样疼痛，也有一些人再也没有复发过。复发的频率通常会随着时间的推移而降低，复发病程的痛苦会逐渐减轻。

◎→感染生殖器疱疹病毒后多长时间会出现症状?

症状一般在感染后两天到一周内出现，不过很多感染了疱疹的女性根本就觉察不到症状的存在。

◎→你是怎样感染生殖器疱疹的?

单纯疱疹病毒传播的途径相当广。当然，仅仅只是握个手你是不可能被它感染的。它通过黏膜之间的接触传播。在这里，黏膜之间的接触指的是阴道性交、肛交以及口交。因此，你可能患上和阴道生殖器疱疹一样的口腔疱疹，或者说，你的嘴里会长出生殖器疱疹。通过手把口腔疱疹传染到生殖器上也是可能的，通过同样的途径，你也能把生殖器疱疹传染到口腔或者眼睛里。

为了避免传播病毒，请尽量不要触摸溃疡或者疮口。如果你摸了，请用肥皂和流水洗手。擦眼睛之前一定要洗手，特别是早上醒来的时候。不要用唾液来湿润隐形眼镜，特别是当你患有口腔疱疹时。拿镜片前要先洗手。

有生殖器疱疹的患者经常急于知道她们感染的到底是单纯疱疹病毒 -1，还是单纯疱疹病毒 -2。她们认为单纯疱疹病毒 -1 还可以接受，但是单纯疱疹病毒 -2 非常“肮脏”。这种区分病毒的说法是荒谬的。实际上，单纯疱疹病毒 -1 和单纯疱疹病毒 -2 的唯一真正不同是，出生时在产道里感染了单纯疱疹病毒 -1 的孩子，当接触到单纯疱疹病毒 -2 的时候，病得不那么厉害。

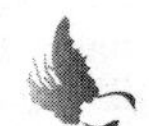

◎→患有生殖器疱疹还能过性生活吗?

如果生殖器部位有破损,那么不要进行性生活,即使使用安全套也不行。病毒可以从安全套遮蔽不住的患处传播,通过汗液或者阴道分泌物,传播到安全套遮盖不住的地方。使用安全套后,如果性生活中的动作摩擦了患处,那么将需要更长时间来愈合。即使没有开放的疮口,生殖器疱疹病毒也可以传播。

◎→怎样保护自己不感染生殖器疱疹?

像所有性传播疾病一样,进行安全的性行为是最好的预防措施。如果你的伴侣已经被感染了,那么在疱疹病损还没有长好的时候,请避免性接触,因为直接接触患处非常容易传播病毒。应用杀精剂或许可以限制病毒的传播。使用含有壬苯醇醚的杀精泡沫或凝胶加上安全套可以起到较好的保护作用。

◎→如果没有活动性病变,生殖器疱疹还能传播吗?

是的,虽然没有症状,但你仍然可以“散发”病毒。医学研究证实,有过生殖器疱疹史的女性可以传播病毒。研究中给这些女性使用覆盖有特殊培养基的阴道栓,然后这些阴道栓被送到实验室去培养疱疹病毒。尽管这些女性没有活动性病变,用过的阴道栓经过培养虽只有少数病毒生长,但是结果仍然为阳性。有活动性病变女性的阴道栓经过培养后有很多疱疹病毒生长。换句话说,有活动性病变的女性感染其伴侣的机会比没有活动性病变的女性机会大得多。

这个结果并不意味着每个人在所有时间都在传播病毒,或者只要你有疱疹病毒,你就会时时刻刻地把它传播给你的伴侣。有很多被疱疹病毒感染的女性不传播病毒。另外,药物可以减少病毒的传播。

我鼓励情侣们使用安全套,特别是如果他们中的一个人有过疱疹病史。如果情侣们准备要孩子,那么他们应该知道,孕妇在分娩之前如有疱疹发作应采取剖宫产。

生殖器疱疹的诊治

如果患者生殖器部位疼痛，有水疱，排尿疼痛，那么我通常会在诊疗台上给她做个常规检查。一般说来，生殖器附近的皮肤会发红、疼痛，我会检查水疱是否呈簇状分布，会检查淋巴结，或许淋巴结会肿大。要想做确切的诊断，就必须做个培养，所以我用 Q 形刮板轻轻地触碰水疱。如果引起非常剧烈的疼痛，那么我基本就可以确诊了，但是我仍然要把 Q 形刮板送去做培养。做培养一般需要一两天或者更长一些时间。

如果患者的生殖器部位不只是疼痛，那么我还会检查是否有淋病和衣原体感染。我们曾经见过性传播疾病一起发生的病例：某人如果感染了其中的一种，那么患上其他疾病的风险也会增加。如果疾病使她非常痛苦的话，那么我会要求她两周后回来复诊，做其他性传播疾病的培养，并且讨论一下疾病的长期控制问题。我还会检查生殖器部位的细菌感染情况，因为有时候也存在细菌感染问题。

如果有足够理由相信患者的问题是由疱疹引起的，那么在化验结果出来之前，我就会谈到这个话题。我会给她开止痛药，并告诫她，待患处治愈一周后才能有性生活。我会请她两周之后回来做培养，这样才能想办法长期控制住她的疱疹。

◎→有没有令人满意的治疗方案?

没有药物能治疗并永久清除疱疹。有些药物可以减轻疼痛，预防复发或减少复发的次数，减轻复发的症状。

这一系列药物的始祖是阿昔洛韦(Zovirax)，它的衍生物包括伐昔洛韦(Valtrex)、法昔洛韦(Famvir)和更昔洛韦(Cytovene)，后者是这一家族中最为有效的，可以治疗严重的病毒感染，阿昔洛韦和喷昔洛韦(Denivir)很容易买到。虽然口服药片起效快一些，但是有些人仍然喜欢局部外用药。

人们对这些药物的耐受性一般都很好。它们不会像用于艾滋病的药物那样引起严重的副作用。不过,这些药物的费用是很昂贵的。

◎→生殖器疱疹在什么情况下会复发?

大约30%~40%的疱疹患者终身只发病一次,这给了人们相当大的幸运几率。即使复发,复发的症状也会比第一次发病时明显减轻。通常复发时只有局部的水疱和疼痛,没有发热、乏力、红疹和头痛等第一次发病时的症状。

复发时通常会有一些征兆。有些女性在即将复发的区域有刺痛的感觉,或者有不适感。这些前驱症状一般都是局部的,不包括全身的疼痛或者不适。

◎→哪些因素会导致生殖器疱疹复发?

压力看起来是一个因素。如果你患有疱疹,那么尝试减轻你生活中的压力——减轻压力通常说起来容易做起来难。压力不一定是精神上的,也可以只是身体上的,如手术、疾病或者疲劳。日晒引起的灼伤或者其他皮肤刺激也能导致疱疹再次暴发。对有些女性来说,月经也能引起疱疹复发。不过既然你不能改变经期和伴随它变化的激素,那么你就只能做好充分的准备以减少疱疹复发的次数,减轻它复发的严重程度。

◎→能用抗病毒药物预防复发吗?

抗病毒药物可以减轻复发时的症状和复发的频率。有些患者做得非常好,只要一出现疱疹复发的前驱症状,就开始用药。早期的干预可以阻止复发。实际上,有些人长期服用抗病毒药。

杰西卡曾经发作过数次严重的疱疹。上一个春天,她在研究所里学习,准备她的综合测验,她常常工作到深夜。除了劳累,对于能否通过测验她也非常担忧。她知道压力大的时候,她的疱疹经常会复发,所以她问我能否在考试期间预防性地服用一些阿昔洛韦。我非常赞同，并认为这是预防用药非常恰当的时刻。我给了另一位患者同样的建议。她当时正在准备结婚，邀请了 300 位客人参加婚礼。

◎→有没有长期使用抗病毒药防止疱疹复发的必要?

这是我不赞同的做法，没有科学依据。我认为长期应用基础剂量的有细胞毒性的抗病毒药物是不明智的。除非你的免疫系统受到损伤，否则，疱疹并不致命，在不确定的情况下使用阿昔洛韦来防止少数几次复发过于轻率。

◎→如果曾感染生殖器疱疹，需要更为频繁的检查吗?

每年一次的妇科检查对患过疱疹的女性来说已经足够了。

◎→怀孕期间用抗病毒药物安全吗?

这是一个矛盾的论题。多年来，医生们一直不愿意在患者怀孕期间使用阿昔洛韦或者其他抗病毒药物。现在有变通的选择，就是在孕妇快要临产而病变活动性强的时候再用药。经过治疗，如果孕妇还在传播病毒（虽然病变消失了），我们就给她做剖宫产。

◎→生殖器疱疹和癌症之间有关系吗?

没有关系。尽管有很长一段时间医生们都认为疱疹病毒能够引起宫颈癌。当时的研究者们检测了宫颈癌患者血液中疱疹病毒抗体，并以同样方法测定了没有罹患宫颈癌女性的疱疹病毒抗体，结果显示，多数癌症患者的血清疱疹抗体为阳性。研究者们由此得出疱疹引起宫颈癌的结论。然而，宫颈癌的有些致病因素和疱疹是一样的（过早开始性行为，有多个性伴侣），因此有这个结果便不足为奇。人乳头瘤病毒的传播和宫颈癌之间也有类似的联系。我们知道，性病常常一起传播，所以有疱疹的人也容易感染人乳头瘤病毒。不管患有哪种性病，你每年都应该做宫颈涂片检查。

◎→生殖器疱疹会导致不育吗?

不会。事实上,疱疹不会堵塞输卵管,也不会引起盆腔炎。它引起不孕的唯一可能方式是你因惧怕被感染疱疹而不愿意再有性生活。

◎→怀孕时感染生殖器疱疹会带来危险吗?

在怀孕期间疱疹对孕妇不会有什么威胁,但是如果临产时有活动性病变,那么对婴儿会产生威胁。在那种情况下出生的婴儿患疱疹脑炎或其他与疱疹相关疾病的风险很高,所以医生们建议有疱疹活动性病变的孕妇采用剖宫产分娩。经过第一次剖宫产之后,如果第二次怀孕,临产前没有活动性病变,她依然可以经阴道分娩。

有时候,孕妇会因为她以前患过疱疹而要求剖宫产,我不鼓励这样做。感染了疱疹病毒的美国妇女有2000万人,这样一来,产科专家就要做太多不必要的剖宫产手术。

生殖器疱疹的社会影响

当发现感染了疱疹的时候,许多女性感觉要崩溃了。没有人愿意得这个病,一方面是它令人痛苦不快,另一方面是它背负着耻辱的沉重负担。它有“肮脏”的社会名声,按照这种思维倾向,感染这种病的人是社会底层的、次等的、邪恶的。当然,这是不正确的,但是人们会因为自己患病而感到羞愧,会痛恨把病传染给她们的人,又会因把疾病传染给他人而充满了罪恶感。

我只遇到过一位被诊断患有疱疹时态度非常实际的患者。她是一所声誉卓著的大学附属医院的护理专业教授。当我告诉她这个情况时,她说(用一种强得多的语气):“哦,该死!我真的很生气!”

疱疹不会杀了你,也不应该毁了你的生活,但是它会挑战你对把疾病传染给你的那个家伙的感情。我曾经观察了很多年,疱疹被诊断之后,情侣们就会终止关系并分手,因为女人们不愿意和给她们带来疾病的伴侣生活在一起。

当给那些因为疱疹而精神崩溃的人提供咨询的时候,我总是试着减轻她们的心理负担,向她们指出很多令人尊敬的人,包括护理教授、医生、律师和正在攻读研究生

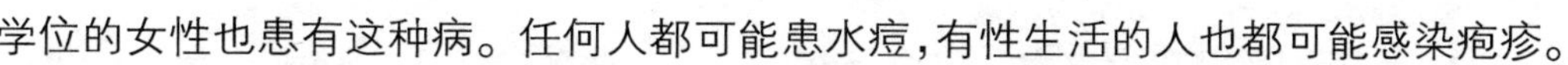

学位的女性也患有这种病。任何人都可能患水痘，有性生活的人也都可能感染疱疹。

◎→是否应该告诉伴侣你曾发生过生殖器疱疹?

我鼓励做人要诚实，这样你才能被他人信任并得到相同的回报。如果你对别人不诚实，那么你们的关系将不会稳定。有时候了解这些有助于减少由此产生的尴尬和社交上的不快。

桑德拉已经50多岁了，是一家大公司的行政助理。她总是把工作放在社交活动前面。她没结过婚，没有和男人相处的经验。她终于遇到了一个真心相爱的男人，感到非常幸福。

当她因为疱疹而崩溃的时候，他们在一起并没有多久。她变得彻底神经质了——因为感染了疱疹，也因为她的男友没有对她开诚布公。事实上，她的情绪是如此低落，以至要求我证明她因为健康原因不得不停工6个月。客观地说，我不能开这个证明，因为一旦疾病痊愈，她身体上就完全是健康的。我发现，她在精神上不能接受这个事实，因而她的第二段、第三段感情很快就变质了。最终，我建议她去找精神科医生。如果精神科专家认为她在精神上不适合继续工作，那么她就会得到上述相关证明。

很显然，和疾病本身的症状比起来，疱疹的诊断具有更重大的影响。

生殖器疣

因为生殖器疣(由人乳头瘤病毒感染所致)不像艾滋病和梅毒一样按法律规定必须上报，所以它的流行病学数字是在估测的基础上获得的。众所周知，生殖器疣传播得非常广泛，在美国每年至少有100万新发病例，大概4000万~5000万人染有此病。

1997 年,美国医学期刊发表了一篇文章说,几乎 74%的美国人在他们一生中的某个时期都曾经被人乳头瘤病毒感染过。因为 2/3 被感染的人没有症状,所以人乳头瘤病毒传播的实际情况比这些数字可以更广。一个关于大学入学年龄的女性调查显示,其中的 69%的人曾经被感染过。

相对疱疹而言,虽然人乳头瘤病毒在身体上不会引起太多痛苦,精神上也不会造成太大压力,但是它更危险,因为它使患者更容易罹患宫颈癌或者会阴部癌症。

◎→什么是生殖器疣?

人乳头瘤病毒具有伞形结构,属于一个有 70 多个成员的病毒家族。这一病毒家族能够引起疣(湿疣),疣可以生长在身体的任何部位。疣包括普通疣和跖疣(一般长在脚底),有的疣甚至呈息肉状长在声带上。这些病毒中只有几种亚型是通过性传播的,能引起生殖器疣或称性病疣。

◎→生殖器疣都有哪些症状?

大约 2/3 的人感染人乳头瘤病毒后没有明显的或可见的症状。生殖器疣一般生长在外阴,围绕阴道口或者肛门生长。它也可以生长在阴道内、子宫颈、腹股沟或者大腿上。它看起来就像寻常疣,但是更大一些,特别是当你怀孕的时候;或是更小一些,有时候很小很平,以致肉眼很难看到。疣可以单个分布,也可以簇在一起像个菜花。通常不疼,有时候会引起搔痒和流血。

◎→你是怎样感染上生殖器疣的?

这种疾病是通过直接接触感染人乳头瘤病毒的组织而被感染的, 不一定必须有肉眼所见的疣。人乳头瘤病毒通常通过性行为传播,但是用手触摸生殖器部位也可以传播。少数情况下,感染病毒的母亲在分娩时,把病毒传给了婴儿。

◎→哪些人被感染的风险高?

性行为活跃、有多个性伴侣、不使用安全套的男性和女性,都是生殖器疣的高风险人群。如果你患有另外一种性传播疾病，或者某种情况导致你免疫力下降，那么你发病的风险也会增加。在美国，白种人比其他人种具有更高的发病风险。据统计，15~24岁之间的人比其他年龄段的人发病风险高，而糟糕的是，他们更倾向于拥有多个性伴侣。

◎→怎样保护自己不感染生殖器疣?

请使用那些保护你免于染上性传播疾病的安全性技巧：使用安全套。请记住，安全套只保护它确实覆盖住的部位。如果阴囊被感染了，那么接触它仍然可以导致疾病的传播。2002年，研究者们成功地研制了一株人乳头瘤病毒疫苗，向预防宫颈癌迈出了令人鼓舞的第一步。

◎→怎样诊断生殖器疣?

如果你有看得见的疣，通过简单的观察就可以诊断。然而，如果你的宫颈涂片检查结果不正常，提示你可能有生殖器疣，并且病损很小，那么医生可能会用放大镜或阴道镜（一种用于检查生殖器部位的特殊显微镜）来帮助诊断。

◎→怎样治疗生殖器疣?

对人乳头瘤病毒感染的治疗主要针对的是症状，因为它不能完全被治愈。有大约25%的患者在临床痊愈3个月后复发，而且没有药物能够帮助避免复发。药物治疗和外科手术可以消灭出现的单个疣，治疗被感染的皮肤和生长在该处的疣。

治疗生殖器疣的经典药物足叶草酯是从一种被称为五月苹果（盾叶鬼臼）的植物根里提取出来的。把足叶草酯涂在疣周围的皮肤上，三四个小时后洗掉即可。足叶草酯不能在皮肤上待得太久，也不能用于大片皮肤，仅仅一会儿，它就会引起剧烈的刺痛，如果通过皮肤被大量吸收，就会导致严重的副作用，包括肝脏损害。所以医生通常只在诊所里给患者用足叶草酯。怀孕期间不能使用足叶草酯。

一种新药，鬼臼毒素（Condylox），不能被身体吸收，因而没有肝毒性风险。该药物为凝胶状。如果疣长在皮肤表面的话，那么你可以自己在家里使用它。它对皮肤有刺激作用，不能用于治疗黏膜表面的疣。三氯乙酸是另一种药，有时也被用于清除表面

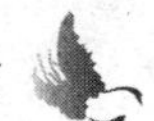

的疣，它能烧灼接触的组织。

还有一种含有干扰素的叫做咪喹莫特(Aldara)的霜剂可用于治疗疣。干扰素是人体被病毒感染之后产生的抗病毒蛋白，可以刺激抗炎反应以抑制病毒。在咪喹莫特投放市场之前，有些医生在感染部位注射干扰素，但是这种疗法非常昂贵，容易产生不良反应，而且与其他疗法相比没有明显的成功之处。咪喹莫特会引起用药部位周围发红。

生殖器疣像其他疣一样，可以被冷或热清除。电流烧灼或激光汽化可以将其清除。

◎→生殖器疣复发是否有先兆?

有一些人偶尔复发，另一些人则从不复发。没有办法预知这种疾病的未来。复发通常看起来是由于病毒的再活动，而不是从外界再感染引起的。即使彻底清除掉了你的疣，同时禁欲，也仍然可能复发。免疫系统损伤(如艾滋病)和抵抗力低下(如糖尿病)的患者更容易复发或被感染。

> 雷切尔有反复发作的生殖器疣。不管上一次的治疗有多彻底，总是复发。幸运的是，她的宫颈涂片检查一直是正常的。她的疾病曾经一度暴发，出现了许多菜花样的疣。之后雷切尔很快就被诊断患了糖尿病。血糖升高使她成为极易被感染的目标。尔后她的糖尿病得到了很好治疗，血糖得到了控制，她也没再复发生殖器疣。

◎→生殖器疣是否会导致癌症?

在 70 多种人乳头瘤病毒(其中只有几种引起生殖器疣)中，大约有 3 种与癌症有关，通常与宫颈癌有关，偶尔也与阴道或外阴部的癌症有关。有一项特殊检查，叫做 Vira-paps，能够检测出你感染的人乳头瘤病毒属于哪一株。但是这个检查非常昂贵。

如果感染了人乳头瘤病毒，那么你应该认真地每年做一次宫颈涂片检查。一旦涂片显示你宫颈细胞变化异常，就应该和医生讨论治疗方案。

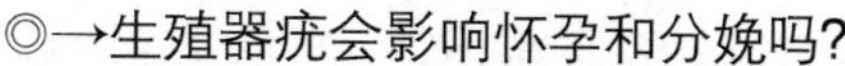

◎→生殖器疣会影响怀孕和分娩吗?

尽管有时候怀孕能够引起生殖器疣的快速生长,但生殖器疣似乎对怀孕没有什么影响。被人乳头瘤病毒感染过的女性分娩的婴儿,其喉部或喉部周围可能会生长出疣,但是很少见。足叶草酯不能用于治疗怀孕期间的疣。很少会因孕妇在分娩时有生殖器疣而施行剖宫产。

淋 病

淋病是已知的困扰人类最久的广泛传播的性病之一。幸运的是,先进的现代医学以及国家疾病预防控制中心的努力使淋病在美国的传播已经显著减少。发病率在经过1975~1997 年的稳步下降后,又逐步上升了 9%,此后一直保持稳定。尽管法律规定淋病必须报告给疾病预防控制中心,但仍然还有许多未诊治或者未报告的病例。据估计,在美国每年实际的新发病例大约在 60 万 ~200 万人之间,比实际报告的病例数(2000 年为 358 995 例)高很多倍。

◎→淋病是由什么引起的?

淋病是由一种叫做奈瑟淋球菌引起的,它的名字来自阿尔伯特·奈瑟博士。奈瑟博士第一个描述了该病。淋球菌生长在细胞中,主要是女性的宫颈细胞以及男性的尿道细胞中。

◎→淋病都有哪些症状?

大约 70%~80%感染了淋病的女性都没有什么症状。淋病的可怕之处在于未经治疗的淋病可以引起盆腔炎并导致不育。淋病的症状通常出现在感染后的 10 天内。这些症状包括阴道分泌物增加、阴道疼痛以及有异味等,也可以表现为尿痛或者小腹疼痛。因为许多阴道感染淋球菌的女性常常合并有直肠感染,所以淋病的症状也可以表现为直肠附近的疼痛和瘙痒。当淋病通过口交传染后，一个突出的症状是剧烈的咽喉疼痛，就像链球菌导致的咽炎一样。

偶尔有人会染上播散性淋病。播散性淋病表现为一种普通的炎症反应，症状包括皮疹和关节炎，通常累及大关节，如膝关节和肘关节，表现为胳膊或者手腕疼痛。另一个伴随播散性淋病的问题是性病性肝周围炎（Fitz-Hugh-Curtis 综合征），它是因淋病感染了肝脏周围而造成的。它的症状类似胆囊疾病或者肝炎。这一疾病的经典特征是小提琴弦样的粘连，这种粘连只有在外科手术时才能看到。

爱丽莎大约四十岁，我的一个外科同事把她送到我这里，让我来帮助她确诊是否患了胆囊炎。胆囊炎具备几个危险因素：女性、白人、多产、四十岁及肥胖。虽然爱丽莎还没有孩子，但是她就在这个年龄段，体型丰满，而且毫无疑问是白人女性。虽然她具备胆囊炎的好几个危险因素，但是X线检查却给出了不确定的结果。

外科医生怀疑爱丽莎患的是性病性肝周围炎。我给她做了详细的检查之后，认为我同事的判断是正确的，因此给她用了四环素。她的症状得到了明显改善。

两年后，她需要做子宫切除术，恰好是我诊所的同事为她施行手术。她发现爱丽莎两侧的输卵管和卵巢都有脓肿，这个发现提示她曾经有过淋病导致的盆腔炎。

虽然淋病的症状通常只是令人不适，但是症状的存在能够提示你已经患病，由此你应寻求帮助并在它造成永久伤害之前获得治疗。

男性经常感染淋病，但是尿道口出现分泌物（甚至成滴）、尿痛或者尿频等症状却很少出现。以前通常认为男性感染淋病都会有症状，但是15年前为招募新兵进行的一次体检（研究者为所有男性进行尿道涂片）发现，有很大一部分男性感染了淋病却没有症状。这可真是一个坏消息，这意味着男性可以在不知情的情况下成为淋病的传播者。

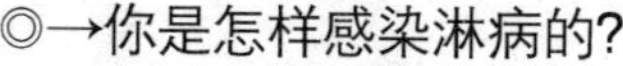

◎→你是怎样感染淋病的?

淋病是通过黏膜和黏膜之间的直接接触传播的。它可以通过口交被传播到嘴里，或者通过肛交传染到肛门和直肠。新生儿通过感染淋病的产道时眼部会被淋球菌感染,如果不治疗的话,就会导致失明。

◎→什么人最易感染淋病?

有多个性伴侣的人感染淋病的风险都很大。如果你患有另一种性传播疾病,那么你感染淋病的风险也同样会增加。女性比男性感染的风险大。据估计,一名男性与一名感染者进行无保护措施的性行为被感染的几率是20%~25%,而女性在同样的情形下被感染的几率是80%~90%。据统计,在美国,城市居民、青少年和有过淋病感染史的人以及吸毒成瘾者发病的风险高——或许是因为这些群体沉湎于某些高风险的行为中。

◎→安全套能预防淋病吗?

只要使用方法正确,橡胶安全套就能够起到保护作用。杀精剂也能起到一定的保护作用。

◎→怎样诊断淋病?

对无症状的女性而言，诊断淋病需要为感染部位做组织培养以确定淋球菌的存在。感染部位通常是宫颈。医生或许会同时检测你是否感染了衣原体。

◎→怎样治疗淋病?

因为淋病是由细菌而不是病毒感染引起的,所以可用抗生素成功治愈。曾经有很多年,仅仅通过注射青霉素或者口服氨苄西林就可以治愈。但是大约从15年前开始,淋球菌对这些药物产生了抗药性。当抗药性达到6%以后,医生们就不得不换新药。两个新的药物家族被介绍给人们,它们是头孢菌素和金鸡纳。目前较多用于治疗淋病的

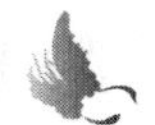

药物是头孢曲松，单剂臀部肌内注射给药。其他经常应用的药物是环丙沙星和氧氟沙星，单剂口服给药。

如果对头孢菌素和金鸡纳过敏的话，那么你可以使用四环素或者强力霉素，后两者都是口服药。应用四环素和强力霉素的治疗要持续一周，单剂给药不足以治愈淋病。

只要被诊断患有淋病，你同时还要接受抗衣原体治疗。因为这两种病经常在一起出现，所以疾病预防控制中心建议任何女性只要接受淋病治疗，就必须同时接受抗衣原体治疗，而不管她的衣原体培养结果是阴性的还是阳性的。如果用四环素或者强力霉素治疗淋病，那么衣原体感染同时也会得到控制。

淋病是必须报告的疾病，按照法律规定，医生要向当地健康部门汇报。疾病预防控制中心建议，如果你患了淋病，在过去的 30 天之内，你接触的任何性伴侣都要接受治疗。如果患了淋病，医生会询问你的性伴侣是否也接受了治疗。

◎→接受治疗之后是否需要跟踪随访?

我建议进行后续的细菌培养以确定经过药物治疗之后是否根除了感染。有时治疗会“失败”，尽管多数情况下都是再感染。如果你的症状在治疗之后仍然存在，那么你应该继续接受治疗。

衣原体感染

衣原体感染可能是性传播疾病中最不为人知的，但是它最为普遍，同时从长期并发症的角度来看，也是最危险的。对女性来说，衣原体感染通常会导致盆腔炎，引起不育、异位妊娠或慢性盆腔疼痛。根据疾病预防控制中心的统计结果，有 30%感染衣原体而未经治疗的女性会导致不育。因为许多患者根本就没有症状，所以这种“沉默的”盆腔炎会在不被人注意的情况下危及人的生育能力。携带衣原体的孕妇会在分娩时感染婴儿。

与淋病和梅毒已经存在了几个世纪不同，衣原体感染出现得相对较晚，至少从流行的角度来说它出现得较晚。瑞典的科学家们最早记录并且仔细研究了衣原体。直到20世纪70年代,卫生机构才认识到它是个主要的威胁。

衣原体疾病和淋病以及梅毒一起被纳入监督控制体系。在美国,2000年有702 093例衣原体感染被报告给疾病预防控制中心,大约是所报告的淋病例数的两倍,而且衣原体感染的发病率还在迅猛上升。特别令人沮丧的是，发病率最高的是青少年人群。年轻的女孩子受到损伤导致盆腔炎的风险最大。相对这些令人担忧的数据,令人鼓舞的是政府的监督和治疗体系目前正在使衣原体的发病率稳步下降。

◎→衣原体感染是由什么引起的?

衣原体感染是由一种叫做沙眼衣原体的细菌引起的。这种细菌在某些方面类似病毒,然而像所有细菌一样,它有细胞壁,抗生素可以攻击它。和病毒相同的是,它寄居在体细胞内,在那里生存并繁殖。因为这些原因,所以衣原体感染很难通过细胞培养来诊断,但是它治疗起来相对容易。

◎→衣原体感染的症状都有哪些?

50%~70%的衣原体感染都没有症状。它在你不知不觉的时候安静地进展。一旦出现症状,症状就和淋病相似:阴道分泌物增多、排尿疼痛、脓尿及阴唇和会阴部有刺激感等。感染衣原体的男性患者排尿时可能有烧灼感或者疼痛感,或者尿道有分泌物,但是,像女性一样,他们也可以没有任何症状。如果出现症状,那也常常是在被感染了一两个星期之后。

一旦由单纯的子宫颈感染扩展到整个盆腔，那么出现的症状就可能包括疼痛、发热、阴道分泌物增多以及性交疼痛等。当然,盆腔感染也可能没有任何症状或者警示征象。

◎→你是怎样感染衣原体的?

衣原体可以通过阴道、肛门性交或者经口(少见一些)传播。它甚至可以通过没有任何症状的感染者传播。

◎→什么人有感染衣原体的风险?

如果你不止一个性伴侣,或者你的伴侣拥有多个性伴侣,那么你感染衣原体的风险会增高。如果你年龄小于20岁,那么你感染的风险也会增高,20岁以下的年轻人通常拥有多个性伴侣。如果你是女性,你感染的风险也会增加。统计数字表明,男性与女性感染者进行一次无防护性行为,感染几率为20%;而女性与男性感染者进行一次无防护性行为,感染几率为40%。

◎→怎样保护自己避免衣原体感染?

安全套联合杀精剂是预防衣原体感染最好的保护措施。

◎→怎样诊断衣原体感染?

对衣原体的检验变得越来越精确,而且价格越来越便宜。最可靠的检验方法是用宫颈或者尿道分泌物在实验室进行培养。如果培养基上有衣原体生长,那么你就是被感染了。这个方法对实验室人员来说有一定的技术难度,对患者来说比较昂贵。

在20世纪80年代末,科学家们发明了精密的仪器,可以检测生殖器分泌物中衣原体的细菌蛋白并鉴定它的DNA。这种检验方法,对男女患者都可以使用,即使没有衣原体感染症状,也可以给出检验结果。它比实验室培养速度快而且便宜。分泌物是用Q形刮板从女性子宫颈或者用刮片从男性尿道口获得的。

近期,美国食品药品监督管理局证实了这种方法可用于尿液样本检验。这一方法成了诊断衣原体感染的主要步骤,因为它既不需要用侵入性方法取得标本,又可以在设备不便于进行盆腔检查时使用。尿液检测结果可在24小时内得到,准确性很高。

通过血液检测寻找衣原体的抗体,也可以提示你是否有过衣原体感染。如果有这些抗体,那么表明至少你曾经在某些时候接触过衣原体。但是这个检测结果不能说明你现在的状态。它可以用于因输卵管损伤导致不育症的患者经过治疗以后的检验。

实验室工作人员为你抽取血液标本,检验是否有衣原体抗体存在。如果结果是阳性的,那么工作人员会把标本稀释一倍,然后检测这个一半浓度的标本。如果仍然是阳性的，那么他会连续稀释下去，1∶2，1∶4，1∶8，1∶16，直到检验结果不再显示阳性为止。如果你的衣原体抗体滴度是1∶1024，那么到检测结果为阴性之前，原始标本就要被稀释10次。这意味着感染非常严重。即使疾病被治愈了，你的衣原体抗体也仍然会保持阳性，但滴度可能没这么高了。

几年前，我作为专家证人在南希案件中作证。她不能生育，她把不能生育归罪于数年前使用过的宫内节育器。

1986年，南希在决定起诉之前做了衣原体滴度测定，并把它作为诊断不育症检查中的一个步骤。她的检测结果显示为强阳性。南希的衣原体抗体滴度非常高，达到1∶512，提示她曾被严重感染。

到了1996年，南希在准备诉讼的时候再次进行了滴度测定，因为她不相信前一次的测定结果。而事实证明她错了，因为检测结果仍然是1∶512。南希的案件被从法庭撤了出来。因为有严重的衣原体感染，不能把不育归咎于宫内节育器。如我们所知，衣原体感染来自性行为，而不是宫内节育器。

◎→怎样治疗衣原体感染？

用于治疗衣原体感染的药物和用于治疗淋病的药物一样。在推荐的抗生素中，大多数医生使用强力霉素，一个疗程7天。还有一种新药阿奇霉素（希舒美）可以单剂给药。另外可用于抵抗感染的药物还有氧氟沙星和红霉素。那些感染已经扩展到盆腔的患者或许需要静脉注射抗生素。

一旦症状消失了，接下来你就应该做细菌培养以确定衣原体是否被抗生素完全清除。在接受药物治疗期间，你和你的伴侣应该对性生活有所节制。

◎→如果感染了衣原体，伴侣是否应该接受检查？

如果检查结果提示你已经被感染了，那么你应该通知你的性伴侣，以便阻止疾病进一步蔓延。你和你的伴侣应该在治疗后再次接受检测，以确保被完全治愈。

◎→衣原体感染对怀孕有危害吗?

是的。孕期感染衣原体可以导致早产或者流产。被感染的孕妇产下的婴儿患眼部衣原体感染和肺炎的风险会增加。沙眼,即沙眼衣原体引起的眼疾,是欠发达国家常见的眼部感染疾病。

梅 毒

梅毒在古时候就有了。公元前2000年,中国的医学文献对它就已经有所描述。15世纪以来,它在欧洲非常猖獗,并且困扰了一些著名的历史伟人和艺术家,包括作曲家弗朗兹·舒伯特。虽然引起梅毒的病原体对好几种抗生素都敏感,但是这一疾病始终跟随着我们,直到今天。大约在20世纪80年代中期以前,梅毒在美国看起来几乎被永久根除了,就像天花从世界上消失了一样。但是,在20世纪80年代末期,随着艾滋病的蔓延,梅毒的发病率也有所上升,而此前梅毒的发病率曾经降低至1941年以来的最低点。因为梅毒会引起严重的后果,是被法律规定必须上报当地健康部门和疾病预防控制中心的,所以流行病学家们相信这些统计数字是合理而精确的。

◎→梅毒是由什么引起的?

梅毒是由一种叫做苍白密螺旋体的细菌引起的,它与引起莱姆病的病原体有紧密的关联。由于该螺旋体需要很长时间才能繁殖,所以梅毒的病情进展得很缓慢。

◎→梅毒有哪些症状?

虽然治疗梅毒很容易,但是鉴别它很难,原因之一是梅毒的病情进展缓慢而且累及全身(不像淋病,淋病主要累及生殖器)。梅毒有三个阶段:初期、二期和三期。三个阶段的症状差异很大。

初期梅毒的主要症状是有小片的无症状的皮肤溃疡,通常为一个,感染后

10~90 天内出现在感染灶部位(接触部位)。对女性患者来说,接触部位通常在阴道、阴唇、子宫颈、直肠或者生殖器其他部位。这种溃疡叫做硬下疳,不是水疱,而是高出皮肤的皮损,中间有空腔。虽然看起来发红而令人不适,但是它不引起疼痛并且无论是否经过治疗,3~4 周后它都将自动消失。如果硬下疳长在子宫颈或者阴道里,那就很难被人注意到。这是很糟糕的,硬下疳不引起疼痛和不经治疗也会消失的这些特性,影响了被感染者对就诊的关注。如果未经治疗,梅毒就会变成全身性疾病,侵及身体的其他系统。

初期梅毒经过 6 周(也可以是 6 个月)后进展为二期梅毒。二期梅毒具有生殖器或更为广泛的症状。生殖器症状被称为梅毒湿疣,即出现大而扁平的生殖器疣,与人乳头瘤病毒引起的疣相比,更大更宽。不是所有二期梅毒患者都有梅毒湿疣,但是绝大多数人都有类似一般感染引起的全身症状,如发热、淋巴结肿大或类似病毒性感冒引起的全身不适症状。这些类似感冒症状会持续 3~7 天,其他症状会持续时间长一些。

其他症状可能有出现普通红疹,类似过敏症引起的那种。红疹可以出现在身体的许多地方,包括手掌和脚底。

二期梅毒能导致头发脱落。当然了,绝大多数脱发都不是二期梅毒导致的,但是脱发与否是医生用来区别普通病毒感染和梅毒的一个症状。

然后,不管你接受治疗与否,二期梅毒都将进入潜伏期。这一时期虽然血液化验显示螺旋体仍然存在,但是没有任何症状。潜伏期能够长达 10~20 年,甚至直至被感染者死亡。

三期梅毒现在非常罕见,因为绝大多数感染都能被发现并在晚期症状出现之前就给予治疗。

在潜伏期的任何阶段,梅毒螺旋体都有可能再度活跃起来攻击并损害任一器官和系统的细胞。它们可以形成梅毒瘤(或称树胶肿),存在于皮下或者内脏,形成硬结节。三期梅毒能够损害肝脏、骨骼甚至大脑,引起走路摇晃甚至精神错乱。在接受治疗之前,有时患者死于梅毒对主动脉的损伤。主动脉是从心脏发出的大血管。梅毒能够削弱其血管壁,形成动脉瘤,即形成水疱样凸起。动脉瘤破裂将致人死亡。

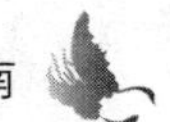

◎→梅毒是怎样传播的?

梅毒通常是通过和具有开放性皮肤溃疡的梅毒感染者进行直接性接触而传播的。它能从阴茎传播到阴道,反之亦然。受感染的孕妇通过胎盘将梅毒传给未出生的胎儿,称为先天梅毒。幸运的是,目前这种情形在持续减少。梅毒螺旋体喜欢在暖湿的空气中旺盛繁殖,能够侵入无破损的黏膜,但是不易侵入干燥的无破损的皮肤。在极少见的情况下,梅毒能够通过深度接吻传播。

在早期有皮肤溃疡的时候,梅毒的感染性较强。但是有的人在感染梅毒 4 年后也仍然具有传染性。

◎→哪些人感染梅毒的风险最大?

如果你的性生活很随意或者拥有多个性伴侣而且不使用安全套的话，那么你感染的风险无疑会增高。如果有导致你免疫功能降低的情况存在,那么你感染梅毒的风险也会增加。艾滋病患者极易感染梅毒。

◎→怎样诊断梅毒?

针对梅毒这种疾病的检测方法已经存在了很多年。德国细菌学家瓦塞尔曼于 1907 年第一个发明了血液化验法。在美国,当你申请注册结婚的时候,有些州会要求你进行梅毒筛查;怀孕的时候也会接受梅毒检查。新生儿要接受梅毒筛查,使用的是脐带血。

最常用于梅毒筛查的血液化验方法被称为性病研究室试验(VDRL),名称来自发明这个方法的研究实验室。性病研究室试验是一种非特异检验方法,它检测的是心磷脂抗体。心磷脂抗体是你的身体在对梅毒以及其他一些炎症性疾病产生反应的过程中产生的。性病研究室试验阳性提示你可能接触过几种疾病,而梅毒是其中的一种。有一种针对梅毒的特异检验方法,叫做荧光标记螺旋体抗体吸收试验。这个方法针对的有机体是引起梅毒的苍白密螺旋体,但是此法很昂贵,很难用于筛查。荧光标记螺旋体抗体吸收试验用于确证性病研究室试验的结果。

你应该认识到，性病研究室试验结果呈阳性并不绝对意味着你感染了梅毒。感染性疾病如单核细胞增多能导致性病研究室试验阳性；肝炎和胶原血管性疾病如狼疮和类风湿性关节炎也可以导致性病研究室试验阳性；引起莱姆病的病原体与苍白密螺旋体类似，因此患有莱姆病的人性病研究室试验也呈阳性。

我第一次见到婚检梅毒呈阳性是20年前，在我刚开始执业没有几年的时候。克莱尔是当地一家声誉卓著的公司的行政管理人员。她来到接诊台取了两份婚前血液化验表格。按照康涅狄格州的规定，两份表格分别是梅毒和风疹。她的婚礼将在几天后举行。

助手把化验结果递给我，通常只需要一个例行签字。在艾滋病的流行改变了人们对感染梅毒和其他性传播疾病的偏见之前，我从没有想过在这些受过良好教育的中产阶级阶层中能看到阳性检验结果。我详细地浏览了化验结果。克莱尔的结果是性病研究室试验阳性，呈“++++”；荧光标记螺旋体抗体吸收试验阳性，呈“++++”。检验结果的分级用于区分强阳性或弱阳性，而克莱尔的检验结果提示疾病呈活动状态并需要治疗。据了解，这名年轻女孩没有狼疮或者其他影响性病研究室试验结果的疾病。我把克莱尔带到我的私人办公室并把这个坏消息告诉了她。

克莱尔不知所措。她回忆在关节上曾经有过皮疹，但是她以为是病毒感染或者食物过敏。皮疹消失了，她就认为它不会再出现了。我告诉她，因为她的梅毒检验呈强阳性，她未婚夫也很有可能感染梅毒了。化验结果显示，她未婚夫的性病研究室试验和荧光标记螺旋体抗体吸收试验都是“++++”，强阳性。

我不知道是谁传染了谁，但是在克莱尔和她的未婚夫结婚之前，都必须接受治疗。我们立即开始了治疗。我还把克莱尔送去做了腰椎穿刺以化验她脑脊液中的梅毒，因为我们不知道疾病已经进展到了什么程度，是否已经损害了她的中枢神经系统，尽管她还

没有任何症状。脑脊液的化验结果呈阴性,我们都非常高兴。

克莱尔和她的未婚夫还是结婚了，但是从那之后他们很快就搬走了，所以我不知道他们的婚姻在经历了这样的心理创伤后是否还在维持。

我曾经见过一两例怀孕期间的梅毒阳性化验结果。

贝瑟尼,生活富裕并受过专业教育的室内设计师,和她的丈夫争执后一怒之下去了墨西哥阿卡普尔科市,在那儿,她遇到了一个情人并经历了一段性冒险。不幸的是,她没有采取保护措施。回来之后她很快就发现自己怀孕了。她因为怀孕而进行了血液梅毒化验,我们发现她感染了梅毒。

贝瑟尼计算出,在去墨西哥之前她就已经怀孕了。由于是在早孕期间发现了病情,使胎儿免于患严重残疾。她在整个怀孕期间一直都有负罪感,但是幸运的是,她没有再干什么出格的事情。

在美国,有些州只要求在开始怀孕的时候做梅毒检查,因为在怀孕 4 个月以前如果孕妇接受了治疗,那么梅毒就不会传给胎儿。另一些州则要求做两次化验检查,一次在怀孕早期,另一次在怀孕晚期。晚期的那次用来检测怀孕期间是否被感染。我也曾遇到几名患者,她们的第一次化验结果为阴性,而第二次化验结果为阳性。

◎→怎样治疗梅毒?

梅毒不像某些菌株的淋病那样难治。梅毒螺旋体对青霉素很敏感并且在疾病的任何阶段都可以被治愈,然而三期梅毒引起的器官损害是不可逆的。我们无法治愈胎儿由于梅毒感染而造成的畸形，所以对梅毒的诊断是绝对重要的——无论是对你自己,还是对你未出生的孩子。

在发现青霉素之前,也有治疗梅毒的措施。当时的治疗采用重金属,有严重副作用。1909 年，一位德国细菌学家保罗·埃利希发现了一种含有大量砷的化合物，这种化合物成为第一个有效治疗梅毒的药物。他把这种化合物叫做“606”，因为他做了 606 次尝试才发现了它。后来他申请了 Salversan 这个商标。1940 年由爱德华·罗宾逊主演的电影《埃利希博士的魔术子弹》戏剧化地描述了埃利希不屈不挠的工作精神。

青霉素的发现带来了真正的革命，而且直到现在它也仍然是非常好的治疗药物。疾病预防控制中心根据梅毒患者受累器官的数量，制订出关于用药剂量的处方。如果受累器官很少，那么注射一两次青霉素可能就够了。如果化验提示梅毒螺旋体已经损伤了脊髓或者大脑，那么青霉素的使用剂量要加大，疗程要延长。

乙型肝炎

肝炎是肝脏发生的炎症。可以由病毒、细菌或者化学毒物(包括酒精、药物和毒蘑菇等)导致。肝炎可以在数月内自发好转。少数几种类型的肝炎会转成慢性的，甚至致命。

◎→乙型肝炎是由什么引起的?

肝炎病毒常见有四种类型:甲(A)、乙(B)、丙(C)和丁(D)。虽然肝炎通常不认为是性传播疾病，但是其中的一种——乙型肝炎，可以通过性接触传播。

◎→乙型肝炎有哪些症状?

许多人血液里面都有乙型肝炎病毒，但是没有症状，于是这些乙型肝炎病毒携带者在不知情的情况下，会把病毒传染给其他人。即使有症状，从感染乙型肝炎病毒到出现症状，也可能长达 6 个月。感染了乙型肝炎的人其症状通常类似感冒或者其他病毒感染，如出现疲乏、发热、食欲缺乏、关节或者肌肉疼痛。另外，你或许会出现黄疸——皮肤和白眼球变黄，尿色变深。有些人还出现瘙痒症状。大约 10%的乙型肝炎患者将发展为慢性肝炎，导致肝硬化，这增加了患肝癌的风险。

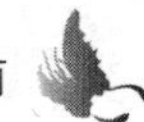

◎→你是怎样感染上乙型肝炎的?

乙型肝炎病毒很容易传播:如果你的性伴侣携带有病毒,你就会被传染。使用被含有乙型肝炎病毒的血液污染的针头进行药物静脉注射也会被传染。产妇可以在分娩时把病毒传染给胎儿。乙型肝炎会导致严重后果,甚至有生命危险。

◎→怎样避免感染乙型肝炎?

像预防其他性传播疾病一样,安全套是第一道防线。幸运的是,这种疾病有疫苗。孩子、接触血液和血液制品的工作人员以及拥有多个性伴侣的人都应该注射疫苗。大学医疗服务机构提供乙型肝炎疫苗。疫苗接种一共有三针,前两针相隔 1 个月,第三针在 6 个月后。

◎→怎样诊断乙型肝炎?

乙型肝炎的诊断依靠症状(肝脏肿大等)和血液化验。

◎→怎样治疗乙型肝炎?

像治疗其他病毒性疾病一样,没有好办法。治疗主要包括消除症状——用抗病毒和抗炎症药物控制发热。

艾滋病

面对全球流行的艾滋病(获得性免疫缺陷综合征,AIDS)是生活在 21 世纪最大的不幸。根据联合国艾滋病规划署的报告,截至 2001 年底,全世界范围内大约有 4000 万人感染了这种不可治愈的病毒,其中 80 万~90 万人生活在美国。

每天有 1.4 万名新的感染者。从艾滋病开始流行至今,已经有大约 2200 万人(包括 44.8 万名美国人)死于艾滋病。

虽然尚没有找到治愈艾滋病的办法，但是医生们已经有了更好地和它作斗争的武器，其中抗病毒药物的联合应用已经成功地延迟了疾病毁灭期的来临，使患者生命得以延长。正是由于这些治疗，在25~44岁的人群中，艾滋病已经从致死原因的第1位降至第5位(排在意外事故后面，但它仍然是这个年龄段黑人男性的首位致死原因)。美国疾病预防控制中心报告说，1995~1999年，艾滋病导致的死亡例数降低了67%。但是不知何故，女性新发病例的数量一直在上升。2000年，女性新发艾滋病感染例数增加了30%。非洲裔美国人和西班牙裔女性占这些女性病例的80%。

艾滋病事实上是可以预防的，但是要改变导致疾病传播的两类高危行为——性行为和静脉吸毒，是极其困难的。可喜的是，教育和理解在美国已经减缓了艾滋病的传播。

◎→艾滋病是由什么引起的?

艾滋病是感染了人免疫缺陷病毒(艾滋病病毒，HIV)引起的疾病的末期。这种病毒是通过体液传播的，它攻击T淋巴细胞，T淋巴细胞的主要作用就是对抗感染。特别是病毒杀死T淋巴细胞中的CD4亚型细胞。人免疫缺陷病毒通过杀死CD4细胞逐渐损害免疫系统，使机体沦为各种感染的牺牲品，而正常时机体是可以轻易抵抗这些感染的。

随着人们对艾滋病了解的增多，流行病学家们重新定义了这种疾病。有些患者感染病毒后产生的症状相对较轻，这种情况通常出现在完全型艾滋病表现之前，被称为艾滋病感染者。现在的简写HIV/AIDS(人免疫缺陷病毒/艾滋病)通常用来描述疾病的整个过程。

◎→艾滋病都有哪些症状?

在进展为完全型艾滋病之前，常常表现出一系列警示症状，包括慢性发热、极度疲乏、无意识的体重下降、夜间盗汗、真菌感染(包括阴道或口腔反复发作的霉菌感染)、淋巴结肿大和腹泻。

很多不同的疾病均可引发这些症状，通常不意味着受到了人免疫缺陷病毒感染。很多女性时常有霉菌感染；我们也都经历过疲乏无力的时候；夜间盗汗可以是其他很多疾病，包括即将到来的围绝经期的一个表现。由人免疫缺陷病毒所引起的症状与上述的不同之处在于其严重程度：我们都容易疲乏，但是和艾滋病有关的这种疲乏无力是非常显著的，而且总是持续存在，即使你已经充分休息了，也缓不过来。

◎→感染人免疫缺陷病毒后多长时间出现症状?

在症状出现之前，人免疫缺陷病毒可以很长时间处于休眠状态。从病毒感染到出现第一个有诊断价值的症状，平均时间是 10 年，而男性似乎比女性出现症状早一些。

◎→哪些症状是女性艾滋病患者特有的?

艾滋病能引起一些妇科问题，或者使已经存在的问题更难治愈。反复发作的阴道霉菌感染并且对治疗有抗药性，以及异常的宫颈涂片和盆腔炎，有可能是艾滋病的征兆。感染人免疫缺陷病毒的女性感染人乳头瘤病毒的风险也会增加，后者能引起生殖器疣。有些株的人乳头瘤病毒被证实与宫颈异常增生以及宫颈癌有关。

◎→艾滋病怎样传播?

虽然人免疫缺陷病毒存在于感染者的绝大部分体液（血液、精液、阴道分泌物、眼泪、乳汁和唾液）中，但它仍然是相对不易传播的：感染者的体液必须进入尚没有被感染者的身体里，以皮肤或黏膜上的破损为通道才能传播。

人免疫缺陷病毒可以通过性接触传播，包括阴道性交和肛交。如果你的阴道或者外生殖器有破损、溃疡或者有其他黏膜破损，那么你被感染的风险将极大地增加。如果你存在另一种性传播疾病，如淋病、梅毒、疱疹或者衣原体感染，那么你感染人免疫缺陷病毒的风险也会大幅增加。据估计，在美国有 2/3 的艾滋病患者是通过性行为而被感染的。它可以从男性传给男性，男性传给女性，女性传给男性，以及女性传给女性。

艾滋病可以通过被污染的针头传播。合用针头的静脉吸毒者们患病风险极高。有医务工作者由于被感染者使用过的针头刺破皮肤而感染艾滋病的报告。

艾滋病可以通过输血传播。艾滋病开始流行的早些年，在人们了解它传播的本质之前，许多血友病患者由于常规接受输血而被感染了艾滋病。也有成百上千的接受手术的患者这样感染了艾滋病。自 1985 年以来，所有的献血者都需要筛查人免疫缺陷病毒。如果精子捐献者受到了感染，那么人工授精也可以传播艾滋病。所有可靠的精子库像血库一样，捐献者都做艾滋病筛查，因此它们传播艾滋病的可能性是微乎其微的。

人免疫缺陷病毒可以在怀孕期间和分娩的时候通过母亲传染给胎儿。哺乳甚至也能把病毒传给孩子，但这种情形很少见。

艾滋病不会通过偶然的接触，如握手、拥抱、分享餐具或者打电话传播；接触感染者的汗液或者眼泪一般也不会被传染；在感染者游过泳的游泳池里游泳或者在感染者玩过的喷水池里玩耍也不会感染病毒；它也无法通过蚊子或者虱子以及其他昆虫的叮咬而传播。

同其他病毒一样，在症状出现之前，艾滋病感染者就已经具有把病毒传染给其他人的能力了。

◎→哪些人感染艾滋病的风险高?

绝大多数都是通过与被人免疫缺陷病毒感染的伴侣进行无防护性行为，或者与感染者合用皮下注射针头而被感染的。任何参与这两种行为的人都有极高的感染风险。

◎→女性感染艾滋病的风险和男性一样高吗?

1981 年，艾滋病首次在美国出现的时候，它被认为主要以男同性恋者为攻击目标，所以在 20 世纪 80 年代初，艾滋病曾经被称为 GRIDS，即与男同性恋相关的免疫缺陷综合征。这一名称显示了女性患病的风险很小，但是这一看法被证明是大错特错。自从同性恋团体制定出策略来对付艾滋病之后，艾滋病的流行集中到了静脉吸毒者和他们的性伴侣身上，所以今天的艾滋病在异性恋人群中的流行正在增加。

艾滋病像其他性传播疾病一样，没有性别以及性取向的区别。在美国，1981 年报告了 6 例女性患者；5 年之后，已有 2000 名女性患者；到 1993 年，已经有 4 万名女性患者。而最近的数据（2001 年报告）表明，在美国有 80 万 ~90 万女性艾滋病感染者，

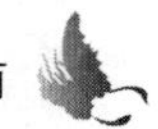

在每年的4万多名新发感染者中，有2/3为女性。在非洲，艾滋病传播的范围比美国更广，异性的性接触是最基本的传播方式，男性和女性受影响的程度是完全相同的。虽然在美国艾滋病的流行主要集中在男同性恋者中间，但是已经新增加了很多女性病例，她们是通过与异性之间的性接触而被感染的。

女性有几个方面比男性的风险更大。首先，男性受到感染的人数比女性多，至少在美国是这样的，因此女性从统计学上来说选择到被感染的伴侣机会大。第二，女性的解剖结构决定了女性的风险更大。精液比阴道分泌液含有更多的病毒，精液能在女性生殖道里面停留几个小时，这就使病毒有更多的时间去感染靶细胞。而且，与男性尿道相比，阴道为受感染的体液提供了更大的接触面积。有性传播疾病如淋病和衣原体感染的女性，更容易受到感染，已经发生炎症的细胞是病毒的首要攻击目标。

◎→怎样降低艾滋病感染风险？

了解艾滋病的传播方式是有效预防的开始。当然，禁绝性行为是最完美的预防方法。除非你绝对相信你和你的性伴侣都是百分之百专一的，否则你每次性生活时都要有安全措施才能够帮助你降低风险。请记住，从艾滋病的易感角度来说，当你与伴侣进行性生活时，就相当于接触了你伴侣接触过的所有的人。或许你是专一的，但是如果你的伴侣偶然出轨，从感染艾滋病的风险角度来说，就相当于你自己有了“一夜情”。

疾病预防控制中心推荐当女性接受口交的时候使用“橡皮障”（也叫牙胶或者口胶），这是一个薄塑料片，类似覆盖生殖器的塑料薄膜。牙胶也可以用橡胶安全套制作，即剪掉尖部，再纵向剪开，把管状安全套变成一个平片。

从预防艾滋病的角度来说，安全的性行为也意味着使用橡胶安全套和事先使用杀精剂。静脉吸毒者不应该和任何人合用注射针头。

◎→安全套足够预防艾滋病吗？

除了完全禁欲，否则没有什么是绝对安全的。但是安全套是目前所拥有的办法中预防艾滋病传播以及其他性传播疾病最有效的工具。

橡胶制成的安全套已经被证明能阻止人免疫缺陷病毒、疱疹病毒以及其他引起性传播疾病的微生物通过。天然小羊皮制成的安全套达不到这样的保护程度。供出售的安全套的包装上应该标明预防性传播疾病的字样，作出这样标示的安全套已经通过了国家食品药品监督管理局的相关检测。安全套打开后应该能够覆盖整个阴茎。

◎→在性行为中使用安全套就安全了吗?

美国卫生局局长在传达公共健康政策时曾经表示,安全套能够提供一定的保护作用,但是用于肛交过于危险。因为肛交中会产生更大的摩擦力,容易使安全套破裂,不过使用润滑剂可能会有所改善。

◎→安全套联合杀精剂能提供更好的保护吗?

实验结果已经显示了杀精剂能够杀死引起其他性传播疾病的病原体,研究者们相信它也一样可以杀死人免疫缺陷病毒,所以将杀精剂和安全套一起使用作为额外的预防是明智的,但是不能依赖于单独使用杀精剂。杀精剂的包装上都有有效期,不要使用已经过了有效期的产品。杀精凝胶并不像我们曾经认为的那样有效,但是用了至少比什么都没用强。

◎→无防护性行为是否危险?

肛交可能是最危险的,因为直肠组织比阴道更薄、更脆弱。口交可能不会比阴道性行为更危险,但问题是很多人口交时不使用安全套,并认为牙胶令人不快。

◎→怎样诊断艾滋病?

艾滋病的诊断包括两步血液化验,可靠而且相对便宜。第一步叫做酶联免疫吸附试验,即寻找血液中出现的人免疫缺陷病毒抗体。病毒进入身体后,免疫系统会通过制造针对病毒的特异抗体来应对。有些抗体帮助抵御疾病,但是人免疫缺陷病毒抗体看起来没有什么保护作用,而且它们也不能防止感染者传播病毒。如果化验结果提示

有这些抗体存在，那么实验室的工作人员就会继续进行第二步，免疫印迹检测法，以进一步明确诊断。由于阳性诊断结果会带来社会、心理和医学上的影响，所以在艾滋病的检验过程中应该包括心理咨询程序。

◎→与不了解的人进行了无防护性行为，能在病毒转为阳性之前采取预防措施吗？

你可以要求你的伴侣进行紧急人免疫缺陷病毒检测。如果他的化验结果呈阳性，那么你就应该用一些预防性的药物。这种检测可以在一两天内完成，你可以一两天后拿到结果。

叠氮胸苷是用来治疗艾滋病的药物，也可以用来预防。作为预防性治疗，接触病毒之后立即使用效果最佳。如果你与某个具有高风险的人发生了性行为，那么请立即咨询医生。艾滋病预防用药的效果尚可，但是如同治疗艾滋病的药物一样，其副作用都非常大。如果你的伴侣是最近受到感染的，那么化验还来不及显示阳性结果。除非他或她在几个月之后再次化验，否则你没办法知道他或她是否受到了感染。

◎→如果认为自己曾经接触过人免疫缺陷病毒，应该接受化验检查吗？

是的。如果你认为自己感染了人免疫缺陷病毒，那么及时的医疗措施可以延迟严重症状的暴发，也能避免传染他人。如果你正在打算怀孕，那么你需要考虑感染胎儿的可能性(参阅第十一章)。

有些人在知情的情况下会比较理智，但另一些人知道自己被感染会有巨大的压力。他们害怕化验结果会在没有得到本人允许的情况下公之于众。一旦被大家知道，他们害怕被歧视。如果你决定抵制检查，那么你应该采取措施来防止病毒传播给你的伴侣。

◎→如果认为自己接触了人免疫缺陷病毒，那么在化验之前应该等多久？

绝大多数感染人免疫缺陷病毒者会在 3 个月内产生抗体。如果你在接触病毒之后短时间内检测而化验结果是阴性的，那么你应该在 3 个月后进行第二次化验。研究者认为，99%以上的感染者在 6 个月之后化验结果都会呈阳性。

◎→针对艾滋病的化验准确吗?

只有在极少数的情况下,化验会得出假阳性结果,显示你曾经接触过人免疫缺陷病毒,而实际上没有。但是如果化验得过早,那么化验就会显示假阴性结果,提示你没有接触人免疫缺陷病毒,而实际上你接触了。这就是为什么最好在化验之前等待3个月的原因。有时候,有人在极其恐慌的情况下给我打电话,因她前一夜进行了无防护性行为而担心感染艾滋病。我的建议是等待,虽然这3个月非常难熬和焦虑,但是3个月后的化验结果会非常准确。

◎→能控制化验结果的知情范围吗?

如果你高度怀疑自己的化验可能呈阳性结果,那么你可以匿名行化验检查。让医生给你一个试管的标签,用一个虚构的名字或者数字标记。去化验室的时候,用现金付账,不要用信用卡或者支票。如果医生拒绝这么做,那么另找一个肯帮助你的医生好了。

在美国,绝大多数州都有艾滋病检测和咨询机构,绝大多数机构都会为你保密的。在那里化验所需的费用要比商业化验室低,大约5~10美元。

◎→保密和匿名检查有什么不同?

在检验中心,会记录你的姓名和化验结果。这个中心会保留这些记录(不会记录你的姓名,仅仅记录病历号),除了医务人员和美国各州政府卫生部门人员外,任何人都不能得知你的结果。

在化验之前,询问一下都有哪些人会知道你的化验结果,以及你的化验结果将被怎样保存。如果你对保密性可以接受的话,那么继续化验;否则的话,去其他地方。

匿名化验,即没有人知道你的名字,你是唯一一个知道化验结果的人。在美国,不是所有的州或城市都提供匿名化验的。

◎→能去哪些地方进行化验检查和咨询?

选择的自由度取决于你居住的地区和你的经济基础。你可以去艾滋病检测或咨询

中心、医院门诊、家庭诊所或提供药物治疗的机构进行咨询。化验的时候，你也应该进行咨询，许多检测中心提供这项服务。

◎→艾滋病检测中心提供的咨询有哪些?

每个检测中心都有自己的一套程序为前来化验的人提供咨询。但是，通常说来这些咨询有两个目的，第一是使人们认识到安全性行为的必要性，如果你够幸运，化验显示你没有感染人免疫缺陷病毒的话，那么你以后应该好好保护自己。如果你的化验结果呈阳性，那么你应该进行安全性行为，保护你的伴侣。如果你考虑在最近或者将来的某一时间怀孕的话，那么你应该了解人免疫缺陷病毒对怀孕的影响以及如果孩子感染人免疫缺陷病毒意味着什么。如果在怀孕早期寻求治疗的话，那么你可以大大减少孩子被感染的机会。

咨询的第二个目的是让你知道人免疫缺陷病毒呈阳性并不等于已经是艾滋病。现代的药物治疗可以让人们在感染后健康地生活很多年。

◎→怎样治疗艾滋病?

医学研究者们不仅发明了许多新的药物来对抗艾滋病，而且为现有的药物找到了更有效的使用方法。首先用于对抗人免疫缺陷病毒的药物是抗病毒药，目前最好的是叠氮胸苷(齐多夫定)，1987 年通过了美国食品药品监督管理局的认证。其他药品包括去羟肌苷(ddI 和 Videx)、司坦夫定(d4T 和 Zerit)以及扎西他宾(ddC 和 Hivid)。所有这些药物都可以阻止人免疫缺陷病毒的快速复制。这一功能主要是通过抑制人免疫缺陷病毒复制酶——逆转录酶来实现的。

1995 年，科学家们发现了新一类的抗病毒药，叫做蛋白酶抑制剂，它的靶目标是一种被称为蛋白酶的人免疫缺陷病毒酶，人免疫缺陷病毒用这种酶来制造某种特殊蛋白质。蛋白酶抑制剂包括沙奎那韦、茚地那韦、利托那韦。它们和抗病毒药物一起使用被称为联合疗法，它们从 1995~1997 年间将艾滋病的致死率降低了 75%，所有这些强有力的抗病毒药物都有严重的副作用，副作用包括贫血、神经系统损伤(特别是足部麻木)、头痛、发热、胰腺炎和肝损害。

其他用来治疗艾滋病的还有增强机体免疫力的药物和治疗机会感染的药物。机会感染就是当机体免疫力低下时发生的感染。

◎→艾滋病女性患者对治疗的反应不如男性吗?

当第一次在女性中发现艾滋病的时候,研究结果显示,在被诊断为艾滋病之后,女性的生存时间没有男性长。生存期相对短的原因可能是女患者是在疾病较晚期才被诊断出来的,一方面是由于患有艾滋病的女性很贫穷,无力寻求医学帮助;其次,女性不易在疾病早期获得确切的诊断,因为在 20 世纪 80 年代初,通常不认为女性有感染艾滋病的风险,不经常对她们进行检测。

目前已经证实,治疗对女性和男性是同样有效的,得到适当治疗的女患者与接受同样治疗的男患者具有相同的生存期。

关于怀孕和艾滋病

许多关于怀孕和艾滋病之间的问题还没有得到解决。没有人知道感染艾滋病后怀孕是否会增加健康风险。

拥有一个感染人免疫缺陷病毒的孩子,后果是非常严重的,因此任何感染了人免疫缺陷病毒的孕妇都应该仔细咨询医生。如果不进行治疗,感染人免疫缺陷病毒的母亲产下的婴儿大约有 30%在出生时就感染了人免疫缺陷病毒。如果母亲在怀孕期间使用抗病毒药物叠氮胸苷的话,那么婴儿感染的风险可以降至 8%。相关研究已经表明,叠氮胸苷不会引起早产、流产、胎儿宫内窘迫以及胚胎畸形等问题。

女同性恋和性传播疾病

女同性恋感染某些性传播疾病(艾滋病、淋病和梅毒)的风险比异性恋女性相对小一些。或许是与异性之间的性行为相比,导致这些疾病的微生物不那么容易通过口

交或者女同性恋之间的其他性行为传播。然而，这些行为仍然是危险的。

没有多少研究专门关注女同性恋之间人免疫缺陷病毒的传播。少数几项研究表明，只和其他女性(都不使用静脉药物)有性行为的女性感染人免疫缺陷病毒的风险很小。尽管如此，众所周知，女性可以通过阴道分泌物和经血把人免疫缺陷病毒传给男性，因此女性之间互相传播当然也是有可能的。双性恋女性(像异性恋女性一样)应该在每次和男性性接触或者使用性工具的时候都用安全套。尚未找到切实有效的屏障用于口交，不过女性可以使用牙胶、切开的安全套或塑料套等保护自己不和对方的体液接触。同性恋女性和异性恋女性一样，都应该清楚她们自己以及伴侣是否感染了人免疫缺陷病毒。

女同性恋者有时会感染疱疹病毒和人乳头瘤病毒。疱疹病毒和人乳头瘤病毒可以通过皮肤-皮肤、生殖器-生殖器、口-生殖器之间的接触传播，因此可以由女性传播给女性。另外，很多女同性恋者会在某个时期和男性进行性接触，而疱疹病毒和人乳头瘤病毒会终身存在于体内，因此，一名女性可能从她的男性伴侣那里获得感染，然后又把它传播给了她的女性伴侣。因为人乳头瘤病毒可以导致宫颈癌，所以女同性恋者和双性恋者就像异性恋女性一样，也应该有规律地进行宫颈涂片检查。

衣原体、淋病和梅毒很少在女同性恋者之间传播，仅有少数个案报道。

细菌性阴道炎是与性行为有关的疾病，但不是严格的性传播疾病，它常出现在女同性恋者之间。滴虫病也会在女性之间传播。

第八章
子宫肌瘤和子宫内膜异位症

谬误：子宫肌瘤和子宫内膜异位症都会发展为癌症。

科学：这两种情况都可能对生育期的女性造成相当多的麻烦，引起痛经、大量出血甚至不育，但是通常都不会发展为癌症。

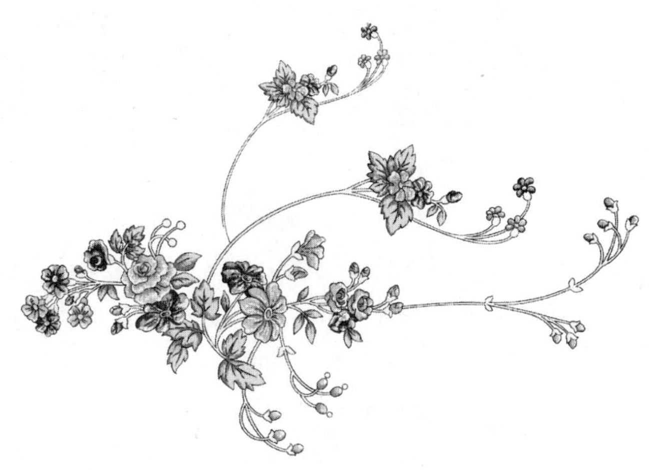

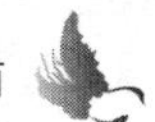

子宫肌瘤和子宫内膜异位症都是相对常见的疾病。据估计，有20%~30%的生育期女性患有子宫肌瘤，10%~20%生育期的女性患有子宫内膜异位症。患有子宫肌瘤的女性有些没有任何症状，而有些则感到很难受。同样，患有子宫内膜异位症的人有些毫不知情，而有些则被很严重的下腹痛困扰着。虽然这两种疾病都能在一定程度上得到成功治疗，但是，它们都无法事先预防。

子宫肌瘤

子宫肌瘤指的是生长在子宫壁上的纤维组织肿块。子宫肌瘤很少能引起危险，不会对你造成伤害。但是可以导致经期延长、经间期出血、腰痛和腹部不适，因此在美国，子宫肌瘤是导致子宫切除术的首位原因。

子宫肌瘤偶尔会给想要生孩子的女性造成障碍。一旦阻塞输卵管，就会干扰受孕。不幸的是，20~40岁正是女性要建立家庭的年龄，与之相对应的是这一时期她们患子宫肌瘤的可能性最大。

◎→什么是子宫肌瘤?

肌瘤也叫纤维瘤、平滑肌瘤、纤维肌瘤等，在科学上定义为子宫壁(子宫肌层的平滑肌)异常增生。在医学名词里，“异常增生”意味着正常组织过度生长。这些组织可能生长过多，但是没有病理上的异常存在。子宫肌瘤虽说有时候也被称为肿瘤，但它不是恶性的癌症。

从肉眼看来，子宫肌瘤更像一个棕色或者白色的橡皮球，与子宫的颜色不同。子宫呈肌肉的粉色。子宫肌瘤的内部通常可见漩涡状的结构。显微镜下，可以看到紧密排列的肌细胞和纤维组织以及胶原蛋白，胶原蛋白把上述细胞集合到了一起。

子宫肌瘤的大小和生长期

子宫肌瘤可大可小，可从豌豆大小到小西瓜大小不等；有的甚至只有在显微镜下才能看见，这时通常诊断不出来。有时候，肌瘤能够重达 10 千克以上。医生通常要在肌瘤大到葡萄柚大小或者更大时才会审慎地考虑治疗问题——除非引起大量出血、疼痛或者其他问题。

肌瘤通常生长得非常慢，无法预料其生长模式。有时，肌瘤是突然出现的，缓慢生长到一定大小，然后在相当长的时间里保持不变。另一种肌瘤则一下子达到柠檬大小，在这个尺寸保持大约 5 年，然后再次发生变化。如果肌瘤生长得非常快，比如说 6 个月里从柠檬大小达到了哈密瓜大小，那么医生就会关注它的生长情形。一般说来，肌瘤的生长没有这么快，因此快速生长的腹部肿块通常都不是肌瘤。

肌瘤的生长期理论上一般没有明确的界限，只要有雌激素的营养就会持续生长，但是绝大多数肌瘤长到某种程度时就会停止。科学家们尚不能了解这种生长模式的原因，也不能预计最后它到底会有多大。因此，绝大多数妇科医生都设定了一个范围，肌瘤大概到了葡萄柚大小的时候，医生就会采取干预措施。

◎→子宫肌瘤会缩小或自动消失吗?

绝经期之后，当机体不再制造大量雌激素时，许多女性发现她们的子宫肌瘤萎缩或是消失了。这种情况不会发生在仍然有月经周期的女性身上。有时候，肌瘤也会发生“自行退化”，向内塌陷，这是由于生长得太大而缺乏血液供应所致。

像普通的肌肉组织一样，肌瘤的组织也需要氧。当它得不到足够的氧时，就会发生塌陷或者梗死，引起严重的缺血性疼痛——就像子宫绞痛，但是要严重得多。一旦肌瘤开始退行性变化，肌瘤组织就会逐渐消失，疼痛就会逐渐缓解。这一过程通常需要持续好几天，但不会拖上好几周。

温迪来我这里做妇科检查有很多年了。在 40 多岁的时候，她突然开始出现剧烈腹痛。她去看了内科医生，内科医生认为她的问题可能是阑尾炎造成的，但是不能确定。她去了城里最好的外科医生那里。外科医生也认为她患了阑尾炎，但是也觉得她的症状不那么像普通的阑尾炎。温迪的疼痛后来变得非常剧烈，就去了当地医院的急诊室。由于长期以来我一直担任她的妇科医生，因此她想要我为她作检查。我就在她准备行外科手术之前去了急诊室。

她的子宫张力很高，子宫右侧有一个肿块。肿块距离阑尾位置不远。我原本就知道她那里有一个肌瘤，我以前曾经为她做过检查。我们为她做了超声检查并看到了肌瘤。由此得出结论：她的疼痛是由正在退化的子宫肌瘤引起的。于是为她选择了保守治疗，即卧床休息和止痛。几天后，她的状况明显改善。一段时间后，我在诊所为她再次检查，发现她的肌瘤消失了。后来，她身体状态一直都很好。

子宫肌瘤的种类

子宫肌瘤（图 8.1）是依位置来分类的，位置和大小决定了症状以及可选择的治疗方法。它们可以生长在子宫腔内或者子宫肌壁间，也可以生长在子宫外表面上。有些肌瘤能够占据上述的所有位置。尚不清楚到底是什么触发了子宫肌瘤的生长，但已经知道其生长依赖雌激素。因此，有些学者认为，雌激素水平的波动或许与肌瘤的产生有关。

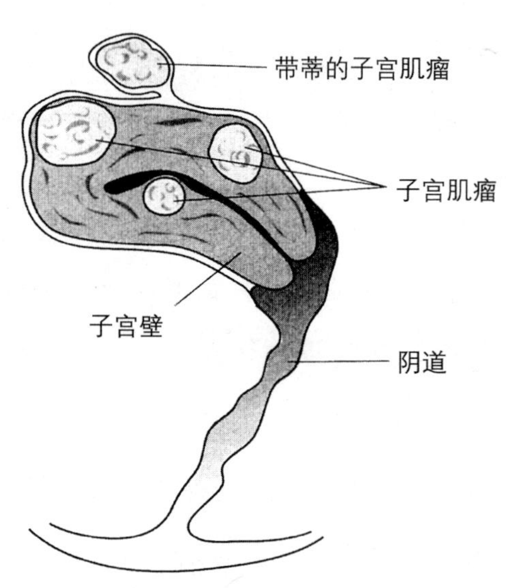

图 8.1　子宫肌瘤

子宫肌瘤可以生长在子宫的任何位置或者通过蒂附着于子宫表面。

肌壁间肌瘤，生长在子宫壁内，是最常见的一种子宫肌瘤。黏膜下肌瘤向子宫内膜方向生长。它们能够引起痛经和不规律的出血。有时黏膜下肌瘤生长出一个柄，称为蒂，蒂连在子宫壁上，但是肌瘤已经凸入子宫腔。这时候子宫会产生收缩，竭力排出宫腔内的异物。子宫收缩会引起绞痛。患有黏膜下肌瘤的女性常常有不规律的出血。即使很小的

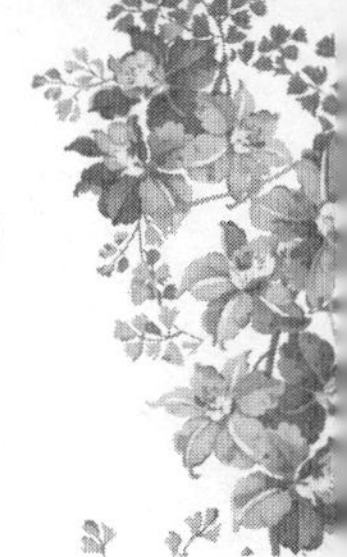

黏膜下肌瘤也能引起不小的麻烦。

浆膜下肌瘤长在子宫的外壁,能从子宫壁伸入腹腔。浆膜下肌瘤由于不在宫腔内生长,所以它们引起的症状最少。很少引起出血,因为它们位于子宫的功能区外面。然而,浆膜下肌瘤能够长得非常大,大到压迫周围的器官。如果肌瘤从子宫的后壁长出来并且压迫了脊椎,你就会感到腰痛。如果肌瘤压迫直肠,你就会被便秘困扰。如果它生长在子宫前壁而压迫膀胱的话,就会引起尿频。

也有其他种类的肌瘤,但是很少见。寄生肌瘤是指有蒂的肌瘤压迫其他器官并黏附在其他器官上面建立了新的血液供应。肌瘤的蒂起初是连在子宫上的,它逐渐萎缩导致瘤体最终与子宫脱离。韧带间肌瘤生长在不同层次的韧带之间。韧带能够维持子宫在腹腔中的位置。

◎→什么是脱垂肌瘤?

有蒂的肌瘤可能会脱垂,或者说掉进子宫腔。如果这种情形发生了,子宫就会尝试着把它排出,就像对待一个外来的异物那样。因为肌瘤的蒂还连在子宫壁上,所以整个子宫就会持续收缩,患者就会感觉像是临产一样,实际上宫颈也确实伸展变薄并扩张。脱垂肌瘤可以通过外科手术从蒂部切除,或者通过切除子宫的方式来治疗。

◎→为什么子宫肌瘤会引起经期延长和不规则出血?

尚不知道确切的原因。绝大多数研究者认为,是由肌瘤穿破了子宫内膜,破坏了它的完整性导致的。

◎→哪些人患子宫肌瘤的风险大?

子宫肌瘤非常普遍,因此很难确定是否有家族聚集趋势。我们已确切地知道黑人女性比白人女性患病风险大。几乎半数非洲裔美国女性 50 岁时都会出现子宫肌瘤,而只有 20%的白人女性患有子宫肌瘤。黑人女性的子宫肌瘤发病早,生长得快。

年龄也是发病的危险因素。你年龄越大(直到 50 多岁进入绝经期后),就越有可能出现子宫肌瘤。理论上讲,子宫肌瘤可以出现在月经初潮到绝经之间的任何年龄

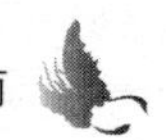

段，但是在30岁之前它们很少出现(我只为一名23岁的年轻女孩做过子宫肌瘤切除术，她是很少见的例外)。子宫肌瘤的发病率在三四十岁的时候会增高，而随着雌激素水平的下降会减少。女性在绝经期之后通常不会有新的子宫肌瘤出现。

◎→如果长了一个子宫肌瘤，会不会再长很多个?

研究结果表明，一些女性比其他人更容易长肌瘤。如果你长了一个肌瘤，那么你很有可能长更多个，不管是同时生长还是以后再生长。

我的一名患者做了三次子宫肌瘤切除术，当她需要第四次手术时，我们决定为她做子宫切除术。我请了一位擅长做复杂腹腔手术的癌症专家来辅助我，不是因为有癌症的可能，而是为了对付以前手术留下的瘢痕组织。

◎→口服避孕药是否导致子宫肌瘤并加速它们的生长?

我们尚不知道避孕药和子宫肌瘤之间有没有确切的联系。一些医生认为，避孕药加速了子宫肌瘤的生长，而另一些医生则认为避孕药对肌瘤根本就没有什么影响。

患有子宫肌瘤的女性看来对避孕药都有独特的反应。有些由于子宫肌瘤导致严重出血的女性发现，使用避孕药虽然没有使子宫肌瘤变小，但是能够改善出血的症状。避孕药中含有人工合成的孕激素和雌激素，而孕激素有助于控制雌激素对子宫内膜的刺激。患有子宫肌瘤的女性服用避孕药，都应该在医生的监督下服用。

◎→子宫肌瘤都有哪些症状?

子宫肌瘤通常不会引起任何症状。因此，患有子宫肌瘤却不知情是完全可能的。有一些非特异症状，比如说，腰痛、便秘。请记住，其他问题也可以引起这些症状，不一定说明你患有子宫肌瘤。

◎→怎样诊断子宫肌瘤?

如果你的子宫肌瘤足够大，那么医生通过盆腔检查就可以确诊。医生把一只手的手指放入阴道，另一只手放在腹部上方来触诊肌瘤。医生感觉到的不是子宫内的肿块，而是由于肌瘤的存在导致子宫本身的轮廓发生了变化。医生会通过将你的子宫与怀孕的子宫大小相比较来估计肌瘤的大小。比如说肌瘤使你的子宫增大，约如怀孕6个月。另一个标准是把肌瘤和常见的水果相比较。

子宫肌瘤的典型症状

- 月经期大量出血。
- 盆腔坠胀感。
- 尿频。
- 腰痛。
- 便秘。

肌瘤也可以用超声技术来诊断。超声检查能够确定子宫肌瘤是一个还是多个，是肌瘤而不是增大的卵巢。一些精密的检查手段，例如磁共振和计算机断层扫描(CT)也可以诊断肌瘤，但是与超声检查相比，它们比较昂贵而且会接触放射线，因此，超声检查更易被采纳。

◎→子宫肌瘤会不会引起癌症或者转化为癌症?

在绝大多数病例里，肌瘤不是恶性的，也不会转化为癌症。某种特殊的恶性肿瘤叫做恶性肉瘤，其产生于肌肉组织，可以长在全身各处。子宫肌瘤里面有恶性肉瘤是可能的，但是非常罕见。

子宫肌瘤的大小

医生们通常用不同怀孕阶段的子宫大小来对照肌瘤的大小。对于不熟悉怀孕子宫大小的人来说，常见水果常常会成为对照的标准。

- 怀孕2个月:网球大小。
- 怀孕3个月:葡萄柚大小。
- 怀孕4个月:甜瓜大小。
- 怀孕5个月:哈密瓜大小。
- 怀孕6个月:小西瓜大小。

子宫肌瘤的治疗

治疗子宫肌瘤的方法很多，从观察等待到外科手术都有。过去，子宫肌瘤标准的治疗方法，特别是对有完整家庭的女性来说，是子宫切除术。现在治疗方法有了更多的选择。

◎→什么情况下观察等待是合适的办法?

如果子宫肌瘤相对较小而且稳定，没有引起症状，或者说没有引起耐受不了的症状，没有影响其他器官，也没有给生育带来问题，那么你可以选择等待，观察其进展。

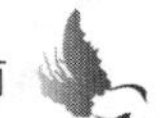

肌瘤是以雌激素为营养的，围绝经期的女性雌激素水平正在下降，是否采取激烈的手段去除肌瘤，可以等到绝经期后再决定。

◎→子宫肌瘤可以用药物治疗吗？

还没有一种药物可以让你的子宫肌瘤消失并且不再复发。目前最好的药是醋酸亮丙瑞林，我把它叫做"快速绝经"剂，因为用药期间，你的身体状态就像绝经期一样。

醋酸亮丙瑞林属于促性腺激素释放激素激动剂，它可以使卵巢不再制造雌激素。肌瘤的生长依赖于雌激素，没有了雌激素的支持，它很快就会萎缩。这种药虽然很有效，但药效是暂时的，只要你停药，肌瘤就会恢复生长并很快长到原来大小。

丽莎的子宫肌瘤使她的月经出血量很大，以致化验检查显示她的红细胞压积非常低。她严重贫血并且每时每刻都感到疲乏。丽莎想要切除子宫，因为她已经有两个孩子，而且不准备再生孩子了。可是，她的血红蛋白实在太低了，麻醉师反对进行手术。

服用醋酸亮丙瑞林对丽莎来说会是一个很好的临时解决方案。她可以服用醋酸亮丙瑞林2~3个月，抑制雌激素的产生，给身体一段吸收大量的铁进行造血的时间。这样一来，进行子宫切除术时，她就不需要输血了。醋酸亮丙瑞林可以使肌瘤萎缩，使手术变得相对简单和安全。

◎→可以服用一段时间醋酸亮丙瑞林来使子宫肌瘤变小并易于控制吗？

醋酸亮丙瑞林的作用就是绝经，因此会出现绝经的一切后果。它停止你的月经周期，导致潮热和情绪起伏。医生们顾虑的是醋酸亮丙瑞林会和骨质疏松有关：已经有研究显示，服药超过6个月的女性开始骨质丢失。因此通常情况下，醋酸亮丙瑞林的使用不能超过6个月。（关于醋酸亮丙瑞林更多的信息，请参阅本章后面子宫内膜异位症部分。）

◎→什么情况下需要手术切除子宫肌瘤?

一般情况下，女人们在得知她们腹部的肿块超过葡萄大小的时候就会惊慌失措。这是可以理解的,但是妇科医生通常都会等到更晚些时候才认为有干预的必要。有些医生会在肌瘤有网球大小时让你接受治疗,而另一些医生则会等肌瘤到葡萄柚大小时再干预治疗。在我刚开始执业的时候,我总是等到肌瘤达到葡萄柚大小时开始干预。现在我的干预阈值是香瓜大小,除非你感到不舒服,或者有其他警示症状。

除了肌瘤的大小之外,还有一些因素影响手术的决定。肌瘤的位置、症状、对不适的耐受程度、对手术的感受以及年龄都会影响你的选择。如果你有腰痛、尿频,或者你为肚子里有肿块而寝食难安,那么即使你的肌瘤还非常小,医生也会对它采取措施的。从另一方面来说,如果你没有感到不舒服,或者比起手术来,你对不适有更高的忍耐力,而且肌瘤并没有压迫其他器官,那么你就可以再等等。

丽恩在她 30 岁出头的时候发现有一个肌瘤，子宫大小如孕8~9 周,粗略估计肌瘤大小相当于一个网球。她体型瘦小,子宫前倾位(向前方倾斜),所以在她的子宫前壁和膀胱之间没有太多的空间。她的肌瘤从子宫前壁伸出,直接压迫在膀胱上。丽恩感到非常不舒服。她有压迫感,腹部感到不适,而且尿频。虽然她的肌瘤相对较小,但是我们仍然决定用外科方法去掉它。手术之后,她感觉好多了,再没有那些额外的问题了。

◎→治疗子宫肌瘤的手术有哪些?

主要有两种手术方法:子宫切除术(切除整个子宫)和肌瘤切除术(只切除肌瘤,子宫仍然是完整的)。每一种手术都有数个不同的方案。

第三种手术治疗方法叫做经宫颈宫腔镜切除术,一般用于切除非常特殊的肌瘤。

那些完成了生育使命并且需要手术治疗的女性通常会选择子宫切除术。如果肌瘤引起的症状严重到你无法耐受,大量的出血使你感到非常虚弱,肌瘤非常大或者延伸

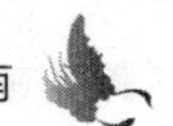

得很广，引起了膀胱、直肠和其他脏器的并发症，那么你应该选择子宫切除术。

对于那些还没有建立家庭的女性而言，选择就要慎重得多。

◎→哪些重要因素影响子宫切除术和肌瘤切除术的选择?

最重要的因素是生育能力，即将来生孩子的问题。

> 蒂贝才32岁，有三个孩子。她生了三个孩子之后，决定做输卵管结扎术。然而，她有一个相当于香瓜大小的子宫肌瘤，引起了月经周期的延长和大量出血。进行子宫切除术对于她来说不会带来太大的心理压力。

> 杰西也32岁，结婚又离婚了，并且没有孩子。现在她正在和新男友约会，感情越来越深。她预想在某一时刻自己安顿下来并拥有好几个小孩。杰西有香瓜大的子宫肌瘤让她月经出血很多，并且盆腔有压迫不适感。对杰西来说单纯的肌瘤切除术是合适的选择，也许以后她需要进行子宫切除术，但是现在面临的重要问题是如何保留她的生育能力。

◎→怎样进行子宫肌瘤切除术?

传统的方法是做一个腹部切口，把子宫和周围的脏器分离，然后找出肌瘤在子宫里的位置。医生在子宫壁上做一个切口，把肌瘤从子宫壁或者子宫腔内分离出来，然后关闭并缝合切口。

现在一些医生做肌瘤切除术的时候喜欢用腹腔镜、宫腔镜或者其他纤维视觉装置，这些装置可以用来观察腹腔的内部。宫腔镜通过阴道插入子宫腔。腹腔镜可以通过一个很小的切口插入腹部。如果肌瘤足够小的话，这些操作就显得非常简单和直接。如果肌瘤很大，就会在阴道里做一个切口，从这个通道把肌瘤取出来。

如果肌瘤可以通过腹腔镜或者宫腔镜切除，那么患者的康复期会大大缩短，因为没有腹部切口存在。一种相对新的装置叫做切碎器，可以把肌瘤分割成小块，从腹腔镜切口取出。

凯丽蒂，44岁，身材娇小，对所有外科手术都感到焦虑和恐惧。她的子宫大约有孕18周大小，子宫肌瘤像个哈密瓜。她带着这个肌瘤生活了很长时间，但是最终实在无法忍受那种不适和大量的出血。

她希望采取子宫切除术，但是因为爱美的原因，她不愿意接受传统的腹腔手术，因为她不想有瘢痕。而从另一方面来说，她的子宫肌瘤太大，不可能从腹腔镜切口取出来。

有一天她在电视上看到一位外科医生，是她家附近一家医院的琼斯博士。琼斯博士是高科技外科手术的忠实拥护者，对切碎肿块的方法评价非常高。基于他的演讲，凯丽蒂去他那里看了病。开始的时候，她对这种手术怀有极大的热情，然而当她了解到她要在全身麻醉状态下待三个半小时以上，比一般子宫切除术时间要长得多时，她决定不采用这种新方法了。

她得到的结论是，无论是采用腹腔镜还是腹部切口，最终并没有太多的不同。她已经退休了，一个人享受着闲暇的生活，没有太多的责任，而且在康复期间生活也不可能有变动。没有了子宫，她不用担心子宫肌瘤复发，也永远不用忧虑自己会患子宫内膜癌。

在子宫肌瘤比较小时，切碎器仍然是有用的，但仍需要以外科手术的方式进行。

◎→子宫肌瘤切除术有没有缺点？

粗略看来，肌瘤切除术似乎永远都是合适的手术选择方案。为什么不能只切除肌瘤而保留完整的子宫呢？

切除整个子宫的主要原因是，如果保留子宫，肌瘤就会经常复发。只要长一个肌瘤，就很有可能长更多的肌瘤。据估计，25%~50%做过肌瘤切除术的患者，肌瘤

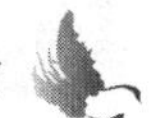

都会复发。

肌瘤切除术听起来是个很简单的外科手术，但是实际上它比子宫切除术难度大而且会引起更多的失血。通常情况下需要切除的肌瘤不止一个，而且每一个肌瘤都有自己的血液供应。行子宫切除术的时候，一开始就夹闭供应子宫的大血管，一旦血流切断了，子宫就可以被摘下来。但是，行肌瘤切除术的时候，不可能阻断供应子宫的血流，因为子宫需要血液供应来存活。医生必须在血管完整并有血流的情况下，把肌瘤从子宫壁挖出来。由于每个肌瘤都要单独取出来，所以手术的时间比子宫切除术长得多。

肌瘤切除术的另一个问题是粘连(形成的瘢痕组织把一个器官和其他器官粘在一起)。粘连常常在手术之后出现。比如说，子宫和直肠粘到一起了。现代外科技术已经把它的程度降到最低了，但是肌瘤切除术仍然以容易导致粘连而出名。

虽然肌瘤切除术是那些既要摘除肌瘤又要保持生育能力女性的唯一选择，但是由手术导致的粘连又有可能损伤生育能力。

◎→子宫肌瘤能通过激光手术切除吗?

是的。激光手术和传统手术没有什么本质的不同。只是将一束激光作为“手术刀”，取代了坚硬的金属手术刀。虽然激光有很多超越传统手段的优势，但是就摘除肌瘤而言，它并没有什么明显的优势。人们通常要求进行激光手术只是想使用新方法，但是新的不一定就是最好的。

◎→有什么消除子宫肌瘤的外科新技术吗?

最新的手术进展是引进了冷冻技术，即通过冷冻来破坏肌瘤细胞。这项技术只适用于较小的肌瘤。手术的方法是把冷冻针插进肌瘤，冷冻临近的组织，杀灭细胞以缩小肌瘤。如果肌瘤比较大，则需要多次刺入冷冻针。

子宫肌瘤和生育

虽然不少患有子宫肌瘤的女性都能怀孕并生下健康的孩子，但是肌瘤确实可以影响生育能力，导致受孕困难或者怀孕难以达到足月。只有进行彻底系统的全面检查，才能够判定子宫肌瘤是否是导致不孕的根源。

◎→子宫肌瘤怎样导致生育能力下降?

子宫肌瘤可阻塞精子到达卵子的通路、改变子宫的形状或者改变子宫颈的位置而妨碍受精。子宫外壁的肌瘤可压迫输卵管，导致卵子很难从卵巢通过输卵管到达子宫。

黏膜下肌瘤位于子宫内膜或者内膜下，在生长过程中能够牵拉子宫内膜，使它变薄，不利于受精卵着床。即使受精卵植入了内膜，随着肌瘤的长大，受精卵也会脱落，最终导致流产。

如果宫腔内的肌瘤过大，就会占有胎儿发育所需的空间；如果外壁的肌瘤过大，就会妨碍子宫扩张以容纳生长的胎儿。

◎→做子宫肌瘤切除术会减少怀孕的机会吗?

子宫肌瘤切除术本身不会对生育能力造成负面影响，但是需要顾虑的仍然有两个问题。首先，肌瘤切除术常常导致粘连。在手术切除肌瘤的时候，切除肌瘤的部位会出血，出血会刺激炎症反应，而炎症反应又刺激了瘢痕形成。如果粘连位于输卵管附近盆腔器官集中的区域，那么就会影响生育能力。

第二个问题是曾经做过肌瘤切除术的女性在分娩的时候，做剖宫产手术的风险将大大增加。瘢痕组织和薄弱的子宫壁使临产时发生瘢痕破裂的风险增加。只有做肌瘤切除术的医生本人才能事先预知患者是否需要进行剖宫产。因此，在进行子宫肌瘤切除术前，要咨询医生，如果你怀孕了，是否需要进行剖宫产。

第一次怀孕的时候，琼长了一个棒球大小的肌瘤。她怀孕期间一切都很好，并通过阴道进行了分娩。不幸的是，琼的肌瘤产后没有缩小。为了减轻症状，我们为她做了肌瘤切除术，因为她想再生一个孩子。一段时间之后，琼再次怀孕了，我为她做了剖宫产手术，因为我知道在挖出肌瘤的时候，她子宫壁的强度被削弱了。

◎→带有子宫肌瘤怀孕危险吗?

即使有子宫肌瘤,整个怀孕过程也不会产生什么危险。然而,因为肌瘤是雌激素敏感的,怀孕的时候你的身体将产生更多的雌激素,所以在怀孕期间肌瘤会长大。肌瘤不一定会伤害到孩子。根据肌瘤位置的不同,孕妇的不适也各不相同,比如说,怀孕期间你的腰痛会更加剧烈。

科学研究显示,肌瘤可以通过妨碍受精卵在子宫内膜着床而导致流产。

有时候,肌瘤会在怀孕期间萎缩。虽然肌瘤的萎缩不会危及怀孕,但是会非常痛苦,使人情绪低落。止痛药盐酸哌替啶(Demerol)对于怀孕女性而言是安全的。分娩之后,肌瘤通常会变小。

子宫内膜异位症

子宫内膜异位症是一种慢性疾病,即子宫内膜组织出现在了子宫以外的其他部位。子宫内膜异位症是不育和痛经的基本原因之一。

游走的子宫内膜组织能够附着并植入其他器官。子宫内膜异位症通常局限于盆腔(图8.2)。块状丛生的子宫内膜组织生长在卵巢上或者子宫的外周,或者其他少见的地方,如阴道、小肠附近、膀胱以及阑尾。异位的子宫内膜组织最远曾被发现出现在肺和鼻腔。手术后的皮肤和瘢痕组织也曾经发现有子宫内膜组织生长。发生在盆腔以外区域的子宫内膜异位症十分少见。

不管在哪儿,无论是在子宫内,还是在其他地方,子宫内膜组织都对雌激素产生反应。每个月,异位的子宫内膜组织都会像正常的子宫内膜组织一样变化:增生变厚,然后由于激素水平的变化,分解脱落。

子宫内膜异位症的常见症状有:痛经、性交痛和不育。子宫内膜异位症可以引起炎症、内出血、瘢痕和血肿。

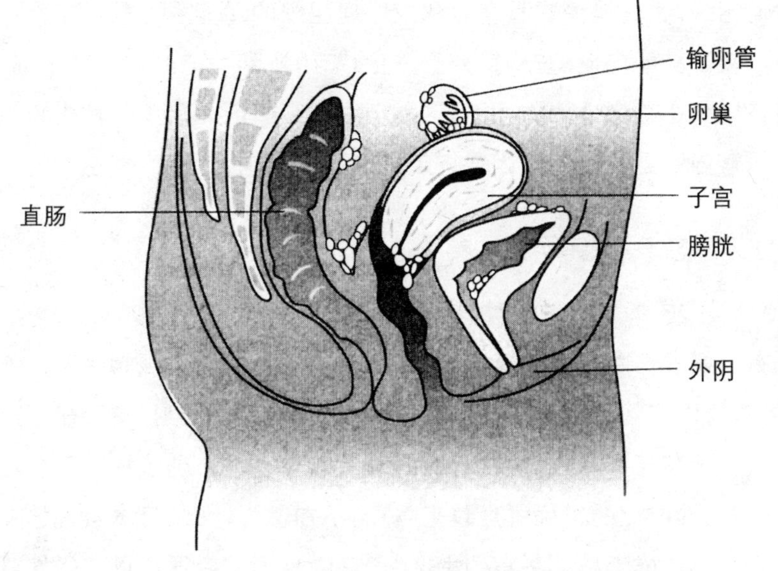

图 8.2　子宫内膜异位症的常见部位

◎→子宫内膜异位症是如何引起的?

尚未真正找到这个问题的答案。有几种相互对立的理论存在,但是没有一种能够解释子宫内膜组织出现的所有部位。有的认为子宫内膜异位症是一种免疫性疾病,有的认为是遗传性疾病,有的认为是炎症性疾病。有的研究者提出假说,认为子宫内膜组织可以通过淋巴系统到达身体的任何部位,另一些人则认为遗传倾向加上免疫反应导致了本病。还有人认为环境因素,比如接触杀虫剂,对子宫内膜异位症的出现有一定影响。

最老的理论之一是经血倒流理论。这种理论认为,在月经期,携带了子宫内膜组织碎片的部分血液倒流,通过输卵管进入盆腔,然后子宫内膜组织碎片植入周围的器官并开始生长。然而,这一理论不能解释子宫内膜组织为什么出现在远离盆腔的部位,比如说出现在肺和鼻腔里,也不能解释子宫颈等经常接触经血的部位为什么很少有子宫内膜植入。

我更倾向于"潜在组织"理论,那是一个基于胚胎发育的理论。"全能的"胚胎组织

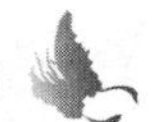

能分化成任何组织，也就是说它具有分化成任何组织的潜能。根据这个理论，可能是这种全能组织形成了肺的内皮。它一直处于静止状态，直到女孩的青春期来临。女孩开始生成雌激素，然后，在雌激素的作用下，这种全能组织逐渐分化为子宫内膜组织。真正能解释引起子宫内膜异位症的原因或许是这些理论的结合。

◎→哪些人易患子宫内膜异位症？

比起20世纪20年代子宫内膜异位症刚发现时，现在这种疾病更为普遍，或许是因为现在拥有更好的诊断工具，也可能是因为现在的生活模式更倾向于较晚生育。"典型的"子宫内膜异位症患者通常在30岁前后被诊断出来，而且没有孩子。过去认为子宫内膜异位症主要存在于白人女性中，而随着黑人女性越来越多地进入职场以及推迟生育，其子宫内膜异位症的发病率也越来越高。不知道为什么，日本女性的发病风险比白种人要高。在那些推崇早期生育的地区，子宫内膜异位症很罕见。姐妹或者母亲患子宫内膜异位症的女性发病率更高。但是，它绝对不是一个像血友病那样的基因遗传病。血友病的遗传几率可以用统计学方法来预测。

◎→子宫内膜异位症是否随着时间的延长而变得越来越糟？

子宫内膜异位症主要发生在生育期女性，而且受雌激素影响，所以只要有雌激素存在，它就会进展。通常情况下，时间越长，病情就会越严重，但也并不总是这样。有些研究者估计，只有25%~40%的轻度子宫内膜异位症患者会进展到更严重的阶段。

有两个自然事件能够干扰子宫内膜异位症的进展，其一是绝经。绝经之后卵巢将不再制造雌激素，即使异位的子宫内膜仍然存在于体内，也通常可以使疾病得到缓解。其二是怀孕。怀孕期间激素会发生改变，也能够阻止其进展。

◎→为什么随着时间的推移病情会变坏？

子宫内膜每个月脱落后都有自己的排出途径：经阴道流出。但是由异位的子宫内膜组织产生的血和碎片却没有天然的去路。如果子宫内膜植入盆腔内（但是在子宫外面)，那么它的血就只能流向周围包绕它的组织。这个过程每个月都反复发生，不断进展，除非进行了治疗，否则不会终止。这会引起炎症和疼痛并形成瘢痕组织。

在早期，子宫内膜异位症可以表现为小斑点或者微粒，分散在腹腔的各处。随着时间的推移，瘢痕组织逐渐扩展，子宫内膜的碎片可以导致器官之间的粘连。举个例子，这些粘连可以把卵巢粘到盆腔后壁上。有时候，持续进展的子宫内膜异位症可以形成囊肿，叫做子宫腺肌瘤或者“巧克力囊肿”，因为里面充满了黑色的血，看起来就像巧克力酱。巧克力囊肿可以非常大，甚至大到篮球大小。与其他囊肿或者肿瘤不同，它非常易碎，因此很难用外科方法一举切除。这些肿块可以改变子宫的位置，压迫输卵管，改变盆腔的正常结构。一旦形成了腺肌瘤或者瘢痕组织，就会粘连并固定生殖器官，影响生殖器官的功能。

1985 年，美国生殖医学会为子宫内膜异位症建立了分类或者说分期制度，由此医生们有了描述其严重程度的统一标准。

◎→子宫内膜异位症都有哪些症状?

将近 30%的子宫内膜异位症患者没有任何症状。在有症状的患者中，典型的症状包括痛经、性交痛和不育。症状的不同取决于游走的子宫内膜组织最终植入哪些部位。如果异位的子宫内膜组织是在盆腔邻近子宫处，你就会感到腹胀，在月经周期中有大量的或者不规则的出血，在月经就要结束或者即将开始时会感到疼痛，性交时也会感到疼痛。相反，如果巨大的子宫内膜囊肿长在卵巢的位置上，那么你完全可以没有症状。

如果子宫内膜组织植入了鼻腔(这种情况很少发生)，那么你可能会在月经期出鼻血；如果内膜组织长到了肺里(也很罕见)，那么血会流进肺里(医学术语叫做月经相关血胸)，月经期你会咯血。

奇怪的是，症状和病情的严重程度不成正比。有轻度子宫内膜异位植入的患者往往会感到剧烈疼痛；而有巨大子宫腺肌瘤的患者却没有任何症状。

◎→子宫内膜异位症能转化为癌症吗?

子宫内膜异位症和子宫内膜癌是完全不同的两回事，后者是子宫内膜真正发生了恶性病变。虽然植入卵巢的异位子宫内膜有恶变的可能,但是这种情况非常少见。子宫内膜异位症基本上不具有恶变倾向。

◎→如果患有子宫内膜异位症,是否更易受经前期综合征困扰?

经前期综合征和子宫内膜异位症看起来似乎有一定的相关性，这种反应或许是生理性的。子宫内膜具有激素反应性,而经前期综合征是激素依赖性的。心理上的关联或许也是存在的。如果你知道下周来月经,随之而来的是感觉非常糟糕和剧烈的疼痛,那么你事先感到情绪低落和焦虑也就很正常了。如果你的病情导致了不育,那么这个问题可能导致焦虑并会给你带来巨大的压力。

子宫内膜异位症分期

I 期（轻度）

- 小而分散的子宫内膜植入盆腔壁、腹膜或者卵巢表面。
- 没有瘢痕。
- 没有粘连。
- 没有子宫腺肌瘤(子宫内膜囊肿)。
- 大肠未受累。

II 期（中度）

- 一侧或两侧卵巢受累,有小型子宫腺肌瘤(子宫内膜囊肿)。
- 轻度粘连。
- 子宫内膜植入可能形成瘢痕。
- 支持子宫的韧带可能受累。
- 大肠未受累。

III 期(重度)

- 大的子宫内膜囊肿。
- 双侧卵巢受累并且被粘连固定。
- 输卵管被阻塞并被粘连。
- 子宫被推挤离开正常解剖位置或者被粘连固定。
- 大肠、膀胱或者尿道受累。

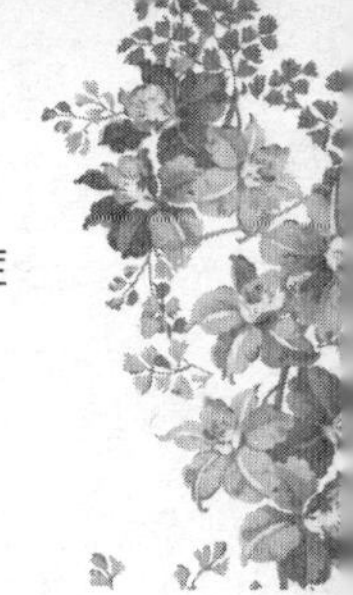

◎→子宫内膜异位症怎样影响生育能力?

不育是子宫内膜异位症的特点之一,但是医生们还没有确切地知道子宫内膜异位症为什么和怎样影响受孕。有时可能是机械性的原因。子宫内膜异位症或许堵塞了输卵管,或者引起的粘连干扰了受精过程,或者由于子宫内膜组织异位侵入卵巢而影响了卵巢的正常功能。

有时候,怀孕困难的子宫内膜异位症患者并没有输卵管阻塞。她的输卵管是开放的,盆腔也没有大片植入的子宫内膜,但是她仍然无法怀孕。

一个可能是子宫内膜异位症引起了排卵过程的异常。很多研究者相信,异位植入的子宫内膜组织也有化学活动,它们可以制造某种激素或者其他物质来干扰排卵。这一理论有助于解释为什么子宫内膜异位症患者的痛经持续加重。异位植入的子宫内膜组织可能制造了更多的前列腺素,而前列腺素引起了经痛。

◎→怎样诊断子宫内膜异位症?

病史是用于诊断的重要依据。不过确诊的最好方法是进行腹腔镜检查。腹腔镜检查是一种创伤很小的外科检查手段,需要在麻醉下进行,只有一个很小的切口。如果植入的内膜组织很少,医生就会在进行腹腔镜检查时清除掉它。

如果植入的子宫内膜组织大到使子宫变大或者变形, 或者改变了卵巢的大小,那么在进行盆腔检查的时候,医生能够感觉到卵巢周围增厚或者子宫后壁增厚。盆腔检查能够提示你有可能患子宫内膜异位症,不过唯一能确诊的方法是腹腔镜检查。超声检查能够找到囊肿以及大的植入内膜组织,但是如果你的子宫内膜异位症是点片状四处分散的,那么超声检查可能就提供不了什么帮助。磁共振成像技术在诊断子宫内膜异位症方面比超声检查要好一些,但是过于昂贵。

◎→怎样治疗子宫内膜异位症?

如同现在还没有理论能够解释子宫内膜异位症为何出现一样,也没有哪些“治疗”能够确保它永远不复发。总而言之,目前拥有各种治疗方法,有的旨在治疗疾病引起的

疼痛以及并发症，有的则旨在清除异位植入的子宫内膜组织。

◎→有没有自助措施帮助缓解经期疼痛?

自助措施和应对通常意义上的痛经以及经前期综合征一样，包括调理饮食和改变生活方式。在疾病的较早阶段，这些方法通常都是有效的。请牢记坚持体育锻炼。锻炼可以刺激大脑产生内啡肽。内啡肽是机体产生的天然镇痛剂和提升情绪的物质。布洛芬等非处方药也是有用的。如果这些药物都不管用，那么医生可以给你开具作用更强的非甾体类抗炎药的处方。有些女性使用麻醉镇痛药，或者联合应用麻醉镇痛药和其他药物。

◎→怎样才能清除异位植入的子宫内膜组织?

有两种方法可以减少或者清除子宫外的异位内膜组织。可以使用激素疗法使异位的子宫内膜萎缩，或者用外科手术直接清除异位的子宫内膜组织。这两种方法可以分别尝试或者联合在一起使用。对治疗方法的选择取决于症状有多严重以及你是否期待将来生孩子。

◎→如何治疗子宫内膜异位症导致的不育?

回答这个问题并不容易。

一个办法是用外科方法尽可能地清除异位的子宫内膜，并尽可能对生殖系统进行修复。疾病可能已经对子宫、输卵管或其他结构造成了损害。如果子宫内膜异位症已经造成了粘连，把卵巢粘到了盆腔侧壁上，或者异位的子宫内膜组织在卵巢上形成了一个巨大的囊肿，那么外科手术可以修复这些问题并恢复生育能力。

另一个办法是运用激素疗法。但是，这个治疗方法所带来的问题是，子宫内膜萎缩之后也会影响怀孕。

激素疗法

正像我们曾经注意到的那样，两个自然过程——绝经和怀孕，能够对子宫内膜异位症产生有益的影响。激素疗法通常只是模仿其中的一种情形。

近年来,研究者们发明了一组药物,叫做促性腺激素释放激素激动剂,可以造成人工绝经。药物的原型是亮丙瑞林,产品名是醋酸亮丙瑞林(Lupron)。这种药物通过抑制卵巢功能来造成人工绝经。不过这种效应是完全可逆的:一旦停止用药,卵巢就会马上恢复正常,开始行使功能。

醋酸亮丙瑞林是通过暂时抑制两种激素对卵巢的调节而发生作用的。这两种激素可以刺激卵巢产生雌激素和孕激素,它们被称为黄体生成素和卵泡刺激素,是由垂体分泌的。垂体位于靠近脑底部的地方。只要黄体生成素和卵泡刺激素不停地作用于卵巢,卵巢就会持续排卵并产生雌激素和孕激素,使子宫内膜增生,为受孕作准备。醋酸亮丙瑞林作用于垂体,使这一循环处于静止状态。

假孕疗法是另一种激素疗法,可以使植入的子宫内膜萎缩。该方法已经被应用了很多年。以前,患有子宫内膜异位症的女性使用大量的雌激素和孕激素来模拟怀孕时的激素状态;现在我们只使用普通避孕药。与早期的治疗药物相比,避孕药含有的雌激素和孕激素的量要低得多。使用这种治疗方法的女性需要一周接一周地连续服用避孕药,她们的月经周期将消失。一项市场研究表明,醋酸亮丙瑞林比避孕药更有效。然而,醋酸亮丙瑞林的费用比避孕药贵10倍,但它的效果也许并没有比避孕药强10倍。

◎→醋酸亮丙瑞林怎样使用?

醋酸亮丙瑞林通过注射给药,每月一次,通常使用6个月。如果你不喜欢打针,那么还可以使用相同药物的气雾剂经鼻腔给药。气雾剂名为那法瑞林(萘瑞林),但是它不像醋酸亮丙瑞林那样效果显著。也有一种植入剂型叫做戈舍瑞林(诺雷德),放在腹部皮肤下面,效果可以维持一个月。

◎→使用醋酸亮丙瑞林有哪些不利的方面?

醋酸亮丙瑞林引起的症状就是雌激素缺乏的症状,意味着你会受到绝经期所有问题的困扰。你不会再有月经周期的烦恼,但你可能会感到潮热、失眠、头痛。你会情绪波动，阴道觉得干燥。如果使用醋酸亮丙瑞林更长时间，你会有明显的骨质疏松，就像没有使用激素替代治疗的绝经女性发生骨质疏松一样。这就是治疗周期通常限制为半年的原因。一旦停药，这些症状就会消失。

在美国，醋酸亮丙瑞林很贵，每个月需要 300~400 美元。如果你正在治疗由子宫内膜异位症引起的疼痛，那么绝大多数保险公司都会支付这笔费用的。如果你因为不育而治疗子宫内膜异位症，有些保险公司则不愿意支付这部分费用。

◎→那法瑞林是否有和醋酸亮丙瑞林一样的副作用?

因为那法瑞林的工作原理与醋酸亮丙瑞林多少有些相似，所以会引起相似的副作用。使用两个月之后，你会有不规律的阴道出血。那之后，月经通常会完全停止。如果你的情形不一样，或者发生经间期出血，你应该咨询医生。

◎→醋酸亮丙瑞林和那法瑞林有避孕作用吗?

请记住，无论是醋酸亮丙瑞林还是那法瑞林，都不能可靠地避孕。治疗期间使用屏障类工具避孕，不要使用避孕药或者激素避孕。如果你在使用醋酸亮丙瑞林或者那法瑞林期间怀孕了，你应该提醒医生马上停止治疗。

◎→怎样处理醋酸亮丙瑞林和那法瑞林引起的潮热症状?

因使用醋酸亮丙瑞林产生潮热而感到极度不适是非常常见的。可用小剂量的雌激素控制潮热等症状，这种做法称为支持治疗。但是应用小剂量的雌激素可能会降低醋酸亮丙瑞林的疗效。

◎→激素治疗后子宫内膜异位症是否会复发?

是的，只要停止激素治疗，子宫内膜异位症就会复发。然而，很多女性能够在治疗之后摆脱子宫内膜异位症好几年。如果复发了，可以再次接受醋酸亮丙瑞林或者那法瑞林的治疗。我有好几位患者因不胜其扰，选择了外科手术治疗。

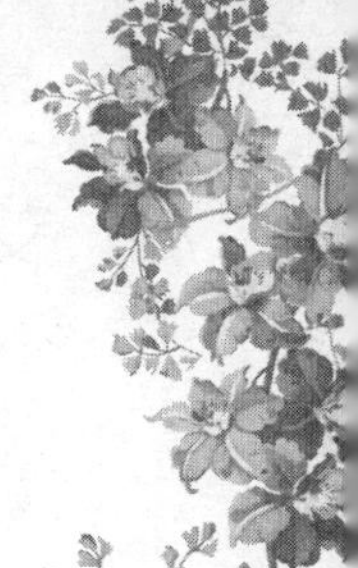

◎→如果子宫内膜异位症复发,是否仍发生在同一部位?

不一定。它既可以出现在新的部位,也可以在原来的位置复发。如果你接受腹腔镜检查或者传统外科手术,医生就能够直接观察病变的分布情况并进行记录,将来你接受相同检查的时候,就可以和过去的状况进行比较。

克里斯蒂娜快30岁了。我在行医的第一年遇到了她。她是个美丽的女人,性格讨人喜欢。她9月份的时候来我这里进行了盆腔检查,结果完全正常。

6个月后她再来做盆腔检查。这一次在她的肚子里发现了一个大包块。我担心她患了癌症,所以请医院肿瘤科的教授做我的助手——以防万一。我们把她送进手术室,切开了腹部。切开腹部后发现她的一侧卵巢上长了一个子宫内膜瘤,足有篮球大小。这个卵巢没有救了,里面已经几乎没有卵巢本身的组织存在,但是另一侧卵巢完好无损。

手术结束后,我出了手术室,与她交往了很长时间的男友艾迪和家人在焦急地等待着。"好消息!"我告诉他们,"克里斯蒂娜没有患癌症,是子宫内膜异位症。"

"既然你们两人都想拥有家庭,那你们这周就应该结婚,越快越好。你们在一起10年了,已经足够长了!"我对她的男友说。

我非常担心她另一侧卵巢也长子宫内膜瘤,从而使她失去生育能力,所以那个时刻我真的像个媒人。克里斯蒂娜和艾迪结婚了并有两个可爱的孩子。虽然她的腹部有个瘢痕,但是与幸福的家庭相比,这点儿忧虑简直微不足道。

克里斯蒂娜的病情很严重,因此对于治疗方法的选择反而变得相对简单。她必须接受手术治疗来切除肿块。当病变没那么大的时候,治疗方法的选择就要棘手得多。所有用

来治疗子宫内膜异位症的药物都会阻止怀孕,因为它们抑制了卵巢的功能。

因此,我们面临着选择:是用药物抑制卵巢功能6~9个月,减轻子宫内膜异位症以后再尝试怀孕好呢,还是即使知道自己的生育能力低于正常水平也直接尝试怀孕好?有患者曾经在接受药物治疗之后很快就怀孕了,也有被诊断为子宫内膜异位症之后没有接受治疗的患者在一两个月内怀孕了。

> 乔伊来我这里进行生育检查。我们做了腹腔镜检查,发现乔伊患有子宫内膜异位症,而以前因为同样的问题我为她的姐姐做过手术。乔伊选择接受激素治疗以抑制卵巢功能,6个月后再尝试怀孕。6个月后她停止接受激素治疗,成功地怀孕了。当然,即使不接受激素治疗,她也有可能怀孕。

◎→如果子宫内膜异位症导致性交疼痛,那还能怀孕吗?

你可以使用镇痛剂来减轻性生活带来的不适,以便受孕。医生可以给你开一些帮你减轻痛苦的处方药——或许是可待因。因为你的子宫可能有瘢痕或者被粘连固定,在性生活中尝试不同的姿势或许可以帮助你减轻痛苦。

◎→避孕药能对子宫内膜异位症起到预防作用吗?

我个人认为可以,虽然还没有科学研究来支持我的看法。因为怀孕能够阻止子宫内膜异位症发病,而避孕药能够创造类似怀孕的激素状态,所以它或许对预防发病有所帮助。

外科治疗

有数个可供选择的外科治疗方案可以清除激素治疗无效的子宫内膜异位症。如果你是通过腹腔镜检查诊断的,而且病变不多,那么医生可以在诊断的同时对异位内膜组织简单地进行清除。使用电灼烧掉病变的组织,或者使用激光切掉病变的组织都可以。以上操作都可以通过腹腔镜来完成,而不需要传统的外科手术。

有一种新技术叫做氩气刀，英文简称 ABC。这种装置可以通过腹腔镜操作，类似激光但是比激光安全一些。它可以用于杀灭病变组织和进行盆腔止血。

如果你的子宫内膜异位症已经形成了大的囊肿或者包块，或者广泛分布于盆腔，或者位于重要器官的附近，那么做腹腔镜手术就不切实际也不够安全了。这时传统的腹部手术是必要的。

◎→腹腔镜手术只有在医院里才能做吗?

腹腔镜手术过去只能在医院的手术室里进行，必须配备专门的手术人员，包括麻醉师和妇科医生，通常需要全身麻醉。

现在腹腔镜手术有时在外科中心或者医生诊所里应用局部麻醉也能进行。医生使用普鲁卡因进行皮肤麻醉，或者用使你昏昏欲睡的微量镇静剂代替全身麻醉。与常规腹腔镜手术不同，这样的手术切口只有 1 厘米长，医生会使用更小一些的装置，直径只有 3 毫米。这种细腹腔镜对观察腹腔很有用，它可以观察病变进展程度以及治疗是否有效，但是它不能像大的腹腔镜那样可以清除一部分病变。

◎→什么情况下需要进行传统腹腔手术?

当子宫内膜异位症累及的部位非常广泛，或者有大的子宫内膜组织包块(比如说在卵巢上形成囊肿)，或者子宫内膜异位症的位置使用激光不安全(位于尿道和直肠附近)时，医生会通过传统的腹部手术来进行治疗。当疾病形成的粘连把几个器官粘到一起的时候，也有采用传统手术的必要。除了清除异位的子宫内膜组织，医生还需要尽量清除那些引起腹痛和不育的瘢痕组织和粘连。

如果你已经建立了完整的家庭，不需要生育或者不想生育，那么子宫内膜异位症可以采用子宫切除术来治疗。

◎→经过外科手术清除之后，子宫内膜异位症还会复发吗?

是的，有时会，就像经过激素治疗后会复发一样。科学研究显示，大约有 20%经过手术治疗的妇科疾病会复发。大多数经过手术治疗后怀孕的女性会在术后 15 个月内

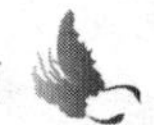

复发。子宫内膜异位症手术清除后的复发也不一定在原来的位置上。

◎→联合使用手术疗法和激素疗法有用吗?

手术疗法可以单独使用也可以联合激素疗法使用。可以采用保守的术式,只清除病变的异位子宫内膜组织,也可以采用激进的术式,摘除子宫、卵巢或输卵管。采用手术疗法可以直接接触到病变的核心,快速有效地清除引起疼痛和不育的异位子宫内膜组织。医生通常会在进行手术的同时采用激素疗法以预防复发。

◎→腹腔镜手术有什么优势?

如果异位植入的内膜组织小,并且容易接触到,那么腹腔镜手术就会有很多优势。做腹腔镜手术切口会很小,即做一个小的切口就可以供腹腔镜伸入腹腔进行探查。如果发现病变是可以清除的,医生就会再做一个或者多个"孔"。首先把腹腔镜插入腹腔,把激光手术刀或者电刀伸进去清除小片生长的异位子宫内膜组织,并且去除粘连和瘢痕组织。

可以在诊断的同时进行治疗,在这种情况下,你不需要来诊所或者医院两次。腹腔镜手术可以由妇产科医生或者其他专家在外科中心进行,不需要去医院。整个手术过程的长短取决于病变的严重程度。腹腔镜手术比起大手术来费用要便宜很多,而且不会在腹部留下一个巨大的手术瘢痕。腹腔镜手术很少形成瘢痕组织和出现并发症,比起大手术来,它的愈合期短而轻松。

◎→腹腔镜手术的风险是什么?

虽然风险很小,但是腹腔镜手术仍然有风险,可能会有麻醉并发症、邻近器官被激光刀或者电刀损伤的风险。

◎→传统的腹腔手术有哪些优势?

因为切口足够大,所以医生可以一下子看到异位内膜组织在腹腔的分布,而不像腹腔镜手术那样在一个硬币大小的视野里观察。医生可以很仔细地处理重要器官周围的病变,可以整块地移除大的囊肿或者肿块,而不需要把它切碎。在行腹腔镜手术时则常常需要把大肿块切碎。

◎→传统的腹腔手术不利的方面都有哪些?

传统的腹腔手术使患者住院的时间大为延长,通常需要两到三天,因此费用比腹腔镜手术昂贵得多,术后恢复比较慢。这种手术对机体造成的损伤很大,侵入性更强,因此感染的风险更大。像其他任何手术一样,麻醉本身也会有风险。

◎→传统的腹腔手术能改善生育能力吗?

曾经有很多成功的例子显示传统的腹腔手术极大地改善了生育能力。手术能够清除术中发现的异位内膜组织,修复由瘢痕组织形成的粘连。手术可以除去卵巢囊肿,尽可能地保留卵巢,并且能把输卵管和子宫从包绕它们的异位内膜组织中游离出来。

◎→什么时候选择切除子宫作为子宫内膜异位症的治疗方式?

子宫内膜异位症非常严重的时候就只能选择切除子宫。选择子宫切除术的患者要么已经有了完整的家庭,要么不想要孩子。

在子宫内膜异位症严重到对健康构成了威胁或者反复多次手术仍然没有太大帮助的时候,或者子宫内膜异位症严重到了你不能和它共存的地步,子宫切除术就是正确的选择。

做切除子宫的决定必须慎重。你要确定你已经完成了生育使命,并且在感情和心理上已经做好了接受手术的准备。

第九章
宫颈癌、卵巢癌和子宫内膜癌

谬误:宫颈涂片检查结果不正常,就说明患了宫颈癌,不得不接受子宫切除术。

科学:这种情况很少发生。宫颈涂片检查结果异常不一定就是宫颈癌。宫颈癌发展缓慢,早期检出容易治愈。

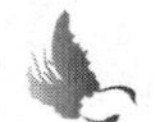

癌症，特别是乳腺癌，是女性最害怕的疾病之一。我愿做妇科医生的一个原因就是可以有机会去治愈更多的人。大多数妇科癌症都可以早期检出，治愈率都很高。最常见的女性生殖系统癌症按发病率高低排序依次是乳腺癌、子宫内膜癌、宫颈癌和卵巢癌。输卵管癌确实存在，但非常罕见。

宫颈癌

宫颈癌是一种相对少见且生长缓慢的癌症，在 30 多岁或 40 多岁女性中最常见。美国癌症学会估计，美国每年新诊断病例约 1.3 万人，每年有 4100 名女性死于该病。宫颈涂片检查的普及使该病得以在早期发现。现在，浸润癌已经少见多了。近 30 年来，宫颈癌的发病率和死亡率都在下降。

◎→什么是宫颈癌以及什么导致了宫颈癌?

尽管宫颈确实是子宫的一部分，但由于受累细胞明显不同，所以大多数宫颈癌与子宫内膜癌很不一样。

子宫颈的内表层由腺体组织构成，而宫颈外部（宫颈阴道部）由鳞状组织覆盖。腺体组织由大而短粗的柱状细胞组成；鳞状组织则由扁平细胞构成。鳞状细胞癌是最常见的宫颈癌。宫颈腺癌类似子宫内膜癌，累及的是覆盖宫颈内部的柱状腺体细胞，最为少见。

青春期前，宫颈覆盖着柱状细胞。一过青春期，宫颈细胞就从这些柱状细胞自体转化为更扁平的鳞状细胞，这一过程叫做鳞状化生。如果在鳞状化生过程中被转化的细胞受到某种损害，以后就可能发展成异常细胞。但是这些异常变化的影响不会在几年甚至几十年内显现出来。研究者们一直在试图探明是哪种因素启动了宫颈的癌变。这些作用因素是化学物质、病毒还是细菌？科学家们只知道这些引发变化的物质在某种程度上与性行为有关。

目前主要的候选病因是人乳头瘤病毒，即引起生殖器疣的同一种病毒。患宫颈癌的女性常有生殖器疣病史，研究者们也确实从宫颈癌女性的组织标本中培养出了这种疣状病毒株。但是得过生殖器疣不一定就会得宫颈癌。70 多株人乳头瘤病毒可以引起生殖器疣；只有大约 3 种可能导致癌症。很多女性都携带人乳头瘤病毒，正如很多人携带一些其他病毒一样。一些专家相信，在美国，性行为活跃的女性 100%都有人乳头瘤病毒暴露史。

关于宫颈癌的病因还有其他理论，除了已经知道宫颈癌的确与性有关外，最终答案还没找到。女性开始性行为的时间越晚（即离宫颈细胞正在变化的青春期越远），得宫颈癌的可能性就越小。因为细胞很少从完全正常迅速癌变，所以每年进行宫颈涂片检查可以早期诊断宫颈癌并加以治疗。

◎→宫颈癌是怎样诊断的?

在美国，大多数宫颈疾病都是在癌变之前通过宫颈涂片检查诊断的。这一时期，虽然在显微镜下会发现异常，但是疾病一般还没有症状。

宫颈癌的典型症状通常是轻微的阴道出血，可能发生在性交后或者性行为剧烈时。患子宫内膜癌的女性常常有大量月经，但是患宫颈癌的女性却很少有这种问题。得宫颈癌后，有时会有带臭味的水样分泌物。有时宫颈癌进展到相当程度才出现症状。

◎→宫颈癌是如何发生的?

宫颈癌是逐步发展的，起始的变化导致了不典型细胞的产生（异型），它们既非正常细胞，又非癌细胞。这些细胞能自发地恢复正常。这样的变化开始只发生在宫颈表面，随着时间的推移，如果这些细胞没有恢复正常，就会向更深层的细胞浸润。不典型细胞可以继续发展到癌前病变状态，我们称之为不典型增生。当这些变化局限在被称之为基底膜的细胞层时，病变可以通过局部治疗完全治愈。这一时期还不是癌症。在下一时期，在显微镜下可以看到的癌前细胞，这些细胞还没有成为有扩散能力的浸润性癌细胞，但它们可以发展成为一种被称为原位癌的局部病变。你同医生可以有足够的时间来处理这些病变：这些变化发生缓慢，常常要经历好几年时间。一个人在几个月内就从轻度不典型增生发展到中度、重度不典型增生，既而又发展成原位癌、癌症的情况

是极为罕见的。你应该继续每年的宫颈涂片检查。如果你做到了，那么你得浸润癌的几率就几乎为零。甚至在轻度不典型增生的水平，宫颈也可能自发地自我痊愈，因此有些医生建议观察。一旦诊断为中度或重度不典型增生，大多数医生都会建议采取干预治疗。

微小浸润是基底膜有轻微浸润的时期，介于原位癌和Ⅰ期癌之间。尽管已经有浸润，但是这时的癌症仍然相对容易治愈。Ⅰ期宫颈癌局限在宫颈和子宫。Ⅱ期宫颈癌已局部扩散到阴道顶端。Ⅲ期宫颈癌进一步扩散，有时扩散到毗邻盆腔侧壁的阴道下端，有时扩散到输尿管。Ⅳ期宫颈癌向更远处扩散，可能累及膀胱或直肠。

宫颈涂片检查

宫颈涂片检查结果的分级有好几种，相关的术语可能让人困惑。请向医生咨询你的检测结果。

宫颈涂片检查的一个分级系统是贝赛斯达系统（TBS）。它的分类参考了细胞改变的类型和宫颈的受累范围。括号里的分级系统指的是宫颈涂片检查的旧分级系统。

正常：无恶性细胞证据。（Ⅰ级）

不能判定意义的不典型细胞：细胞看起来异常，但可能不是癌前改变。这一类别有时被称为反应性细胞改变。这种改变可以由疱疹病毒、衣原体或真菌感染引起。（Ⅱ级）

低度鳞状上皮内损害：这些鳞状细胞的异常变化没有浸润性，但一段时间后可能发展成浸润性改变；有时异常细胞也可能自发地变为正常细胞。（Ⅲ级）

高度上皮内损害：高度上皮内损害不经治疗即消失的可能性要低，不经治疗就可能最终发展为癌症。治疗能够治愈所有的上皮内损害并能预防真正的癌症发生。此外还包括宫颈涂片检查不能确定是高度还是低度上皮内损害。（Ⅳ级）

浸润癌（可能扩散到宫颈内并可能超出宫颈范围）：我任妇科医生期间从未见过宫颈涂片检查显示为浸润癌的患者。25年前我任住院医生期间的确见过一位这样的患者。她有四个孩子，生下最后一个孩子10年后，连一次宫颈涂片检查都没有做过。

贝赛斯达系统最让人困惑的是不能明确意义的非典型鳞状上皮细胞，常缩写为

ASCUS。病理专家用宫颈涂片检查不能确定异常细胞究竟是源于炎症,还是源于癌前病变时,通常归为这一级。

贝赛斯达系统不是宫颈涂片检查报告的唯一分级方法。更早的一种系统根据异常增生来分级。它将宫颈细胞的变化按程度分为轻度异常增生、中度异常增生和重度异常增生(表 9.1)。

你可能听过的另一个名词是宫颈上皮内瘤变。"上皮内"意思是变化位于上皮内或宫颈的外层;这些变化不深,也不是浸润癌。"瘤变"一词意味着不同寻常的细胞变化,但在此并不指浸润癌。虽然宫颈上皮内瘤变绝对不是癌,但是它却常如癌症一样分级:宫颈上皮内瘤变 I 级指轻度异常增生,宫颈上皮内瘤变 II 级指中度异常增生,宫颈上皮内瘤变 III 级指重度异常增生。

一些内科医生将重度异常增生称为原位癌。我不喜欢用这个名称,因为"癌"这个字会让人紧张。原位癌和重度异常增生本质上是一样的:"原位"意味着癌症没有浸润。如果你对它进行了处理,就会获得治愈,除非你感染了人免疫缺陷病毒,否则你不用担心。

表 9.1 宫颈涂片检查结果分级

宫颈涂片检查分级	旧系统	贝赛斯达系统
I 级	正常	在正常范围内
II 级	不典型	良性细胞改变或不能明确意义的非典型鳞状上皮细胞异常(ASCUS)
Ⅲ 级	异常增生	鳞状上皮细胞异常
	轻度	鳞状上皮内低度损害
	中度	鳞状上皮内高度损害
	重度	鳞状上皮内高度损害
Ⅳ 级	原位癌	鳞状上皮内高度损害
Ⅴ 级	浸润鳞状细胞癌	鳞状细胞癌
	腺癌	腺癌

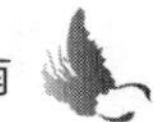

◎→哪些人处在罹患宫颈癌的高风险状态?

尽管不能肯定引起宫颈细胞发生癌变的因素，但已确实知道，有多位性伴侣或者在十几岁时就开始性行为的女性宫颈癌的发病风险会增加，除非她们使用避孕套进行自我保护。因为十几岁时宫颈细胞正在变化，所以在那个时期进行性行为风险很大。如果你在 22 岁以后开始有性经历，宫颈细胞的变化大部分都已经完成了，你的发病风险就会降低。从这个意义上来说，性会带给你癌症。早生育似乎也是个危险因素，如果你在 20 岁时就有了孩子，那么显然你在更早时就有了性经历。分娩过程本身似乎也增加了风险，因此有多个孩子的女性比只有一两个孩子的女性患病风险更高。

因此，一位在 24 岁以后首次与其丈夫有性生活，并且在以后的一生中他都是唯一性伴侣的女性是低发病风险对象——除非她丈夫有多个性伴侣，那样他就增加了妻子患宫颈癌的风险。

患有其他性传播疾病，如衣原体感染或艾滋病的女性，发病风险会增加。在美国，西班牙裔、美国土著以及非洲裔女性患宫颈癌的风险高于白人女性，可能与这些人群所得到的医疗保健较少有关。饮食中缺乏水果和蔬菜与宫颈癌和其他几种癌症的发病率增高有关。吸烟会增加癌症风险，因为它使人体暴露于多种化学致癌物中，这些致癌物质经肺吸收并通过血液流经全身。在吸烟女性的宫颈黏液中已经发现了烟草的副产品，研究者相信这些物质损害了宫颈细胞的 DNA 并且可能促成宫颈癌的发生。虽然未经证实，但一些研究者相信，缺乏维生素 A 和维生素 C 的饮食可能会促进宫颈癌的发生。

在怀孕期间服用过己烯雌酚的女性宫颈癌的发病风险会轻微升高，但从未有过令人信服的证据。怀孕期间使用这种合成雌激素是为了预防流产和其他并发症。美国食品药品监督管理局在 1971 年建议怀孕期间不要用此药，并在 1979 年禁止将此药用作家畜的生长激素。

◎→生殖器疱疹病毒增加罹患宫颈癌的风险吗?

人们通常认为生殖器疱疹病毒启动了宫颈癌的历程，因为数据显示携带疱疹病毒

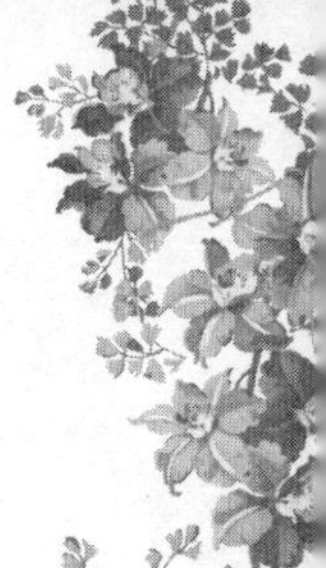

的女性宫颈癌发病率更高。携带疱疹病毒的女性通常会有多个性伴侣、过早性行为经历和多个孩子，所有这些因素都将她们推到了宫颈癌的高危人群。疱疹病毒本身似乎并不是祸首。

◎→宫颈病变是艾滋病的前兆吗?

尽管人免疫缺陷病毒呈阳性的女性患宫颈癌的风险会增加，但是有宫颈异常增生的女性得艾滋病的风险未必更高。宫颈异常增生比艾滋病常见得多，大多数有宫颈异常增生的女性都没有患艾滋病。如果你的确有宫颈异常增生又担心患艾滋病，那就做人免疫缺陷病毒检查。

◎→如果宫颈涂片检查结果不正常该怎么办?

如果宫颈涂片检查结果显示你有轻微异常，那么医生会建议你几个月后复查。通常身体的免疫系统会“修复”问题细胞，使它们恢复正常。假如 3 个月后的第二次涂片检查结果还不正常，医生就会提议用阴道镜——一种大显微镜检查你的宫颈。这种检查可以在诊室做，不用麻醉。

在阴道镜下，异常组织看上去确实和正常组织不一样。它的血管分布不同，细胞的形态、大小还有密度也可能不一样。检查过程中医生将剪下少量看起来最不正常的组织，然后把这些组织送到病理医生那里检查(活检)。病理医生会在常规显微镜下检查这些组织，然后告诉妇科医生你出了什么事。有时候导致宫颈涂片检查异常不过是由与癌症无关的炎症引起的，或者是由病毒感染引起的。宫颈组织活检可能有一点儿不适，但没有子宫内膜活检那么难受。

◎→宫颈癌前病变有哪些治疗方法?

如果宫颈细胞只是轻微异常，医生会建议你观察等待，用阴道镜检查加上更频繁的宫颈涂片检查来观察异常细胞是否恢复正常。也可选择激光手术、冷冻手术或者电环切除术。也有个别有严重异常增生和痛经史并已经生完孩子的女性选择做子宫切除术。

冷冻手术和激光手术

冷冻手术是以冰冻为手段的手术。医生拿着一个样子像棒子的仪器,把它放在宫颈的病变区域。压缩氧化亚氮气体从棒尖喷出,棒尖温度极低,低温将细胞冷冻并使宫颈病变区变成一个小冰球。然后,让冷冻区解冻,接着再冷冻。这个过程可以杀死浅表细胞并使它脱落。最后,机体生长出新的正常健康的细胞。

锥切活检术

有些医生推荐锥切活检术(图 9.1)。这种检查通过手术切除一大块病变组织。由于切除了更多的组织,所以这种手术也显得更为激进一些。锥切活检可以用切除工具——手术刀或激光来完成,也可以用电圈来完成。工具的选择取决于宫颈状况和妇科医生的偏好。两种活检都可以在诊室中完成,但多数是于手术中心患者在轻微镇静下进行的。轻微镇静通常是指将类似普鲁卡因的麻醉剂局部用于宫颈,或静脉使用类似于地西泮的药物。有些女性选择全身麻醉。手术刀切除("冷刀锥切")或激光切除是指医生切下一小块锥形宫颈组织并在切除区域缝合几针。

最近越来越多的医生选择环形电切术(或称电环切除术)。该技术使用一个非常热的通电钨线圈取下一块锥形的宫颈异常组织。电圈可以轻易切进组织,与此同时灼烧血管控制出血。热线圈不像激光,不会烧焦切缘组织。

◎→锥切活检术有哪些风险?

不同的锥切活检方法在治愈率或术后并发症方面都差不多。正如进行任何手术一样,手术应由已经做过很多次这种手术的医生来进行。手术总是存在感染或出血的风险,但是锥切活检术的这类风险很小。

锥切活检术后很多女性在几天甚至几周内都有宫颈或阴道分泌物。分泌物的量和持续时间因人而异,而不是因检查方法而异,冷冻手术的确是出现分泌物最多的一种手术。

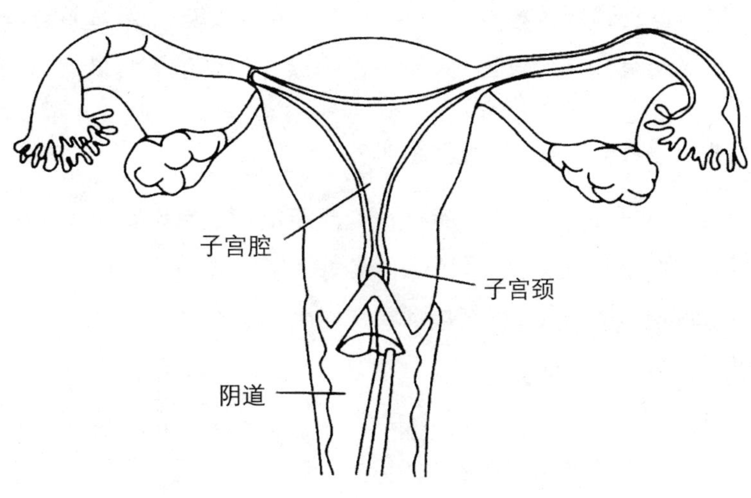

图 9.1　锥切活检术

切下一块锥形宫颈组织以评估宫颈癌前病变。

◎→锥切活检术或电环切除术后要花多长时间康复?

这些检查手段小到可以在门诊手术中心或医生诊室内进行,恢复期也短——阴道分泌物除外。除了应该节制性生活 2~3 周外,你可以继续一切日常活动。医生通常会在两三周后给你做检查以肯确定宫颈是否愈合良好。在宫颈完全愈合前,宫颈涂片检查提供不了有用的诊断信息。

◎→锥切活检术影响生育能力吗?

锥切活检术不会影响生育能力或者损伤宫颈以致无法妊娠。做过宫颈锥切术的女性极少出现分娩方面的问题。

◎→锥切活检术后多长时间再做宫颈涂片检查?

多数医生建议等待 3 个月,如果到时你的宫颈没有完全愈合,那么宫颈涂片检查就没有意义。术后第一次准确的宫颈涂片检查一般都会显示异常细胞已经消失。

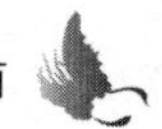

此后,多数医生推荐宫颈涂片检查的复查频率要高于每年一次,或许半年一次,持续一两年;以后如果没有异常情况出现,那么宫颈涂片检查的间隔就可以再拉长一些。

◎→会因为宫颈病变而做子宫切除术吗?

有些思想保守的医生不信任锥切活检术,反而推荐子宫切除术。如果医生推荐你用子宫切除术来治疗宫颈癌前病变,那么你最好再听听其他医生的意见。如果除了宫颈异常增生外你还有其他症状,那么包括宫颈在内的整个子宫切除术可能是比锥切活检术更好的选择。

> 黛西的月经期长达10天,月经量很多,还有血块。她不想再要孩子,而且真的受不了自己的月经。她不能严格地遵循医嘱服药。最近一次的宫颈涂片检查显示黛西有宫颈异常增生。
>
> 对于黛西来说,子宫切除术将立刻解决几个问题。与其切除部分宫颈并且还要应付大量月经和避孕,还不如进行子宫切除术,虽然会永久不孕,但同时也解决了出血问题。

如果宫颈病变超出了原位癌的范围,那么选择子宫切除术就很有必要了。如果你选择保守治疗——比如锥切活检术,你就得接受随访并且要保证按时去检查。如果你嫌麻烦,那么保守治疗就不适合你。

◎→能同时做锥切活检术和输卵管结扎术吗?

有些需要做锥切活检术的女性同时要求做输卵管结扎。她们不愿意选择子宫切除术,但她们又想要避孕。15年前我很少做锥切和输卵管结扎术,因为同时进行这两种极不相同的手术跟子宫切除术有同样的效果。现在我确实一起做这两种手术。这两种手术很简单,同时做根本不是问题。一般说来,锥切和输卵管结扎术后恢复很快,而子宫切除术是大手术,需要的恢复时间长得多。

◎→宫颈癌有什么治疗方法?

多数女性通过宫颈涂片检查或由于不明原因的阴道出血而早期诊断出宫颈癌。有两种方法治疗Ⅰ期宫颈癌,一种是相当有效的放射治疗,另一种是根治性盆腔手术,包括切除子宫及清除宫旁淋巴结。

手术治疗宫颈癌的优点在于不影响卵巢,因为卵巢与此病无关,卵巢制造的雌激素不会刺激宫颈癌。多数得这种病的女性都相当年轻并且卵巢有功能,手术后她们的卵巢可以继续正常工作。相反,放射治疗将永久性地停止卵巢功能,导致人工绝经,这是年轻女性所不愿接受的。通过保留完整无瘢痕的阴道顶端,手术后一般可以维持正常的性生活。

因为没被清除的淋巴结存在受累风险,所以很多医生推荐用放射疗法作为手术的补充。也有些新的化学疗法可选择。

◎→Ⅰ期宫颈癌的存活率是多少?

患Ⅰ期宫颈癌(此时病变仍然局限)的女性治疗后5年存活率超过90%。实际上,如果治疗后活了5年,那么你将活更长时间,因为宫颈癌与其他癌症不同,如果要复发通常会很快。人免疫缺陷病毒阳性的女性生存率不那么有保证。

◎→哪些医生可以治疗有宫颈病变的患者?

有认证资格的妇科医生都能做锥切活检术或进行其他适当的操作来治疗宫颈异常增生。如果癌症扩散到宫颈以外,那么明智的做法是请专科医生——妇科肿瘤医生或做过这种手术的医生会诊。显然,放射治疗应该在该领域专家的指导下进行。对于浸润癌,手术应该由肿瘤外科经验丰富(但未必要有妇科肿瘤学会认证资格)且擅长根治性盆腔手术的专家来进行。适于浸润性宫颈癌的根治性子宫切除术的技术难度大于单纯子宫切除术。

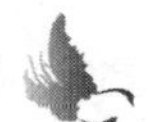

卵巢癌

卵巢癌在妇科癌症中排名第3位,位于乳腺癌和子宫内膜癌之后,仅占女性癌症患者人数的4%。美国每年约有2.3万名女性被诊断为卵巢癌,1.4万名女性死于卵巢癌。自从喜剧演员吉尔达·瑞德纳在1989年死于卵巢癌后,这种病就受到媒体的关注。使得卵巢癌如此恐怖的不是它的发病率,而是它的死亡率。

一般说来,卵巢癌发现得晚。大多数子宫内膜癌和宫颈癌在Ⅰ期时就会被发现,而大约70%的卵巢癌直到Ⅲ期才表现出来。患宫颈癌或子宫内膜癌的女性有不规则出血倾向,得乳腺癌的女性常常能摸到乳房肿块或看到乳房的变化。筛查手段——宫颈涂片检查和乳房X线照相——常在宫颈癌和乳腺癌早期时就能检出来,而得了卵巢癌的女性极少有不规则阴道出血,一般也感觉不到腹部有肿块。如果卵巢癌是在早期还局限在卵巢内的时候就被发现了,那么它的治愈率可达到95%。

◎→卵巢癌的预警征象是什么?

使女性前来就诊的症状一般都是肿瘤扩散的征兆。最常见的是腹部胀满感或膨胀感。这不是由腹部肿块引起的,而是由腹部积聚的液体引起的。多数女性常常在每月的某些时候感到腹部胀满或膨胀,这增加了卵巢癌的诊断难度。如果你30多岁,持续存在不明确的消化道症状(腹部不适、排气多、腹胀)并且找不到原因,那么你应该跟妇科医生谈谈有没有必要做卵巢癌检查。

◎→哪些人有罹患卵巢癌的风险?

女性的性别本身就是卵巢癌的主要风险因素。老年女性的风险更高,卵巢癌的发病年龄高峰在70~75岁之间。宫颈癌的发病高峰为30多岁,子宫内膜癌的发病高峰为40多岁。因此,老年女性即使绝经了,也应该坚持去看妇科医生。30~50岁之间的女性大约1万人中有2人会患卵巢癌;而50岁以上的女性,1万人中有4人会患此病。

有卵巢癌或乳腺癌家族史的女性发病风险会增加。如果你母亲或姐妹得了卵巢癌，那么你的发病风险会轻微增加，你应该进行更密切的随访观察；如果亲属中有多人患病，那你的发病风险会明显升高。卵巢癌持续困扰的家族，往往有多人而不仅是一两人发病。

伊琳的母亲得了卵巢癌，她的姨妈也死于卵巢癌。她姨妈的女儿，伊琳的表姐，最近也被诊断患了这种病。有着这种强的家族史，该怎么做伊琳很清楚。伊琳在30岁左右生了第二个孩子。她等到婴儿的情况好到她能住院的时候就去切了卵巢。医生和伊琳自己都认为切掉卵巢毫无疑问是对的。

得过乳腺癌的女性患卵巢癌的风险也会增加，部分原因是乳腺癌的某些风险因素与卵巢癌相同。使她们容易患乳腺癌的基因也会让她们处在卵巢癌的发病风险中。有些家族遗传倾向综合征还涉及结肠和子宫内膜癌。如果你的家族有这几种不同的癌症史，那么你应该向妇科医生说明。

其他危险因素包括从未生育或晚育、使用促排卵药但没有怀孕、初潮早和（或）绝经晚。有些研究者相信，吸烟能够轻度增加卵巢癌的风险，但不像对肺癌或膀胱癌作用那么明显。发达国家的卵巢癌发病率高于发展中国家，美国白人女性卵巢癌的发病率高于非洲裔女性。有些研究者相信，高脂肪饮食提高了发病风险。美国癌症学会推荐低脂肪特别是低动物脂肪饮食。

一些研究指出，卫生巾上或生殖器局部使用的滑石粉轻度增加了发病风险，但其他研究没有发现这种关联。在过去，滑石粉有时候受到石棉（一种已知的致癌矿物质）的污染，但是20多年来法律已经要求，用于身体和面部的滑石粉产品中不能含有石棉。

基因和癌症

科学家们相信，乳腺癌基因1和乳腺癌基因2是导致全部“遗传性”卵巢癌病例和大约半数“遗传性”乳腺癌病例的原因。除了决定像身高和眼睛颜色这样的事情以

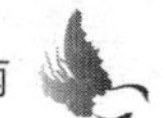

外，基因还指导机体构建蛋白质。有时基因的某个错误将导致它不能正常工作，而且这种基因缺陷也可以致病。（关于乳腺癌基因的更多知识，详见第十章。）

◎→你能降低自己的卵巢癌风险吗?

不幸的是，降低宫颈癌风险的因素——推迟第一次性行为时间、限制性伴侣的数量以及使用安全套——不会有助于预防卵巢癌。然而，服用避孕药可以提供显著的保护作用。服避孕药的女性患卵巢癌的几率比不服药的女性约低50%。在停止口服避孕药后的相当长时间内，这种保护效应似乎还持续存在。如果担心自己患卵巢癌，那就找医生谈谈服用避孕药的事情。

尽管不能为了预防卵巢癌而生育，但从未怀孕的女性确实比至少生育过一个孩子的女性更易患卵巢癌。哺乳也能降低卵巢癌的风险。研究者们认为，导致卵巢癌变是由排卵引发的，通过减少排卵的次数，就可以减少卵巢发生变化的次数。怀孕、哺乳和口服避孕药都能阻断排卵。

◎→没有明显家族史的女性会患卵巢癌吗?

也有患病可能。在罹患卵巢癌的女性中，有家族史的人只占一小部分，大概在5%~10%之间。如果你只有一位亲属（比如你母亲）患卵巢癌，那么你的发病风险不会明显增加。如果你有好几位亲属患卵巢癌，那么你的遗传风险的确就会增加。遗憾的是，你不会因为一位患卵巢癌的亲属都没有就免于患病。

◎→促排卵药会增加患卵巢癌的风险吗?

关于促排卵药（如氯米芬和普格纳）是否会增加卵巢癌的风险已经引发了相当大的争议。大量研究表明，增加风险的并不是氯米芬或普格纳这类促排卵药，而是女性从未受孕这一事实。

不过，促排卵药和卵巢癌之间可能存在某些联系，因为得卵巢癌的女性往往排卵频繁。有多个孩子的女性卵巢癌风险更低，因为她们在怀孕期间不排卵。我们已经看到，避孕药也降低了卵巢癌的发病率。因此，增加排卵的药物可能会增加患卵巢疾病的风险是个合理的假设。

另一方面，为了受孕就必须排卵。有时女性告诉我，她不想服用氯米芬或普格纳，因为听说这些药会增加卵巢癌的风险，可她又确实想怀孕。事情不可能两全其美。可以通过服用避孕药来降低卵巢癌的风险，但与此同时，也几乎把受孕的几率降到了零。

◎→有办法早期检出卵巢癌吗?

早期检出的卵巢癌大多是在常规盆腔检查中发现的。美国妇产科学会建议每年做一次盆腔检查筛查卵巢癌。

有些人相信超声检查能检测到卵巢癌，但是它的使用受到限制。首先，超声检查作为筛查工具不划算。如果卵巢肿瘤很小，医生触诊不能扪及，那么超声扫描也发现不了。不过，超声在判断卵巢肿瘤的性质方面很有用。如果医生在检查时注意到你卵巢上有肿块，那么超声扫描能帮助判断肿块是良性的还是恶性的。充满液体的囊肿发生癌变的可能性远远低于那些内部是实性物质的肿块。

某些血液检测可以寻找癌症标记物，但是这些标记物的可靠性不足以用作常规筛查。一种标记物被称为 CA-125，更新的一种是 CA19-9。患有卵巢癌的女性血液中这些化合物的水平会升高。但是这种联系不像脊柱裂（一种胚胎发育过程中因神经管没有完全闭合而导致的疾病）和甲胎蛋白之间的联系那么紧密。如果胎儿的神经管闭合不全，母亲血液中的甲胎蛋白水平就会升高。

CA-125 这类检测会得出许多假阳性（假警示）和假阴性（假安全）的结果。有子宫内膜异位症的女性 CA-125 也常常会升高，一些患有纤维瘤或慢性甲状腺疾病的女性也会如此。相反，许多的确患有卵巢癌的女性 CA-125 水平则可能完全正常。

因此，CA-125 检测在特殊情况下是有用的，但用于筛查不够可靠。假设某人曾患卵巢癌并且已经切除了卵巢，手术后她的 CA-125 水平下降了。医生可以用这项检测作为检查疾病复发的手段。或者，假设某人有卵巢癌家族史但情况不明，也可用这项检测来观察。

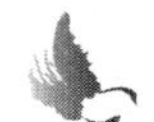

索菲亚的母亲年轻时曾患卵巢癌，她的姨妈娜塔莎可能也曾患此病。因为娜塔莎住在俄罗斯，那些描述她症状的话都是听别人叙述的(美国的亲戚从没见过她)。索菲亚很担心自己会患卵巢癌，但她不想切掉自己的卵巢，因为她还没有生孩子。

如何密切监测索菲亚的情况呢？我们可以把她的盆腔检查增加到每年两次，或者用每半年一次的超声检查代替盆腔检查。还可以随访她的CA-125水平，看它是否发生了变化。

◎→所有的卵巢肿瘤都是癌症吗?

绝对不是。如果医生说你卵巢上有个肿块，那么它多半不是恶性的。即使发生在60岁的女性身上，绝大多数卵巢肿物也都是良性的。

◎→卵巢癌有不同种类吗?

是的，大约有40种不同的卵巢癌，但是常见的只有几种。

卵巢由三种组织(细胞)构成(图9.2):包被在卵巢表面的上皮组织(上皮细胞)、构成卵泡(卵细胞)的组织和支持卵泡的间质组织(间质细胞)。

约有85%~90%的卵巢癌都是上皮肿瘤，长在卵巢的外表面。这些上皮肿瘤中最常见的一种被称为浆液性囊腺癌。“浆液性”的意思是指肿瘤含有液体或浆液。“腺”这个词指的是肿瘤起源于腺体组织。有些上皮肿瘤内含果冻样物质，这种癌被称为黏液性囊腺癌。不管是黏液性囊腺癌还是浆液性囊腺癌，其内部都含有实性物质。

卵巢内部的肿瘤被称为间质性肿瘤。这些肿瘤可以制造激素并可引起与激素相关的疾病。例如，颗粒细胞(在卵泡成熟时包绕卵泡的细胞)瘤产生雌激素。因为肿瘤产生高水平的雌激素，所以得这种肿瘤的女性可能有阴道出血。患有另一种产生雄激素的间质肿瘤的女性可能有男性化倾向:面部毛发过多，有痤疮，有攻击行为。这些肿瘤很少见，偶尔见于高龄女性。

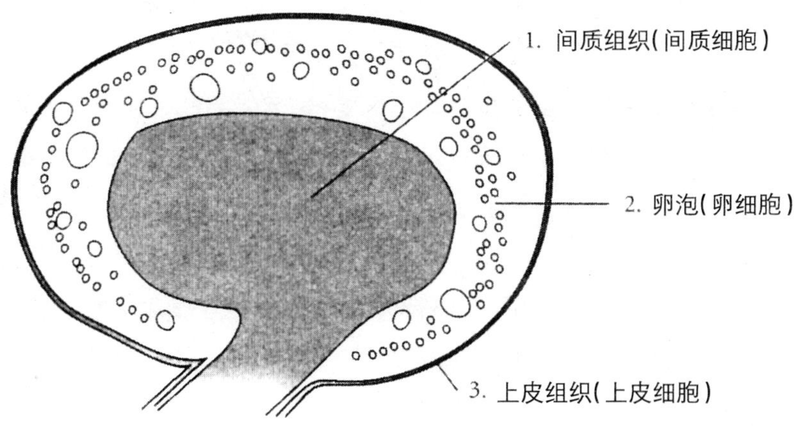

图 9.2 正常卵巢细胞

1.卵巢中心的间质组织由间质细胞构成;3.上皮细胞形成了卵巢外包膜(上皮组织);
2.在这两层细胞之间,卵泡(卵细胞)执行着卵巢的实际功能。

卵泡组织本身的肿瘤被称为生殖细胞瘤或卵泡瘤。最常见的是囊性畸胎瘤,也被称为皮样囊肿。它们极少是恶性的,最常发生于较年轻的女性。皮样囊肿内可以含有几乎所有的身体组织,包括毛发、牙齿或软骨。毕竟卵子是全能干细胞,能够制造身体内的任何一种细胞,因此发生病变的卵细胞就有可能生出各种身体组织。因为发生病变的卵细胞不受孕,所以不按正常方式“启动”。事实上,科学家们也不知道是什么东西激活了它们,使它们开始分裂。过去常通过拍X线片寻找皮样肿物内的牙齿来诊断。我曾有位患者,她的皮样囊肿内有一整副颚骨。

◎→有判断卵巢肿物良恶性的非手术检查方法吗?

新的检查手段多普勒血流检测通过测量卵巢肿物的血流供应情况,能有效地区分出良恶性肿瘤。如果肿物的血流特点正常,没有血流增加(提示存在细胞快速分裂)的征象,那么说明肿物是良性的。这项检查有时候表现出假阳性,即检查提示肿物血流增加,但结果证实肿物不是癌症。

◎→只要医生建议行卵巢手术,就可能是患了癌症吗?

虽然医生越来越多地依赖类似多普勒这样的检查,但要在不采取手术的情况下肯定地鉴别出肿瘤的良恶性常常还是很困难的。唯一绝对肯定的诊断方法就是切除肿瘤或囊肿送到病理医生那里来判断。因此,即使医生建议手术,你所患的肿瘤也仍然可能是良性的。

当我的患者由于诊断原因而不得不进行卵巢手术时,我一般会让她们做好可能患癌症的思想准备。意识到这种可能性有重要的意义,尽管她们可能没有患癌症。

卵巢癌的分期

卵巢癌的分期与子宫内膜癌或宫颈癌相似。Ⅰ期病变局限于卵巢。Ⅱ期病变在盆腔内扩散到子宫和输卵管。Ⅲ期病变为累及盆腔并播散到更远处的盆腔器官,比如网膜或包绕小肠的脂肪组织。Ⅳ期病变即播散到盆腔以外的远处器官,例如肺。

对于子宫内膜癌或宫颈癌,医生常常能了解癌症进展到了什么程度,因为通过宫颈扩张和刮宫术以及宫颈涂片检查,疾病的程度在手术前就已经相当清楚。卵巢癌就不是这么回事了,医生要到手术后才能知道疾病的程度。

◎→如果医生建议术前肠道准备,意味着得了癌症吗?

因为卵巢肿瘤可以粘连到肠管或其他腹腔内器官上,所以我常常建议患者在诊断性手术前进行肠道准备,清空肠道。一旦患者的肿瘤和肠管粘连,医生就得把它剥下来。因此,彻底做好肠道准备是明智的。即使有卵巢癌,也极少有人最后会做结肠造口术或部分肠管切除术。目前对于肠道准备,多数医生推荐用枸橼酸镁类液体缓泻剂,偶尔也包括口服抗生素。

◎→已生育女性的卵巢癌常规手术是什么?

对已经生育了孩子的女性,卵巢瘤常规手术是切除双侧卵巢、输卵管并切除子宫。

患者常常会问，既然肿块只长在一侧卵巢上，为什么要把这些器官全部切掉？有好几个原因。首先，已经生育孩子或绝经的女性不需要保留生殖能力。其次，行子宫切除术可以避免二次手术。假设医生切下卵巢，术中送检了冰冻组织标本，并且病理报告为良性，而后来当病理医生检查整块组织时，发现在切下的卵巢中某处有一小块癌灶（这种情况确实发生在少数病例中），那么将会需要二次手术。再次，也可能另一侧卵巢也有癌变，尽管它看上去很正常。在少数病例中卵巢癌是双侧的；曾患一侧卵巢癌的人以后另一侧卵巢癌变的机会很大。所以，切除双侧卵巢是有理由的。

为什么子宫也要切除？子宫偶尔也会有显微镜下呈癌症播散的征象。除此以外，切掉卵巢的女性可能要接受雌激素替代治疗。如果子宫也切掉了，那么就不必服用孕酮来预防罹患子宫内膜癌了。

在手术开始时，医生会用水清洗盆腔底部，然后收集这些液体进行检查，看有没有证据显示在盆腔内存在随处漂浮的癌细胞。漂浮的癌细胞可以附着到某些器官上并在该处生长。这些漂浮细胞被称为洗脱细胞，它们的存在提示着癌症播散的风险很大。

在术中，多数医生都会在盆腔内采集几个淋巴结标本送到病理科去检查。这些淋巴结的情况将帮助决定后续治疗是化疗还是放疗。有时候医生会切下盆腔内的一些脂肪，送病理科检查以寻找癌症存在的证据，因为网膜是卵巢癌播散的好发部位。

◎→如果患者还没有生育过，卵巢癌常规手术是什么？

患者应该尽量多地和医生讨论自己的处境。只要有可能，医生会只切除患癌的卵巢。如果患者已经生育过，那么她的手术方案将取决于肿瘤的类型。

遗憾的是，很多时候因为肿瘤已经播散而无法保留卵巢。此时，医生都会建议以牺牲生育为代价切掉所有癌组织。

珍妮长了一个令人担忧的直径10厘米的卵巢肿物，大概有大橘子那么大。因为没有机会保留已经受到肿瘤侵犯的卵巢，所以医生一并切掉了肿瘤和卵巢。结果证明肿瘤不是癌症，而是一个子宫内膜异位囊肿，但即使如此也是应该切掉的。

珍妮只剩下一侧卵巢。虽然她的病被治好了，但是她却起诉手术医生害得她无法怀孕。其实那个巨大的子宫内膜异位囊肿很可能让她的卵巢已失去正常功能，而且由于囊肿过大，也没有办法保留卵巢。但是珍妮发誓说她宁愿保留患癌的卵巢也不愿意不孕。尽管她的宣誓不切实际，但是陪审团还是判给她37.5万美元的赔偿金。

◎→如果医生建议化疗，意思是无法切掉全部的癌变组织吗?

很多医生推荐用化疗作为一种预防手段，即便他们相当确信已经切掉了全部癌变组织并且没有证据显示癌症已经扩散。有些情况下医生无法切掉所有的癌组织。在这些情况下化疗是值得推荐的。化疗常能消灭残余癌细胞，而且新近发展的一些化疗对卵巢癌非常有效。卵巢癌在过去没有有效的化疗方法。

化疗确实很难忍受，会有显著的副作用，没办法避免脱发，但失掉的头发总会长出来的。化疗用药一直都在变化，在预防恶心方面已经有了显著突破。一种很棒的（但很昂贵）叫做昂丹司琼（Ondansetron）的药物能有效地预防化疗患者的恶心。

◎→化疗后应该进行哪些随访?

在初次手术后6个月到一年的时间里，几个疗程的化疗后，医生可能要再检查你的盆腔内部，了解癌症有没有被彻底清除。

有两种检查方法。第一种是腹腔镜探查。医生做一个小切口，把带有光源的长管插进盆腔内进行探查。第二种是较为陈旧的标准手术，即二次剖腹探查。医生重新打开旧切口，探查盆腔内的脏器，取活检了解有没有癌症残留的证据。即使二次探查术没有发现癌症，医生也有可能建议再做几个疗程的化疗以确保所有的癌细胞真正被消灭。

如果二次探查时发现癌症仍然存在，那么医生会建议再做几个疗程的化疗，还可能建议行第三次探查手术。需要二次探查是由于卵巢癌很隐蔽，难以追踪观察，医生必须要确定癌症是否消失。

二次探查手术的强度往往比初次手术小得多。做了子宫切除术，患者至少要有6

周的康复时间，而二次探查术后，患者差不多在三四周内就能从事正常活动了。

◎→应该由哪一类医生为还没生育过的女性进行盆腔手术?

在过去的 20 年里，对待卵巢癌手术的态度已经改变了。20 年前，标准的建议是如果女性得了卵巢癌，那么她两侧的卵巢和输卵管以及子宫都要切除，无一例外。现在，医生的想法已经更为客观，他们会根据具体情况给予建议。如果患者还想要孩子，那么手术通常可以限制于病变的卵巢，术后要非常认真地随访。很多曾患卵巢癌的女性后来的确生了孩子，尽管她们曾做过手术和化疗。

由于这个缘故，年轻女性应该格外关心谁来做盆腔肿物的手术。手术最好由妇科医生来做，而不是普外科医生。在美国的一些地方，由普外科医生来做这些手术，但他们可能不如这一领域的妇科专家那样了解有关保留卵巢功能的最新观点。

子宫内膜癌

子宫内膜癌也叫做子宫癌，一般以不规则出血的形式发病，即出现几天时有时无的少量阴道出血，接着消失，然后再出现。有时子宫内膜癌会引起经期大出血。这种癌症生长缓慢，可以早期诊断。当癌症还没扩散到子宫外时，子宫内膜癌的 5 年生存率是 96%。

除了女性的性别因素外，该病的主要风险因素是年龄。多数患者是在绝经后患病的。95%的子宫内膜癌发生于 40 岁以上的女性，诊断时平均年龄为 60 岁。患子宫内膜癌的年轻女性常有排卵问题(没有月经，月经周期长或月经不规律)，有些人有雄激素过量的男性化症状，但相对少见。在这些因素的作用下，患者长期暴露于雌激素，尤其是缺乏孕酮的平衡。

肥胖也是一个关键的风险因素，因为脂肪组织能产生雌激素。肥胖的女性是子宫内膜癌的潜在发病对象，因为她们的子宫内膜不但长期受到卵巢产生的雌激素刺激，而且也受到脂肪制造的雌激素刺激。即便绝经后卵巢不再产生雌激素，脂肪组织也仍

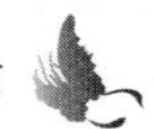

然在工作。超重 9~23 千克的女性发生子宫内膜癌的风险将增加 3 倍;超重 23 千克以上的女性风险将增加 10 倍。

其他风险因素包括糖尿病和高血压。这两种疾病有时与肥胖相关。如果你很胖,那么你患高血压或糖尿病的风险就会增加;但如果你有这些疾病中的一种,即使不胖,你发生子宫内膜癌的风险也依然会升高。例如,如果你是个苗条的糖尿病患者,那么你发生子宫内膜癌的风险多少也会增加一些。如果你是个超重的糖尿病患者,那么你的发病风险就会显著增加。

没生过孩子也会增加发病风险。如果你生过四个孩子,那么与生过一个孩子的人相比,你的发病风险将大大降低。妊娠期间的激素平衡更多地向孕酮偏移,从而减少了子宫内膜癌的风险。生育晚似乎也会增加发病风险,不过不大。子宫内膜癌高危女性的乳腺癌发病风险也会增加,因为两者的风险因素相似。

可靠的研究表明,避孕药能避免你罹患子宫内膜癌和卵巢癌。如果你长期口服避孕药,那么这种保护作用会更大,并且这种好处可以持续到停药后 10 年以上。

子宫内膜活检或超声扫描可以诊断子宫内膜癌。在子宫内膜活检过程中,医生使用一种锐利的器械或微吸引器采集内膜组织标本,然后送病理检查。这项操作可以在诊室做。经阴道超声扫描可以显示子宫内膜的厚度,这是有关内膜是否癌变的线索。

爱玛是三个孩子的母亲,30 岁那年开始有大量月经出血。爱玛体重约 158 千克,所以我首先猜测她可能患子宫内膜癌,起码处于发病初期。子宫内膜活检证实了我的猜测:她有内膜增生,但还不是真正的癌症,只是癌前期。因为爱玛的体重增加了手术的风险,所以我不想给她做子宫切除术,于是开始用孕酮治疗。几个月后,孕酮使她的子宫内膜增生消失了。

即使活检显示爱玛的癌前病变消失了,她也仍然有经间期少量出血。后来我们发现爱玛的子宫内膜上皮长了一个小纤维瘤,直径大约 1 厘米。我们用宫腔镜切掉了纤维瘤。现在她很好,再也没有经间期出血了。

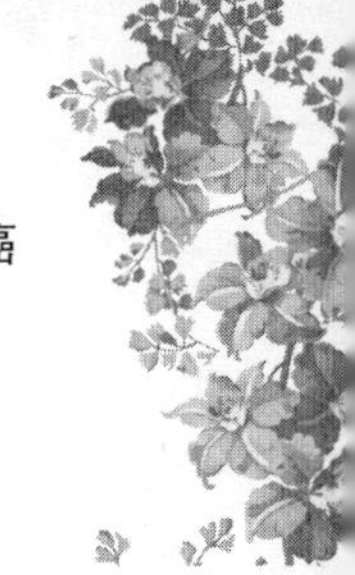

◎→子宫内膜癌是怎么发展起来的?

在子宫内膜癌完全形成之前,内膜组织会经历前驱期,就像其他癌症那样。子宫内膜癌可根据发生部位和播散程度分类。

腺瘤样增生是指构成子宫上皮的腺体细胞过度生长,即在一定量的子宫组织标本内的腺体细胞超过正常数量,但所有细胞的外观都正常。

非典型腺瘤样增生是组织标本内的腺体细胞超过正常数量,而且部分细胞外观不典型——不正常,但又不是癌。可能正是不典型腺瘤样增生导致了子宫内膜癌。

腺瘤样增生,即使不典型增生,也还是可以用孕酮治疗的,而不必用手术治疗。既然腺瘤样增生似乎是雌激素过量引起的,那么补充孕酮将使激素达到平衡并实际上将逆转部分增生。传统疗法是使用孕酮治疗,隔 3 个月左右做一次活检,观察增生有没有消失。因为这种癌症生长不快,所以在采取手术之前应该有充裕的时间来进行药物治疗。

子宫内膜癌的分期

就像多数妇科肿瘤一样,子宫内膜癌也有四期。Ⅰ期病变基本局限在子宫体,是最容易治疗的。Ⅱ期病变累及子宫和宫颈。尽管宫颈可以被认为是子宫的一部分,由于淋巴结位置靠近宫颈,如果宫颈受累,癌症可能从这一部位扩散。在Ⅲ期病变中,癌症扩散到子宫和宫颈以外的其他盆腔脏器,包括卵巢、宫旁组织和宫外淋巴结。Ⅳ期病变会有远处转移。幸运的是,Ⅳ期病变非常少,因为绝大多数患有子宫内膜癌的女性在Ⅰ期时就被发现了,这时癌症是可以治愈的。

子宫内膜癌的治疗

Ⅰ期子宫内膜癌的经典治疗是子宫切除术。既然卵巢产生的雌激素会刺激癌细胞,那么卵巢也应该被切除,除非有很好的理由不这么做。一旦癌细胞在体内哪个地方残留,雌激素就会促使它们生长。有时医生也会切除一些淋巴结。切下的子宫将送病理检查,病理报告将决定是不是需要随访治疗。

第十章 乳腺健康

本章与克莉丝汀·查弗斯博士共同撰写。

谬误：服用避孕药会让你患乳腺癌。

科学：多数专家认为，即使你有亲属患乳腺癌，多年服用避孕药也不会增加你患乳腺癌的风险。

乳腺癌可能是女性最恐惧的疾病。尽管冠状动脉疾病才是女性的主要杀手，在美国，每年约250万人发生冠心病，约50万人因此被夺去生命，但是乳腺癌却更让人惧怕。除去皮肤癌，乳腺癌是美国女性中最流行的癌症，也是致死率居第2位的癌症（仅次于肺癌）。根据美国癌症学会的数据显示，每年估计有19.2万名美国女性被诊断为乳腺癌，4.02万人死于该病。即使在不致命的情况下，乳腺癌的后果——可能手术切除一侧乳房以及生理和心理的后效应等，也深深困扰着许多女性。

乳腺癌

事实和数字

在美国，乳腺癌的发病率大约从1940年开始一直在上升，在20世纪80年代，每年增长约4个百分点。到90年代，增长平息下来，当前的发病率为每10万名女性中约有101例。增加的病例大部分发生于老年绝经后女性，这是因为女性的寿命延长了，并且其他疾病的死亡率下降了。换句话说，女性的寿命长到足够患乳腺癌了。约5%的乳腺癌发生于40岁以下的女性，25%的乳腺癌发生于50岁以下的女性。

有一项统计学数据得到大量关注，即乳腺癌的终身患病风险从20世纪80年代初期的1/9上升到了1/8。这一数据发生变化的原因之一是，20世纪90年代初，美国国家癌症研究院更新了统计数据库，纳入了诊断为癌症的85岁以上的女性。这是相对高危的一组女性。研究院还将统计学寿命延长到110岁（多数女性达不到这个年龄）。虽然1/8这个数字很吓人，但这并不意味着一起坐在房间内的任意16位女性中，就会有2人得乳腺癌。它的确切含义是，在美国出生的每个女婴如果活到110岁，那她在生命的某一时刻有1/8的机会患乳腺癌。随着年龄增长，她的患病机会显著增加。

如果你在20~24岁之间，你在下一个10年内患乳腺癌的机会只有1/2500；如果你是60岁，这一风险就上升到1/29。不管你如何切分这组统计学数据，事实就是乳腺癌是一种影响着许多女性的严重疾病。

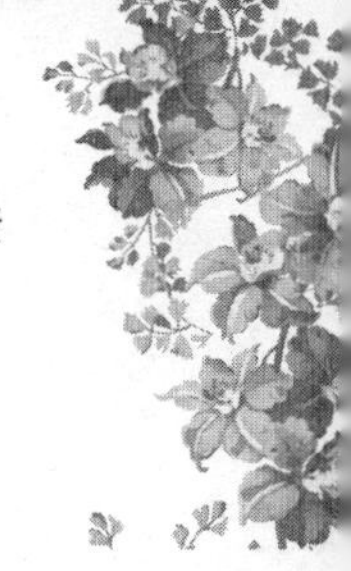

◎→乳腺癌发病率为什么升高了?

正如我们所看到的，一个原因是美国国家癌症研究院的统计规则发生了轻微变化。其他原因可能是营养和饮食习惯的变化:营养更好的女性往往初潮更早(见第三章)，因此受雌激素影响的时间比那些在十五六岁初潮的女性更长。生育晚也增加风险。如今,女性结婚晚,生育晚,而且生孩子少。环境污染物也可能促进乳腺癌的发病。

另一个重要原因是人们活得更久了,这使她们更容易患上癌症。整体人口在老龄化。1970~1990 年间,20~39 岁的美国女性人数明显上升了,导致这一年龄段诊断的乳腺癌数量也增加了。如果把年龄增长与乳腺癌发病率上升相关联,1970 年、1980 年和 1990 年的乳腺癌病例数分别是 5120 例、7800 例和 10 050 例。如果不考虑人口的增长,这些数字的增长可以得出疾病在年轻女性中流行的印象。同样的推论也可以用于老年女性组,在统计学上,她们更可能被诊断为乳腺癌。

另一个最突出的因素是由于乳腺 X 线检查的普及,检出率提高了。现在乳腺癌常在更容易治疗的早期检出;虽然发现的病例更多,但死于该病的女性减少了。从 20 世纪 50 年代到 80 年代末期,乳腺癌的死亡率是稳定的。在 1990~1994 年,乳腺癌的死亡率下降了 5.6%,这是 40 多年来在短时间内最大幅度的下降。

另外,也有了更多的治疗选择。很多被诊断为乳腺癌的女性不需要做乳腺切除术。她们可以选择手术、放疗和(或)化疗的联合治疗。

乳腺癌的种类和分期

乳腺的功能结构(图 10.1)包括制造乳汁的腺体(小叶)和乳汁到达乳头所流经的通道(导管)。乳腺含有脂肪组织、支持导管和小叶的韧带、血管以及淋巴管。淋巴管与静脉相似,但在它们中流过的是淋巴液而不是血液。淋巴液是一种透明澄清液体,含有组织产生的废物和大量抵抗感染的白细胞。癌细胞可以进入淋巴管。乳腺的淋巴管多数汇流至腋窝淋巴结。

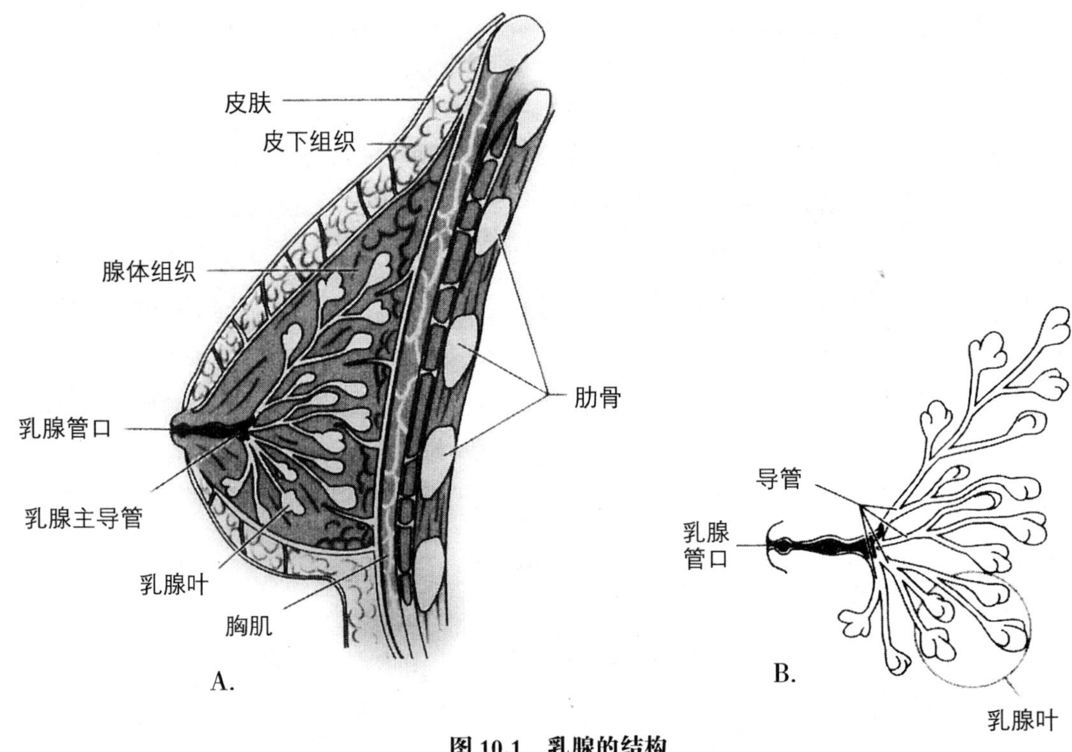

图 10.1　乳腺的结构

A:乳腺的结构　B:有导管和小叶的一叶乳腺

癌症可以发生在导管或小叶,导管癌是最常见并且令人担忧的一种。幸运的是,有了更好的技术和更准确的乳腺 X 线检查,如今能比过去更早地发现导管癌。

◎→乳腺癌是如何发生、发展的?

像其他癌症一样,乳腺癌经历一系列的变化逐渐发展而来,逐渐从正常乳腺组织发展到真正的癌症。

第一阶段是增殖性纤维囊性变,也叫做增生(过度生长)。这种病变不是癌症:细胞分裂比正常细胞快,但还是正常的细胞。

第二阶段叫做非典型增生。细胞的生长和分裂异常迅速(增生),并且一些生长快速的细胞有不同寻常的特性(非典型)。非典型增生的存在是个早期警报,警示乳腺发生癌症的风险增加，但它本身还不是癌症。有这种病变的女性发生乳腺癌的可能性大约是没有病变女性的 4 倍；因此应该保持高度警惕性，要更频繁地做乳腺 X 线检查。不过有非典型增生的女性大多可以正常生活，不必过分焦虑。

第三阶段是原位癌。癌变在一些乳腺细胞内发生，但异常细胞尚未侵犯邻近组织。

第四阶段是浸润癌，异常细胞侵犯邻近组织，还可能浸润血管或淋巴结。不管癌症发生在导管内还是小叶内，从正常到癌症的系列变化都是相同的，但预后不同。

导管癌

这种癌起源于器官表层（上皮细胞）。所有癌症中的 80%及几乎所有乳腺癌都是导管癌。乳腺的导管癌是恶性细胞在输送乳汁的导管内发展形成的。

原位导管癌（癌变仍然局限于导管细胞）也叫导管内癌，它的预后非常好：如果切除了癌变组织，疾病就治愈了。如果癌症变成浸润性，预后就差得多。

小叶癌

小叶癌发生在产生乳汁的小叶内，它和导管癌具有相同的两个阶段：或者局限于小叶自身，即原位小叶癌，或者已经扩散到毗邻的血管或组织，成为浸润癌。

原位小叶癌如果切除了，疾病就治愈了，不需要进一步的治疗。然而，无论是在以前受累的乳腺还是在另一侧乳腺，曾患原位小叶癌的女性再发生乳腺癌的风险增加约 33%。必须更积极地对已经侵犯邻近细胞、血管或淋巴结的小叶癌进行治疗。

炎性乳腺癌

第三种乳腺癌——炎性乳腺癌，起源于皮下的淋巴组织，相当罕见，只占乳腺癌的 1%左右。炎性乳腺癌看起来像乳腺皮肤上的一片红肿。皮肤常呈皱缩状或凹陷样，像橘子皮；有时乳腺形成脊样突起和类似荨麻疹的小肿块。这些症状是由于癌细胞阻塞整个乳腺皮肤内的淋巴管引起的。

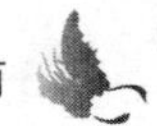

乳腺癌的风险因素

风险因素是指某种增加你患病机会的情况，不过有一个或多个风险因素并不意味着你将来必然患此病。有些有数个风险因素的女性没有患乳腺癌，而很多患此病的女性除了女性这一性别因素外没有风险因素。有些风险因素是你不可控制的，有些则取决于你的生活方式，是你有能力改变的。

无法控制的风险因素

乳腺癌最大的风险因素就是女性性别本身。虽然确实有男性患乳腺癌，但是他们只占全部病例的 1%。第二大风险因素是年龄：年龄越大，风险越大。大约 77% 的女性是在 50 岁以后被诊断为乳腺癌的。20 多岁的女性只占乳腺癌患者的 0.3%。

其他风险因素包括有一级亲属——母亲、姐妹或女儿——患有乳腺癌。家族风险可能和基因遗传有关，不过也可以解释为家庭成员之间相似的生活方式，以及易于受那些生活方式因素影响的遗传倾向（比如肥胖和月经初潮早）。另一个风险因素是个人乳腺癌史：如果你一侧乳房患了癌症，另一侧乳房新发癌症的风险增加了 3~4 倍。

北美和欧洲女性的乳腺癌发病率比生活在其他地方的女性更高，而当来自低风险国家的女性移居到美国后，她们的乳腺癌发病率也增加了。在美国，白人女性的风险略高于非洲裔美国女性，但后者更多死于该病，这可能是因为她们得到卫生保健的机会少并且诊断也晚。亚裔美国女性或西班牙裔美国女性的风险更低。

暴露于雌激素的时间是个风险因素，初潮早或者绝经晚的女性，以及从未生过孩子的女性风险增加。

◎→过去曾做过乳腺活检会增加乳腺癌风险吗？

以前做过乳腺活检本身不增加癌症风险。而且，如果活检显示为非增生性的纤维囊性改变,风险也不增加。如果活检诊断为增生性乳腺疾病而不是非典型增生,风险可能轻微升高;但如果活检显示非典型增生,风险则绝对升高。

◎→有乳腺癌基因吗?

1994 年研究者确定了两个基因——乳腺癌基因 1（BRCA1）和乳腺癌基因 2（BRCA2），它们的突变促成了遗传性乳腺癌的发生，将来有可能发现更多的致病基因。每个人的身体细胞里面都有两个乳腺癌基因 1,从父母双方各遗传到一个。通常两个基因功能都正常,但有些人的乳腺癌基因 1 里有错误(好像乱码)。这种改变可能发生在乳腺癌基因 1 的数百个不同位点上,其中的某些改变可能会使乳腺癌、卵巢癌、结肠癌和前列腺癌的发病风险增加。

◎→乳腺癌基因是怎样增加发病风险的?

正常的乳腺癌基因 1 和乳腺癌基因 2 通过产生阻止细胞分裂和异常生长的蛋白质来帮助预防癌症。然而,如果从父母一方中遗传到一个突变基因,那些抑癌蛋白的作用就会降低,或者生产量减少,而癌症的发生机会就会增加。有这些缺陷基因的女性患乳腺癌或卵巢癌的风险极高,终身发病风险高达 85%~90%。

如果你的父母一方有带缺陷的乳腺癌基因 1 或乳腺癌基因 2，你可能有 50%的机会遗传到他们的缺陷。如果你遗传到了带缺陷基因,那么你的孩子也有 50%的机会从你这里遗传到这个缺陷基因。

记住:这些基因本身并不引起乳腺癌。这些基因只是使你的乳腺癌发病倾向增加了,但你不一定必然发病。目前尚不能预计遗传到一个缺陷基因的女性乳腺癌的实际发病率,也无法评估某个女性个体的患病风险。突变基因不是乳腺癌的唯一病因,仅仅是一个作用因子。估计只有 5%~10%的乳腺癌是遗传性的,其中只有 40%~50%的病例与变异的乳腺癌基因 1 和乳腺癌基因 2 有关。

◎→这些变异基因常见吗?

据估计,在总人口中大约有 0.04%~0.2% 的女性携带着突变的乳腺癌基因 1,乳腺癌基因 2 的突变形式更少见。

◎→家族史作为风险因素有多重要?

如果你的一级亲属——母亲、女儿、姐妹以及姨妈(母亲的亲姐妹)——患有乳腺癌,那么你患乳腺癌的风险就会增加。如果你外婆患有乳腺癌,你也应该认真地做每月乳房自检以及年度体检和乳腺 X 线检查。有些医生不把姨妈和外婆纳入一级亲属,可我相信她们值得考虑。这些亲属中有一人患乳腺癌意味着你有可能携带乳腺癌突变基因。

◎→你的亲属患乳腺癌的年龄会使你的风险水平不同吗?

有些医生认为,如果你的亲属在绝经后或上了年纪后才患乳腺癌,那么你的患病风险会低些,但你还是可能携带有乳腺癌的突变基因。

◎→如果母亲患有乳腺癌,你需要做基因检测吗?

基因检测采用血液标本分析 DNA,测定你是否携带突变的乳腺癌基因 1 或乳腺癌基因 2。这项检测很昂贵,保险公司不会支付费用。

有几个问题你得在做检测前考虑一下。基因检测只是显示你是否遗传到突变的乳腺癌基因 1 或乳腺癌基因 2,但它不能预测你究竟会不会真的患乳腺癌。

假如发现你携带这些基因中的一个你该怎么办?你会像一些女性那样选择预防性手术切除乳腺以便将来不会患乳腺癌吗?如果你知道了事实上因家族史而切除双侧乳腺的女性仍有大约 5% 发病,你还会做这个手术吗?

隐私是另一个关键问题。你不可能绝对确保你的检测结果会保持私密。想想看,假如你的保险公司获知你携带有突变的乳腺癌基因 1,你有可能遭到歧视,并且很难得到健康保险,这些情况尽管违法,却极可能发生。

◎→患有其他癌症的女性，乳腺癌的风险会增加吗？

患有乳腺癌的女性似乎多少增加了患结肠癌的风险。遗传到突变的乳腺癌基因 1 或乳腺癌基因 2 的女性发生卵巢癌的风险升高。

◎→母亲服用了己烯雌酚，会增加女儿乳腺癌的风险吗？

不会。服用己烯雌酚的女性乳腺癌风险不增加，她们女儿的患病风险也不增加。然而，母亲服用过己烯雌酚的女性宫颈癌的风险轻微升高。

可控的风险因素

◎→吸烟增加乳腺癌的风险吗？

虽然没有科学研究明确表明吸烟会增加乳腺癌的风险，但有一点是毋庸置疑的，吸烟会对你的免疫系统产生负面影响。很多研究者强烈建议，健康饮食有助于增强免疫系统功能，因而可以帮助预防乳腺癌。不吸烟对预防乳腺癌是有意义的。

◎→妊娠是如何预防乳腺癌的？

研究者推测，妊娠期间乳腺细胞会分化为新类型，这种类型可能更能抵抗雌激素的刺激。研究者还认为，妊娠期间产生的不同形式的雌激素（主要是雌三醇），可能有保护作用。

◎→哺乳降低乳腺癌风险吗？

答案还不完全明确，但有一项研究表明，女性在一生中只要有哪怕 4~6 个月的哺乳期，乳腺癌的风险就下降 20%。在 20 岁前哺乳的女性风险降低更多。也有一些研究发现，哺乳的保护作用较小，甚至没发现有保护作用。做过很多乳腺癌手术的外科医生通常都相信哺乳确实有预防乳腺癌的作用，尽管他们的证据基于经验，不具有严格的科学性。

◎→避孕药会增加乳腺癌的风险吗?

没有切实的证据将口服避孕药同乳腺癌的风险增加关联起来。即使在 20 世纪 60 年代服用高剂量避孕药的女性们,似乎也没有更高的发病风险。

◎→雌激素替代疗法会增加乳腺癌的风险吗?

长期使用雌激素替代疗法,比如说 10~15 年,可能会增加乳腺癌的风险。然而,近来一些研究表明,停用雌激素替代疗法,风险就不再增加。研究并没有显示被研究人群死亡率升高,所以与雌激素替代疗法相关的乳腺癌威胁并不大。

◎→饮酒会增加乳腺癌的患病风险吗?

酒精的确与乳腺癌的风险增加有关,而且有证据表明酒精提高了血中雌激素水平。每天饮酒一次的女性其乳腺癌的风险比不饮酒者增加,但极少;那些每天饮酒 2~5 次的女性其乳腺癌风险是不饮酒者的 1.5 倍。

◎→肥胖和乳腺癌之间有什么关系?

通常都认为肥胖和乳腺癌有关联,特别是对于绝经后的老年女性。这种联系很复杂,可能受到某些因素影响,比如是后来变胖的还是从儿童时期就一直较胖。但是请记住,脂肪组织产生雌激素,因此你身上的赘肉会让你成为一个活动的雌激素工厂。

◎→环境污染物会增加乳腺癌的风险吗?

当前的研究尚没有明确显示乳腺癌风险和暴露于环境污染物(例如杀虫剂二氨基二苯醚或多氯联苯)之间的关联。

乳腺癌的预防

◎→如何保护自己不患乳腺癌?

如上所述,很多风险因素是你不能改变的:如你的年龄、性别和遗传基因。而有些因素，如你结婚和生孩子的年龄，则取决于相关心理、社会以及经济的情况。你的最佳预防方法是从那些你能够控制的风险因素下手，并且遵循推荐的早期检测指南。

◎→能通过饮食降低乳腺癌的风险吗?

吃高脂肪食物可能助长乳腺癌发病。事实上，吃高脂肪食物在其他方面也无益于你的健康。通常建议的健康饮食是每天吃5份新鲜水果和蔬菜。人们认为水果和蔬菜中已知的维生素和膳食纤维可以预防各种类型的癌症。

你每天所吃的脂肪类型与总量均很重要。单不饱和脂肪，包括橄榄油和卡诺拉油（一种菜子油），与癌症的低风险相关；而多不饱和脂肪，比如玉米油和人造黄油，以及肉食中存在的饱和脂肪，则与癌症的风险增高有关。

尽管还有争议，一些研究者相信，番茄酱里一种叫做番茄红素的物质可以降低乳腺癌的风险。近来已有科学家对亚麻子发生兴趣。研究者们试验过将亚麻子添加到食物中，但是还没有研究证明其益处。豆制品似乎有保护作用。研究已经表明，亚洲女性乳腺癌的发生率比受西方文化影响的女性低得多，但是当亚洲女性采用欧洲或美国饮食方式时，这种优势就消失了。

含有ω-3脂肪酸的鱼油，比如三文鱼和吞拿鱼，有益健康。尚不能证明它们在预防乳腺癌方面的作用，但它们有其他益处，值得你在饮食中加强摄入。

◎→运动对乳腺癌的风险有影响吗?

这是一个相对新的研究领域，需要做更多工作。有一些研究显示，进行运动的女性比不运动的女性更少患乳腺癌。对于老年绝经女性和15~44岁年龄组的女性都是如此。一些研究指出，年轻时进行积极的运动有终身保护效果。或许，肥胖增加了乳腺癌风险，而运动是减掉额外体重的一种方法。

◎→他莫昔芬能作为癌症的预防药吗?

如果你的乳腺癌风险很高是由于你的遗传背景造成的，去找医生谈谈服用他莫昔芬预防癌症的话题。他莫昔芬是一种抗雌激素药物，多年来在已经患有乳腺癌的女性

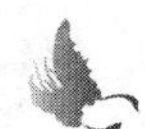

中用于预防乳腺癌的复发。在美国一项完成于1998年的研究显示，乳腺癌高危女性，不论其年龄，通过服用他莫昔芬能够显著降低发病风险。事实上，他莫昔芬预防乳腺癌的效果十分明显，以致这项研究在预定时间到达之前就终止了。但欧洲的研究结果却没有这么明确。

生产他莫昔芬的阿斯利康制药公司提出了一个计算乳腺癌风险的量表，称为盖尔风险评估模型测验。评估的风险因素包括年龄、初潮年龄、生第一个孩子的年龄、患有乳腺癌的一级亲属人数、过去的乳腺活检次数以及活检是否存在不典型增生。

我建议每位考虑这种预防疗法的女性都应该和医生全面讨论所有的利弊。有风险量表是好事，但不能随意用它来决定该不该用他莫昔芬。

◎→他莫昔芬有副作用吗?

他莫昔芬的一个副作用是它能使临近绝经的女性提前进入绝经期。他莫昔芬抑制雌激素的作用，而雌激素对绝经以前女性身体有着多方面的重要作用。

第二个副作用是它轻微增加了子宫内膜癌的风险。有子宫内膜癌家族史或子宫内膜癌其他风险因素的女性在开始服用他莫昔芬前必须慎重考虑。每位服用他莫昔芬的女性都应该至少每年或每半年做一次妇科检查。

另一个副作用是深静脉血栓性静脉炎的形成。这些凝块能够通过循环系统流动到肺部从而威胁生命。所以如果有发生这种情况的倾向或者以前发生过这种病况，就应该谨慎使用他莫昔芬。

◎→他莫昔芬可以服用多长时间?

给患有乳腺癌的女性提出的标准是建议服用5年。目前研究者正尝试拟订一份预防性使用他莫昔芬的时间表。

◎→什么时候开始使用他莫昔芬治疗呢?

这个问题很重要，答案主要取决于生育意愿。如果想要孩子，女性应该在拥有完整家庭后才使用他莫昔芬。

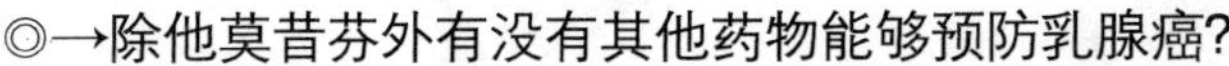

◎→除他莫昔芬外有没有其他药物能够预防乳腺癌?

当前有几项药物试验正在比较他莫昔芬与其“近亲”罗拉昔芬在乳腺癌预防方面的区别。罗拉昔芬是用来预防骨质疏松的,只在绝经后女性中进行过研究。这些试验的结果还没出来,所以当前他莫昔芬是唯一可选的药物。

乳房自查和乳腺X线检查

早期发现乳腺癌的三种方法是自查、医生查体以及乳腺X线检查。单独使用一种方法都是不够的。每位女性都应该主动采取这全部三种方法。

乳房自查

每月乳房自查(图10.2)应该从青春期开始。你熟悉自己乳房的感觉和形状。尽管你可能不知道恶性肿块是什么样子,但你还是能够发现细微的变化,如果你发现异常情况,就要让医生来评估。

一旦你开始有月经,就应该每年与常规体检或妇科检查一起进行乳腺检查,最好每年由同一位医生为你检查,以便他或她可以逐渐了解你的乳房特点,注意到出现的变化。不过每一年都就诊同一位医生可能很难做到。

第三步是乳腺X线检查,它能发现太小而触摸不到的肿块。即使乳腺X线检查不能检出所有肿块,甚至包括7%~10%能触摸到的乳腺癌,乳腺X线检查也绝不是无用的。你必须将乳腺X线检查和乳腺自查以及医生检查结合起来才能得到最大程度的预防作用。

◎→每月应该在什么时候做乳房自查?

每个月最好在同一时间做乳房检查,这样会更容易发现变化。最佳时间是在月经期刚结束时,这时乳房最不敏感,也最平滑。假如你已经绝经或怀孕,那每月只要选方便的一天(比如第一天)自查就行。

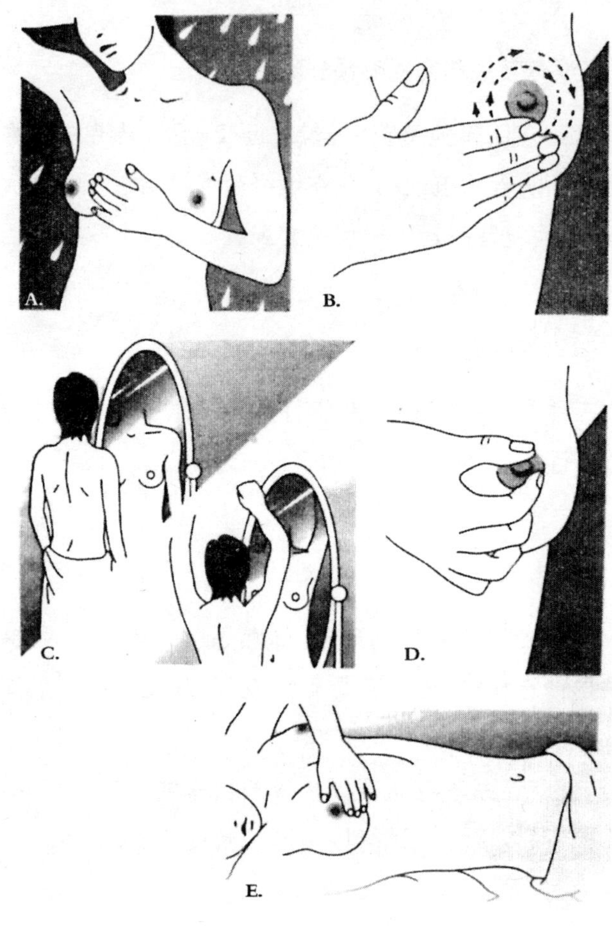

图 10.2 乳房自我检查

A:洗澡时检查乳房。皮肤潮湿时更容易触摸到肿块。

B:把右手置于脑后,用左手指灵敏的指腹去触摸右乳,检查增厚、肿块或其他变化,然后以同样的方式用右手去检查左乳。

C:两手置于身侧,对着镜子检查双乳,查看乳房大小或外形有没有改变,或者皮肤有没有凹陷。举手过头,再次查看有无变化。把手放在臀部,肩膀前倾以显现皮肤凹陷。

D:轻轻挤压两个乳头,检查溢液情况。检查乳头有没有回缩或皱缩,乳晕区皮肤或乳头本身有没有疼痛感或脱皮。

E:平躺下,将枕头置于右肩下方。右手枕于头下,用左手触摸右乳和腋窝有无肿块。然后将左手枕于头下,用右手检查左乳和腋窝。确保每次以相同方式检查:绕着乳房打圈,上下移动或挤压的方式。要检查整个乳腺区域,并且记住每月检查时乳房的触感。

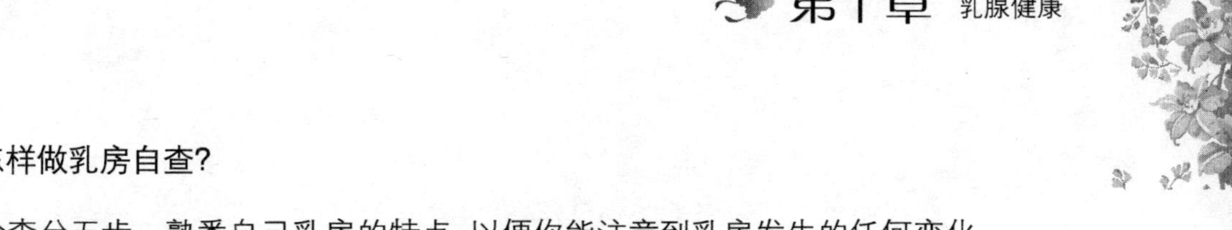

◎→怎样做乳房自查?

整个检查分五步。熟悉自己乳房的特点,以便你能注意到乳房发生的任何变化。

◎→乳腺癌有哪些表现?

乳腺癌的典型表现就是乳腺肿块。你应该向保健医生报告乳房外观的任何变化,包括乳腺组织的特性改变(比如增厚)、乳头回缩、皮肤凹陷以及乳头流血或溢液(即便是清亮的溢液)。这些体征应该立刻报告给医生,即便你认为可能不是癌症。

乳房疼痛通常和癌症无关,尤其在年轻女性中。只有约6%的乳腺癌有疼痛症状。

◎→乳腺肿块中有多少是癌症?

纤维囊性乳腺病是一种非常常见的疾病,是绝大多数年轻女性乳腺肿块的病因,患病的乳腺一般呈结节状凹凸不平。在50岁(平均绝经年龄)以上的女性中,持续存在的乳腺肿块中约半数是癌症,在超过70岁的女性中,这一比例大约为3/4。年轻女性乳腺癌的可能性小得多。

◎→通过触摸能分辨出乳腺肿块的良恶性吗?

单独通过查体无法肯定分辨肿块是不是恶性的。癌性肿块常常很硬,难以在皮下移动;有些肿块边缘不规则。用医学术语来说,这些肿块"边界清晰",因为它们的触感与周围组织很不一样。

"边界模糊"的肿块不容易同周围组织区分开,一般也不那么硬。如果某位女性的乳房有个边界模糊的肿块,而她是个咖啡因饮料嗜好者,医生可能让她戒除咖啡因并服用维生素E和维生素B族,然后看肿块是否消失。如果医生给你这样的建议,认真遵循一两个疗程。如果肿块消失,那么再好不过。如果肿块还在,再去医院进行后续检查。

◎→怀孕或哺乳期间发生的乳腺肿块更有可能是癌症吗?

这时发生的肿块很可能和妊娠或哺乳期的激素变化有关,但是你还是应该立刻就诊以排除癌症。

◎→如果以前曾患乳腺癌,怀孕有危险吗?

这个问题存在争议,需要考虑曾患乳腺癌并且正考虑怀孕的女性个人的意愿。年龄、家族史、既往癌症的严重程度以及个人情感和想法都会影响最终的决定。每位女性都要详细审查一切与乳腺癌相关的个人因素。在我的患者当中,三位曾患乳腺癌的女性后来有了孩子,她们现在都健康良好。

◎→怀孕期间发现的乳腺癌预后会不好吗?

过去人们常认为怀孕期间诊断的乳腺癌极其危险,但是当前的看法已经多少淡化了这一观点。如果癌症发现于怀孕早期,孕妇想继续妊娠的话必须经历七八个月的不治疗期,因为孕妇不能进行化疗或放疗。预后也取决于癌症发现得早晚以及发现时的严重程度。

乳腺 X 线检查

◎→应该多久做一次乳腺 X 线检查? 从什么时候开始?

40 岁以上的女性建议每年做一次乳腺 X 线检查。对于 50 多岁的女性来说,每年一次乳腺 X 线检查能够将治愈率提高 30%,对于 40 岁以上的女性能提高 15%。即使只有 15%,也是一个显著的提高。

如果早期检查发现某些症状,如肿块或溢液,或者如果你有乳腺癌家族史或其他风险因素,那么应该个体化地制定你的保健方案,你进行首次乳腺 X 线检查的年龄依你的个人状况而定。举个例子,假如你母亲在 30 多岁时患乳腺癌,你就该在那个年纪开始乳腺 X 线检查。

40 多岁女性应该多久进行一次乳腺 X 线检查是个有争议的问题。美国癌症学会推荐 40 岁时进行基础乳腺 X 线检查,以后每年检查一次。美国妇产科学会建议,40 岁女性每两年检查一次,美国国家癌症研究所的意见是 50 岁前的女性不一定每年都要进行乳腺X线检查。由于乳腺癌的风险随年龄上升，对于50岁以上的女性，普遍建议每年进行一次乳腺X线检查。

◎→乳腺X线检查疼吗?

一份结果好的乳腺X线检查报告所带来的心情安宁显然值得忍受片刻的不适。乳房很小的一些女性觉得乳腺X线检查会疼；乳房很大的一些女性也同样感觉如此。为了尽可能减轻不适感，你可以在检查前几天中断咖啡因，这也将使乳腺X线影像更容易阅读。

◎→乳腺X线检查的可靠程度如何?

大家可能都听说过乳腺X线检查会有假阴性结果（没发现已经存在的乳腺癌）。研究显示，乳腺X线检查的敏感性（检测出癌症的能力）高达94%，这意味着大约有6%的癌症没能检出。另一方面，乳腺X线检查的特异性（当受筛查的女性没有该病时确定癌症不存在的能力）大于90%。乳腺X线检查可以比人工检查能触摸到肿块提前两年检测到癌症。然而，乳腺X线检查可能不能检测出致密乳腺组织中的增生，这种组织类型常见于年轻女性的乳腺。

◎→乳腺X线检查安全吗?

从1992年美国食品药品监督管理局要求医院、诊所和其他机构必须达到乳腺X线检查的特殊标准以来，乳腺X线检查的质量和安全性有了提高。这一规范保证了乳腺X线检查设备的安全性以及尽可能使用最低的放射剂量。

很多人担心接触X线，但是最新的乳腺X线检查的放射水平不会明显增加乳腺癌的风险。接受乳腺癌放疗的女性将受到几十戈瑞（吸收自放射线的能量单位）的照射。如果40~90岁每年进行一次乳腺X线检查总共会受到1戈瑞的照射。一次乳腺X线检查接受的放射量，等于你从纽约飞到洛杉矶的行程中所接受到的放射量。

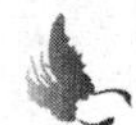

◎→即便没有乳腺癌家族史也需要进行乳腺X线检查吗?

绝对需要。多数发生乳腺癌的女性没有已知的乳腺癌家族史。

◎→乳房植入体干扰乳腺X线检查的准确性吗?

乳房有植入体的女性必须特别注意乳腺自查、年度检查和乳腺X线检查。植入体可以遮盖部分需要检查的乳腺组织。

植入体的囊内有硅胶(现在已不销售,但1992年以前生产的植入体内均有)或盐水溶液。时间长了,囊体可能破漏,漏出物可以显示为肿块。即使你怀疑自己植入体破裂漏液,也要让医生检查确诊,不要假定乳房的变化都是植入体引起的。

◎→哺乳期可以做乳腺X线检查吗?

可以。这时候乳腺组织非常致密,这种密度有可能掩盖肿块或其他病变。可采用其他方法检查,如超声检查,甚至活检。我常建议等3~6个月宝宝断奶后再做常规乳腺X线检查;不过要是你发现乳腺有肿块或某些其他变化,一定要告知医生。

乳腺X线检查结果的假阴性和假阳性

当事实上存在乳腺癌而乳腺X线检查却显示为正常时,即发生了假阴性(漏诊)。假阴性在年轻女性中比在老年女性中更常见。年轻女性致密的乳房有许多腺体和韧带,使得乳腺癌更难以通过X线检查检测出来。随着女性的衰老,乳腺组织中的脂肪增多,X线检查更容易"看见"乳腺癌。在40多岁女性中进行乳腺X线筛查,漏诊的乳腺癌可达25%,但在老年女性中只有10%。

假阳性发生于乳腺X线检查显示异常而实际上不存在癌症时。在所有年龄段的女性中,5%~10%的乳腺X线检查是异常的,而其中大多数异常最终被证实不是癌症。像假阴性一样,假阳性在年轻女性中也比在老年女性中更常见:约97%的40~49岁女性乳腺X线检查异常最后证实没有癌症,50岁及50岁以上女性这个比例为86%。但是乳腺X线检查异常的所有女性都需要进行后续检查,比如再次行乳腺X线检查或组织活检。

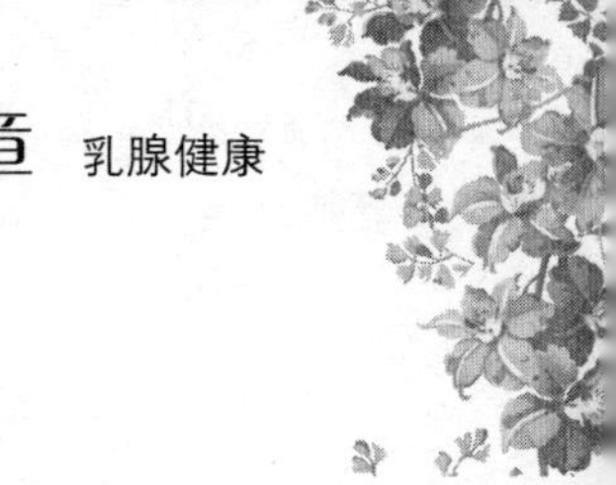

◎→除了乳腺 X 线检查还有其他方法检测乳腺癌吗?

乳腺 X 线检查是检测乳腺癌的最准确方法。如果想知道乳房肿块里填充着固体还是液体,超声检查可以帮忙。超声检查可以显示出质地不同于周围组织的轮廓,但超声不能检测到 X 线检查显示的小的钙化沉积。所以有时会引起乳腺癌的诊断争议。

磁共振成像是另一种受媒体吹捧并且比乳腺 X 线检查舒适的新技术。磁共振成像可用于探查乳房植入体有没有发生渗漏,这能帮助判断乳房肿块到底是渗漏引起的还是更棘手的问题。在评价乳腺组织、鉴别乳房内的可疑区域,或者提示可疑组织究竟是不是癌症方面,磁共振成像还是一项试验性技术。

根据癌症产热原理,测定组织产热的热成像一度普遍应用。然而,最终没有证实这些检测方法的灵敏度有助于乳腺癌筛查。

因此,乳腺 X 线检查仍然是主要的乳腺诊断方法,短期内不会出现可替代方法。美国阿肯色州大学有一位放射医生使用磁共振成像进行诊断。虽然这一技术还在研究阶段,但却给了女性可能不需要做活检来诊断或排除癌症的前景。目前,由于磁共振成像太贵,不能用作一般人群的筛查手段。如果磁共振成像的性价比能够提高,它会是一种诊断摸不到的极小肿块的满意手段。

乳腺活检

活检是出于诊断目的采集组织标本。它既可以用来判断乳腺 X 线检查显示的触摸不到的极小病变,也可以用来确定可以摸到的肿块或病损的性质。如果你以前做过基础乳腺 X 线检查,病变部位可以和早先的影像进行对比。

乳腺 X 线检查显示的变化包括乳腺组织内的钙沉积。有时候这些钙化提示细胞在快速分裂(就像癌细胞那样)。尽管 80%的钙化是良性的,但是对任何新出现的钙化群都要加以鉴别诊断。

如果体检发现乳房病变(比如新的肿块、乳房质地不均匀或者密度异常),有时候进一步做不同角度的乳腺 X 线检查就可查明问题。如果 X 线检查说明不了病变的性质,或者如果病变或损害还是令人不安,那我们就会尝试活检。根据病变的种类不同,

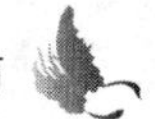

可以采取不同的活检方式。

一种叫做立体定向活检的方法是采用计算机技术采集少量组织标本的针刺活检法。乳腺X线检查仪器可以作为寻找需要取样组织的基础设备。立体定向活检通常由放射医生操作。

另一种微创外科活检技术叫做导针定位活检。做这种活检既可因为患者不愿意做乳腺X线检查定位活检,也可因为病损的位置或特性不适合前种方法。这种活检通常在医院的放射科进行。这种活检包括切除整个病变区域,并非从相关区域采集针头大小的组织标本。

在麻醉乳房后,将导引针插入活检区域。当导引针就位时,将患者送到手术室,从静脉给微量镇静剂以使患者在手术期间不痛、不害怕。接下来医生在导引针标记位置打入一些普鲁卡因,手术切除病变相关区域。切口一般只有4厘米左右,术后只有一点儿不适感,乳房变形不大。

◎→能摸到的肿块或病损应做哪种活检?

如果乳房触摸到肿块,乳腺X线检查和超声检查可以帮助判断肿块的性质并且找出同时存在的摸不到的病变。如果有必要做进一步检查的话,可以进行活检。

一种选择是穿刺活检。用局部麻醉药麻醉乳房,将穿刺针插进肿块取出一点组织标本。这种方法听起来容易,可医生必须非常小心,由于只采集少量标本,因此有可能出现存在癌组织但穿刺针没有刺中的情况。医生应该建议患者考虑进一步做切除活检。

这种切除活检也叫做开放性外科活检,是第二种活检方法。它的操作过程类似于针刺活检。患者在手术室接受静脉内给镇静药。用局部麻醉药麻醉乳房,作一个小切口,然后切下整个肿块。一般要用大约一小时。术后不太疼,乳房变形不大,感染的风险和活检部位出血的风险小于2%。

切除活检是确定肿块性质的最佳方法。有时一个大肿块内可能有少量癌细胞,把整个肿块切下来做病理检查,就不会发生漏诊。

◎→穿刺活检和切除活检哪个更好?

我自己偏好切除活检。我觉得最糟糕的事情就是让患者做了针刺活检,对她保证说肿块是良性的,然后在半年或一年后发现针刺活检实际上漏掉了癌症。如果针刺活检得出了这样的假阴性结果,本来在早期容易治愈的肿瘤可能变得较难治疗。

如果某位女性经医生检查有个感觉像癌症的肿块,而且肿块的位置和性质容易用穿刺针取样,那么明智的做法是在术前行穿刺活检。穿刺活检可以迅速做出诊断。如果肿瘤大的话,医生偶尔会建议在手术切除前进行放疗。

◎→怀孕期间进行活检安全吗?

是的,在妊娠中期和末期活检对孕妇和胎儿都是安全的。在妊娠头三个月如果需要活检,只要活检在局部麻醉下做就是安全的。

◎→如果超声检查提示肿块是囊肿该采取什么措施?

治疗很简单,只是把针刺进囊肿内吸出液体即可。如果囊肿完全消失,医生会在一个月内安排一次随访以确定囊液有没有再次积聚起来。如果囊肿在引流后没有消失,该处就需要再次活检——穿刺活检或开放性外科活检都可以。

◎→病理医生能从活检组织标本得出什么结论?

病理医生能分辨出组织是良性的还是恶性的。组织标本还有可能显示一种叫做非典型增生的良性变化——乳腺组织的细胞生长过快而且有些细胞不正常。

乳腺癌的治疗

手术的目的是切除原发肿瘤,使得将癌细胞不会扩散到身体其他地方。根据肿瘤的大小或癌症的分期不同,患者和医生必须做出几个有关治疗的决定。首先是需要切除的组织量:只是肿瘤、肿瘤及其周围的乳腺,还是整个乳房?

如果发现时癌症肿瘤还相当小(3~4 厘米),那么治疗方案包括肿块切除术、乳房

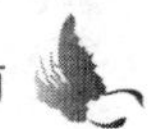

切除术（即时乳房重建术、延迟乳房重建术或者不做重建）。

◎→什么是肿块切除术?

肿块切除术是一种切除包括边缘正常组织的乳房癌肿的手术方法。除了切除癌组织外，医生还可能切除病变侧腋窝的淋巴结。

◎→为什么淋巴结要做病理分析?

切除淋巴结活检的目的在于了解癌症是否已经扩散。有两种方法：一种叫做淋巴结切除，切除淋巴结群的一部分并检查是否有癌细胞。第二种方法叫做前哨淋巴结活检，重点关注一个单独的淋巴结，即第一个接受乳腺淋巴引流液的淋巴结。此单个淋巴结是通过一种特殊的技术来鉴定的。将一种染料注射到乳房内，接着 X 线照相观察哪个淋巴结最先集聚染料。这个淋巴结也就是癌细胞最可能停留的第一站。如果这个淋巴结切下后没找到癌细胞，那么癌症扩散的可能性就非常小。

◎→什么是乳腺切除术?

乳腺切除术是一种切除乳腺组织的外科手术。单纯乳腺切除术仅仅切除乳腺。更大范围的根治手术还要取出乳腺下方的部分肌肉。

◎→在什么情况下适宜行肿块切除术?

癌肿不大于 3~4 厘米并能耐受放射治疗的女性可以选择肿块切除术或乳腺切除术。大约 15 年前一项叫做全国乳腺辅助手术计划的研究表明，单个肿块大小不超过 3~4 厘米的女性，做肿块切除术后的生存率等同于有类似大小肿块做乳腺切除术的女性。因为肿块切除术更少引起乳房变形，很多符合条件的女性选择了这种手术。

◎→肿块切除术或乳腺切除术的后续治疗是什么?

做肿块切除术的女性通常后续进行放疗以消灭乳腺中可能没有随肿块一起切除的癌细胞。放疗对于预防癌症的复发相当有效：做了肿块切除术但没做放疗的女性约

40%在5年内复发，而做了后续放疗的女性复发率仅10%。

化疗常在肿块切除术或乳腺切除术后作为后续治疗。化疗的目的是消灭可能已经远离乳腺的、在体内扩散的癌细胞。

◎→炎性乳腺癌的治疗方法有哪些？

患有炎性乳腺癌的女性常在术前接受化疗，在肿瘤缩小后进行乳腺切除术。

◎→有什么新的化疗或放疗方法吗？

目前正在进行研究，以探讨在切除乳房内癌肿之前使用化疗的可行性。将来有望不需要手术，在穿刺活检后通过化疗或放疗消灭所有癌细胞。但是目前仍在试验中。

乳腺纤维囊性病

乳腺纤维囊性病（以前叫囊性乳腺炎）或许根本就不是一种疾病；通俗地说它只是“凹凸不平的乳腺”（图10.3）。事实上大约70%的女性有乳腺纤维囊性改变。这些充满液体的囊性结节可能大到能摸到，也可小到显微镜下才能发现。乳房可能会变得敏感或疼痛，尤其是在经前期。

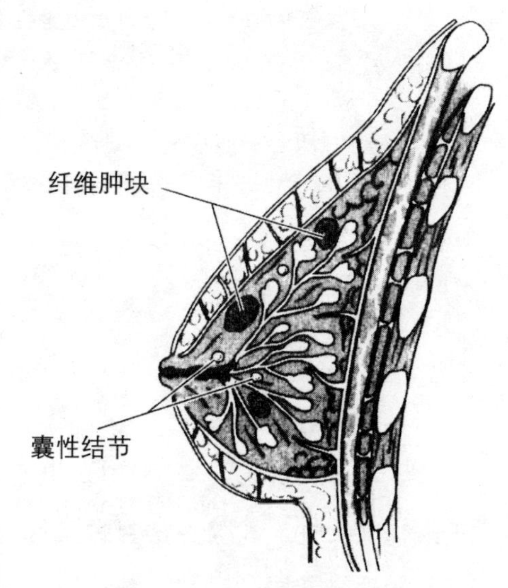

图10.3 乳腺纤维囊性病

纤维囊性病变使乳房触摸起来凸凹不平。

◎→乳腺纤维囊性病危险吗？

乳腺纤维囊性病并无危险，尽管它的存在可能使乳腺不便检查，但它不会转变为癌症。不过可能会带来不必要的乳腺活检。

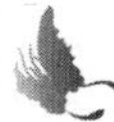

◎→乳腺纤维囊性病有自助疗法吗?

很多女性已经发现几样简单的事情有帮助。一件事是戒除咖啡因,咖啡因似乎会刺激纤维囊性变化。咖啡因见于咖啡、茶、巧克力、可乐和其他一些软饮料以及某些止痛剂中。

另一项措施是服用日剂量不超过400~800单位的维生素E。维生素E在许多方面对身体有益,但它不能预防乳腺癌。一些女性发现每日服用100~200毫克中低剂量的维生素B_6有帮助,服用月见草油也同样如此。

有关乳腺纤维囊性病的这些自助疗法的效果还没令人信服的结论。早先的研究表明这些疗法很奏效,可后来的研究又常唱反调。据我们所知,的确有女性报告这些措施有用,确实让很多女性避免了不必要的乳房活检。

乳腺纤维囊性病的自我治疗

大多数乳腺肿块是由良性纤维囊性病变引起的。假如你的乳房有这样的病变,医生可能会对你提出以下建议:

•饮食中去除咖啡因:不喝咖啡、茶、可乐或其他含咖啡因的饮料,不吃巧克力。

•日服400~800单位维生素E。

•日服100~200毫克维生素B_6。

•日服两粒月见草油胶囊。

坚持这个计划到你下个月经周期。如果在下个月经期末肿块没有好转,给医生打电话进行预约检查。

乳腺炎

乳腺炎指乳腺的感染,可以发生在正在哺乳或刚结束哺乳的女性中,偶尔也发生于未哺乳女性。乳腺炎常由金黄色葡萄球菌引起。

受感染乳房会出现红肿热痛。有时肿胀以小的痛性肿块形式存在。像很多细菌感染一样,乳腺炎可以引起寒战、发热(有时高热)以及疼痛等全身症状。如果不治疗,乳腺炎可以发展成为脓肿,就是皮下的脓腔。

◎→乳腺炎是怎么引起的?

对于哺乳期女性,细菌可能来源于婴儿的口腔。对于不哺乳的女性,细菌可能来自性伴侣的口中。

昆虫叮咬也可以导致乳腺炎。皮肤有破损细菌就能进入,而一旦细菌进入乳腺组织,感染就会发生,逐渐发展为整个乳腺炎。应由医生进行检查。

◎→乳腺炎怎么治疗?

乳腺炎可以用抗生素成功治疗。如果发生在不哺乳的女性身上,为了清除可能潜藏在乳腺组织内的细菌,抗生素的疗程通常会很长。有过乳腺炎病史的女性可能在数月或一年后复发。复发可能起源于"深藏"在乳腺组织内的细菌。

至于自疗方法,热敷会带来舒适感。敷布的热量会使血管扩张,以便使对抗感染的白细胞能更容易进入感染区域发挥作用。

◎→曾患乳腺炎的女性乳腺癌的风险会增加吗?

不会的。不过,乳腺炎有时可能会被误认为是炎性乳腺癌。这就是随访为什么重要的原因了。随访能确定肿块或病损是否消失或完全自愈。

◎→如果在哺乳期间多次患乳腺炎,要考虑放弃哺乳吗?

这取决于感染的严重程度以及哺乳对孩子的营养状况及你自身的情感和心理的重要性。当然,如果只有一侧乳房受感染,你可以用另一侧乳房哺乳。应尽可能保持受感染乳房的排空。如果疼痛导致无法用受感染乳房哺乳,那你可以用吸奶泵手工排空这个乳房。

很多女性担忧哺乳时是否可以使用抗生素。多数抗生素是安全的,不能使用的两类抗生素是四环素类和喹喏酮类。

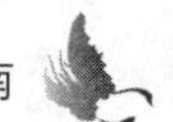

隆乳和乳房缩小

在强调女性外貌的文化环境中，许多女性对自然赐予的相貌和身体不满意，选择通过整形手术来改善自己的外表。乳房整形手术——不论是植入性隆乳还是乳房缩小——对于健康和美丽都同样重要。

◎→乳房植入体会致病吗?

没有科学研究表明植入体会增加乳腺癌的风险。进一步说，研究已经再三证实乳房硅胶植入体不会增加系统性疾病的风险，包括自身免疫病或结缔组织病。

在美国，陪审团已经在多个案例中给声称在乳房植入体渗漏后患自身免疫疾病的女性判决大笔赔偿。美国食品药品监督管理局在 1992 年禁止在新植入体内使用硅胶，除非能确保其安全性。但是当局没有要求取出已经置入体内的硅胶植入体，除非出现明显渗漏。后来当局修订了这一决议，允许在乳房切除术后的乳房重建术中使用硅胶植入体。

◎→现在可用的乳房植入体有哪些种类?

目前可用的植入体或者用盐水填充，或者用女性自体组织制造。自体组织可以从身体其他部位取得——腹部或背部。

◎→乳房植入体会引发什么问题?

常见问题是植入体渗漏和手术瘢痕，就是否引发其他疾病而言，移植体是安全的。

◎→如果乳房硅胶植入体没有出现问题，有必要将它们取出吗?

我极力主张有乳房硅胶植入体的女性坚持每月自查、乳房 X 线检查以及每年做乳房检查，我认为没必要取出没有出现问题的植入体。

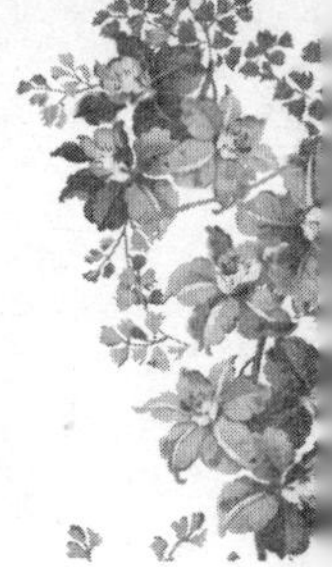

◎→什么时候值得考虑乳房缩小术?

乳房缩小术是一种缩小一侧或两侧乳房的整形手术,适合乳房太大以致干扰上半身功能的女性。有些乳房非常大的女性受到姿势以及肩、颈、背痛的困扰。其他问题包括乳房下面褶皱区的皮疹以及呼吸问题。巨乳可以妨碍运动,特别是对于年轻女性和少女,巨乳会带来社交障碍。

◎→女性做过乳房缩小术后还能哺乳吗?

那要看手术是如何进行的。通常情况下,可以继续哺乳。不过,在进行这种手术前,一定要与经治医师进行仔细讨论。

◎→如何两侧乳房不一样大,需要进行手术治疗吗?

女性两侧乳房不对称的情况并不少见。通常两侧乳房的差异并不明显,但也有些女性非常明显。两侧乳房略有不同,尤其是青春期的少女,会随着年龄的增长和激素的变化而改善。

青春期少女常受乳房不对称的困扰,这个年龄的女性往往十分关注自己身体外形。我常常向年轻女孩解释,乳房略有不对称,是正常情况,只要稍加时日,身体就会以自己的方式“治愈”,需要外科手术来治疗的情况是很少见的。

由于两侧乳房不对称也有可能是癌症的表现,所以确认乳房的不对称是不是新近才发生的,就显得十分重要。如果你的乳房一直就是不对称的,就没问题;但如果是新近才发生改变,那么你需要立即看医生。

◎→乳房缩小术有哪些风险?

乳房缩小术是大手术。需要在医院里进行,通常在全身麻醉下进行。整个手术需要三四个小时。风险是任何手术都有的,如感染、麻醉的副作用及出血,但一般很少发生。手术会在乳房上留下瘢痕,而且十分明显(但随着时间的推移会逐渐消退)。有些女性会在手术后留下大型凸起的瘢痕(瘢痕疙瘩)。因此在手术前,要向医生详细咨询,并看看相关的病例,这样你对手术的期望值就会比较理性。

第十一章
怀孕计划

谬误:生子的最好时机是在事业有成之后。

科学:女性的生育能力会随着年龄增长而降低，在大约 35 岁左右会急剧下降。虽然并无所谓的怀孕最佳时机,但还是要顾虑到生育能力降低带来的影响，因此最好在 20 多岁到 30 岁出头期间怀孕。

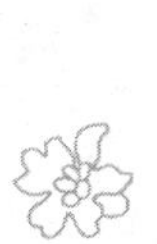

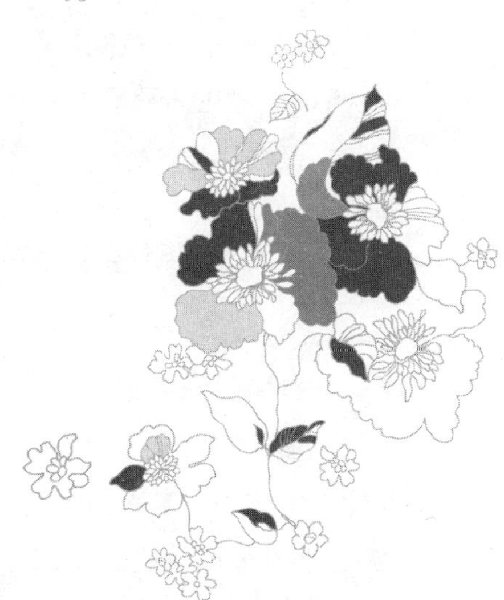

决定怀孕生子是你一生中所做的最重要抉择之一。如果你和大多数女性相同,期待成为母亲、期待孩子为你的人生带来乐趣,而且你和你的伴侣能够接受由于怀孕和抚养孩子带来的生活变化,怀孕是你理所当然的选择,而不是出于偶然。因为从确定自己怀孕的那一刻起,你的生命将出现不可逆转的变化。

凯拉,我在教学医院的住院医生,聪明干练、精力充沛,而且很有职业素养。在住院医生的培训期即将结束时,她怀孕了。出于对凯拉的了解,我猜想凯拉的怀孕是计划中的,刚好安排在住院医师培训结束、开始攻读研究生课程之际。她已经订好了飞往波士顿的机票,即将前往进行入学面试。

在前往波士顿前夕,凯拉流产了。这可能是发生在她一生中最悲伤的事情,因为她早已惯于掌控自己的生活,也总是能够实现对自己的承诺。这次流产扰乱了她寻找工作的过程,也打破了她精心计划的怀孕。后来凯拉还是得到令人满意的博士后研究奖学金。这次经历使她认识到:她以前没有意识到的种种生物学上的不确定性制约了她。

虽然无法完全控制怀孕的各个细节,你还是能为健康怀孕和胎儿的健康做一些准备,而且最好在怀孕前就开始。如果你必须要改变某些生活方式(戒烟、减肥、开始运动,或者是戒除咖啡因或酒精),那你就要提早准备,来改变这些根深蒂固的习惯。

◎→什么时期怀孕比较恰当?

这个问题没有适于所有人的唯一正确答案,在你和伴侣停止避孕之前,有几个主要的问题需要仔细考虑。首先,怀孕会给你们的生活带来巨大且无法预期的改变,因此如果你和伴侣在一起的时间并不长,可以先等一等。彼此熟悉和充分沟通很重要,在你决定成为母亲之前,你和伴侣要有足够长的时间相处来适应彼此的爱好、习惯、特点,也要对彼此长远的规划充分了解。你要想办法应对怀孕、分娩与成为母亲给你带来的压力。婚姻本身并不是问题，重要的是，你们必须有足够的时间适应彼此。

其次，我从患者和自己建立家庭的过程中发现，永远没有所谓理想的怀孕时机。刚完成这样或者那样一件事，总会有下一件事出现：或者等到你经济条件更好以及更有能力照顾孩子的时候再来养育孩子；或者你的父母亲能搬近点，帮助照料孩子；或者你丈夫健康上出了问题，需要你的照料等等。

一旦你认识到并无所谓的最佳时机，在某种程度上你就必须咬牙挺过难关。几年前我建议，女性朋友不要尝试早要孩子等到她们真的确定了再说。但是现在我鼓励伙伴们早一点开始尝试，即使生活还没完全上轨道。我鼓励正值生育能力高峰时的年轻人怀孕生子，我不建议等到38岁甚或45岁才开始尝试要孩子。

如果你在三十二三岁的时候已经拥有稳定的伴侣，这时应该认真考虑建立家庭。生育能力会随着年龄增长而下降，但是直到35岁前尚不会出现剧烈变化。在此之后就会出现非常明显的下降，这是值得注意的。有时候你伴侣的状态也会成为决定因素。

> 当玛琪发现自己怀孕的时候非常担忧，因为她的丈夫有严重的腰痛，需要接受外科手术治疗，玛琪必然是丈夫康复期间的主要照顾者。由于玛琪怀孕的头三个月一切都很顺利，所以我们决定把她丈夫的外科手术定在她怀孕中期的稍早阶段进行，这时候她比怀孕早期有更多精力照顾丈夫。这一安排使她的丈夫有时间康复，以便在玛琪怀孕后期以及孩子出生之后给予帮助。

怀孕生子的决定是综合了你的年龄、心理状态、经济状况以及职业生涯之后做出的。你应该为怀孕带来的后果做好准备，届时你应该尽快进入状态。

◎→胎儿出生缺陷的风险有多少?

在美国，以人口基数进行统计，先天缺陷的风险大约有3%，所以你能有97%的机会生下健康正常的宝宝，而且你也可以做一些准备或者避免一些行为来使你生健康宝宝的几率提高。

有害的生活方式

对于怀孕前和怀孕期间能做和不能做的事,我会从最坏的方面讲起。如果你想怀孕的话,最糟糕的两件事就是使用可卡因和吸烟。我很在意这些问题,所以先谈谈这些事情。

◎→使用可卡因对怀孕会有什么影响?

怀孕期间使用可卡因会导致胎盘与子宫壁早期脱离(断裂),从而导致早产。凡是早产的患者来医院就诊,我们都会对患者进行该项检查。你如果确实想要孩子,那么就要远离可卡因。身为一名妇产科专家,我必须明确地告诫你,怀孕期间使用可卡因会害死你的胎儿。

◎→吸烟对怀孕有什么影响?

你所做的第二件糟糕的事是吸烟。在怀孕期间吸烟会损伤胎儿。吸烟和低体重儿有关,吸烟也和胎盘早期剥离、早产,甚至有时也和死胎的发生有关。吸烟母亲的胎儿是婴儿猝死综合征的高危群体,这一悲剧将伴随着长期的心理创伤。

苏珊是我大学时代的一位才华横溢的朋友,她和她的丈夫都拥有计算机专业的学位,两人都是非常理性的人。苏珊不吸烟,她极为明智地不去做伤害自己或家人健康的事情。在有了两个健康的孩子之后,她的第三个孩子意外死于婴儿猝死综合征。

尽管这桩悲剧发生在20年前,而且苏珊的两个孩子现在已经成长为优秀的年轻人,不过苏珊还是没有真正从这件事中恢复。理智上她知道自己没有做错什么,但是她还是认为自己当时应该有所作为来防止这件事发生,以及由此引起了无穷的悲伤。假如她真的做了导致孩子死亡的事,想想她的感觉会有多糟糕。

如果你想怀孕的话,就要戒烟。戒烟确实非常困难,但有一些支持团体和对策可以提供帮助。去尝试各种可能的方法,如果你无法完全戒掉,至少要把吸烟量减少到每天半包以下。

◎→伴侣吸烟会对怀孕产生影响吗?

虽然没有证据显示父亲吸烟与胎儿先天缺陷有关联，但是吸烟可以导致男性不育。吸烟多的男性精子数可能会减少,不过还没有明确的结论。确实的证据显示,吸食大量大麻的男性精子数会减少。如果你怀孕有困难，而你的伴侣又是烟瘾很大的人，那就要求他戒烟。

一些研究者认为,被动吸烟会增加婴儿猝死综合征的风险。也有一些强有力的证据显示,甚至只是被动吸烟也会导致早发性卵巢衰竭,因此吸烟女性的绝经期比不吸烟的女性要早。

◎→酒精对怀孕有影响吗?

我个人认为,在怀孕期间应该避免的第三件事是饮酒。一般人认为,酒精是未出世胎儿最大的潜在威胁,但有关的文献却充满了争议。几项设计良好的科学研究已经毫无疑问地显示,每天规律性地饮酒两次甚至更多,可以导致胎儿酒精综合征,引起胎儿低体重、脑容量减小、智力受损以及其他问题,无论是在怀孕早期还是在孕期快结束时饮酒,产生的影响都是相同的。

一个星期饮一次酒会伤到胎儿吗?我们并不知道怀孕期间允许的酒精摄取量确切是多少。美国一些妇产科专家认为，怀孕期间在任何情况下你都应绝对禁止喝酒,也许他们觉得如果允许孕妇饮一杯酒,有人就会饮好几杯。没有科学研究能证明一个星期饮酒一次会伤害孕妇或胎儿。就像优秀的科学家皮埃尔·居里的母亲，没有人能确保她怀胎十月没喝过一两杯葡萄酒,甚至爱因斯坦的母亲亦然,她们都可能曾经在怀孕期间和自己肚子里未来的诺贝尔奖得主共饮过一两杯啤酒。

◎→一次大量饮酒,会引起胎儿先天缺陷吗?

虽然一次大量饮酒不太可能导致胎儿先天缺陷,但并无资料证实。多年来许多女性心烦意乱地来到我的诊所,因为她们发现自己怀孕了,而在之前的两个星期里她们曾经有过一次狂饮烂醉。在接下来的怀孕期间,她们备受罪恶感与焦虑的煎熬。

带着负罪感生活很难,尤其是你可以避免的罪过。所以可能的话,最好听取法国物理学家、数学家、哲学家布莱士·帕斯卡(1623~1662 年)的忠告,今天仍然适用:要有节制地生活"以防万一"。帕斯卡指出,富有美德的生命是有意义的,如果万一有天堂存在,你的美德将在那里获得回报;即使没有天堂来回报,至少可以在这个世间享有美德所带来的益处。对身体来说,道德的生活方式也同样会获得回报。

◎→怀孕期间使用大麻会怎么样?

对此我们没有确切的资料,但你若打算怀孕,就要为自己和胎儿保持健康的生活并享受它带来的益处。如果不是不得已,为什么要使用那些有害物呢?

◎→咖啡因对怀孕有什么影响?

从前,不少孕妇会喝咖啡,怀孕期间摄取咖啡因的问题充满争议。多年来,科学研究证明,适当摄取咖啡因(每天喝两三杯咖啡)并不会对你造成伤害,不会引起胎儿先天缺陷,也不会增加流产的风险。1993 年末加拿大的研究者发表在《美国医学会杂志》的一篇文章指出,就算每天只饮用两三杯咖啡,实际上也会增加流产的风险。

我认为这些研究者忘了考虑一个变量:咖啡的制作过程。两位美国的研究者发现摄取适量的咖啡因是安全的,但是加拿大的研究者却认为是危险的。一杯咖啡含有相当于 100 毫克的咖啡因。他们没有分析孕妇实际喝的咖啡量,只是简单询问孕妇们喝了多少杯咖啡。在加拿大的蒙特利尔,那里充斥着法国式文化,咖啡也是法国式的——非常浓,在蒙特利尔喝 3 杯咖啡所含的咖啡因约等于普通美式咖啡的 5 杯。

怀孕期间的用药

◎→怀孕期间服用哪些处方药或非处方药会有危险?

很多药物在怀孕前或者怀孕期间使用都是安全的。日常生活中的小毛病怀孕时也会存在。治疗牙龈肿痛的抗生素或治疗头痛的对乙酰氨基酚安全吗?使用任何药物前都要咨询内科医生或妇科医生,要确认它们是安全的才可使用,不过危险药物的名单其实远比人们想象得少。

一些特定类别的处方药确实应在怀孕期间或打算怀孕时避免使用。用于治疗高血压的血管紧张素转化酶抑制剂就属于这一类药物。你的内科医生和产科医生应该进行沟通,以确定你所服用的药物是安全的。

定期服用抗癫痫药(例如苯妥英钠)的女性也应该查找合适的安全药物。有科学文献显示,苯妥英钠可能会增加胎儿先天缺陷的风险,所以怀孕前与你的内科医生或神经科医生进行确认是很重要的。

美国食品药品监督管理局将所有药物根据孕期安全性分成五级(A、B、C、D 和 X)。药物分类的依据是人体试验和动物实验结果。不过有些有很大毒性的药物尚未进行动物实验。

A 级:没有风险。这些药物在孕妇身上进行严格控制的研究,结果显示该药对胎儿没有危险。几乎没有一种药物能列入 A 级,因为美国食品药品监督管理局无法说明哪种药物对胎儿发育不产生哪怕是微小的损害。因此,许多药物虽然没有被列入 A 级,但仍然是很安全的,只是尚没有试验能绝对证明它们的安全性。

B 级:没有发现人体使用有风险。药物被列入 B 级通过一种或者两种方式。这些药物虽然在动物实验中高剂量使用产生了问题,但是在孕妇中进行的试验显示没有危险;或者,虽然还没有应用于人类的研究资料,但是对动物的研究结果显示并无危险。请记住,不会导致大鼠胚胎发生缺陷并不意味着对人体就绝对安全,发现沙立度胺(反

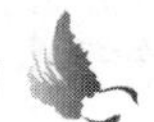

应停)在大鼠身上是安全的而被列入B级药物,但后来发现它会引起严重的胎儿先天缺陷,所以便从市场撤出。后来它又重新投放美国市场,不过这一次只用来治疗特定的疾病,包括艾滋病、麻风以及某些癌症。使用这种药物治疗的女性,要严格检验和监督自己的避孕措施,以确保自己没有怀孕。

常见的抗生素阿莫西林也被列入B级药物。在大鼠中使用的结果显示,该药对胚胎无害,人体试验中也没有孕妇因为使用阿莫西林而产生不良影响,可是并没有严格的科学研究显示它绝对不会产生副作用。

C级:可能有风险。这一类药物不曾在孕妇身上进行试验。它们可能进行过动物实验(通常使用很高的剂量),结果显示导致胚胎缺陷的风险增加;或者尚没有进行过动物实验。只有当益处大于风险的情况下才会使用这些药物。β-受体阻滞剂普萘洛尔就被列入C级。

D级:已证明有风险。D级药物已经被研究证明对孕妇有危险,只有在无法找到更安全的替代方案、并且带给孕妇的利益大于胎儿的风险时才使用。有时候是可以找到安全的替代方案的。

虽然大部分抗生素是安全的,但四环素及其衍生药品,如多西环素都属于D级药物。如果你患有莱姆病,需要多西环素治疗,应向医生要求替代性药物。如果你打算怀孕,那么服用阿莫西林可能比四环素或多西环素更好一些。

X级:怀孕期间绝对禁止使用的药物。已有确凿的证据显示,这种药物给发育中的胎儿带来的危险远远大于带给母亲的利益。即使你估计自己可能怀孕也要避免使用这类药物。用来治疗痤疮的维A酸就是X级药物。使用维A酸的女性绝对不可以怀孕。

孕期可能的并发症

◎→怀孕期间应特别注意哪些疾病?

糖尿病和某些胶原血管疾病,例如狼疮或类风湿性关节炎就属于这类疾病。如果你有这些疾病，应当告诉妇科医生。

如果你有糖尿病，应该在怀孕前以及怀孕期间随时咨询内分泌科医生，如同你和妇科医生保持密切联系一样。严格控制自己的血糖，在怀孕开始前就要控制在接近5.6毫摩尔/升(100毫克/分升)的水平。从前曾经认为糖尿病患者的血糖范围应控制在8.3~11.1毫摩尔/升(150~200毫克/分升)之间，患者在这一范围内看起来一切良好。但是今天认为，这种标准对孕妇而言则是高得离谱。让血糖越正常越好，这样可以显著降低胎儿患有先天缺陷的风险。

糖化血红蛋白值是糖尿病长期控制的指标，能显示你的血糖是否长期保持在适当范围内。如果你的糖化血红蛋白值正常，打算怀孕不会有问题；如果过高的话就要等到你的血糖控制良好之后才行。

◎→患有狼疮和类风湿性关节炎，应当注意些什么？

这些疾病多见于年轻女性，通常以类固醇药物治疗。那么就会有两个问题：一是怀孕本身对这些疾病的影响；二是怀孕期间类固醇使用的安全性问题。

多年以前，罹患这些疾病的女性，尤其是狼疮，甚至都会被劝告不要有怀孕的想法。除了受孕很困难之外，怀孕还会使病情恶化。近年来的研究指出，这种情况的风险其实没有以往所认为得那么高。如果你的身体状况较好，病情也得到了控制，怀孕或许不会有问题。但在停止避孕前，一定要咨询内科医生或妇科医生。

医生可能会在你怀孕期间停止使用类固醇，但即使因为病情突发而不得不服用，它对胎儿的影响也很轻微。

◎→怀孕与多发性硬化症有什么关系？

多发性硬化症的病情多变，所以很难预测怀孕期间会发生什么情况，但是一般的看法是这种疾病不会伤害孕妇或胎儿，而怀孕也不会使病情恶化。在你怀孕前和怀孕期间请和神经科医生保持密切联系。

◎→怀孕会引发哮喘吗?

如果你需要使用吸入器来控制哮喘,那么应该和你的医生讨论这个问题。治疗哮喘所使用的药物通常来说对怀孕是安全的，但是怀孕所带来的生理状况的改变可能会导致哮喘恶化。怀孕后期即第 7~9 个月时,胎儿长大会向上挤压你的横膈,就算你没有哮喘,可能也会觉得气短,因为肺脏能够扩张的空间变小了,因此哮喘可能加重。

◎→有绝对禁止怀孕的疾病吗?

只有一两种罕见疾病绝对不允许怀孕,一种是先天性心脏病之一,被称为肺动脉高压,主要影响肺部血管;另一种是马方综合征,是一种结缔组织病。如果你患有这些疾病,请和妇科医生或内科医生谈谈。

◎→在打算怀孕前,你的伴侣应该接受哪些检查?

这个问题主要涉及男女双方的遗传问题。镰状细胞贫血过去被认为是一种会危及妊娠的疾病,目前依然需要在孕期密切随访。在美国,可能有 10%的非洲后裔有这种遗传特征,但是多数人没有临床症状。为慎重起见,还是要了解一下自己究竟有没有携带这种基因。这种疾病改变了血红蛋白分子上的一个氨基酸,血红蛋白的作用是将氧气带入身体组织。这种变化使红细胞从圆形变成镰刀形,这些镰刀状的红细胞携带氧的能力较差,或者会堵塞微血管,从而妨碍血液循环。

> 塔米卡患有镰状细胞贫血,她怀孕时,她担心丈夫可能也携带有镰状细胞的遗传特征。如果果真如此的话,胎儿会有 50%的机会罹患镰状细胞贫血。经过筛查后发现,她丈夫并没有这一遗传缺陷,所以她的孩子会有镰状细胞的基因,但不会罹患镰状细胞贫血。

如果你有遗传疾病家族史,如血友病等,就必须接受检查。

◎→怀孕前有必要接受疫苗接种吗?

一些传染病对怀孕有不良影响,因此必须检验你对这些疾病的免疫状态。如果你在美国康涅狄格州结婚,就必须进行梅毒和风疹检查。美国大部分州都会要求这项检查。梅毒并不很常见,但是一旦存在就要在怀孕前将之根除。现在的儿童都常规注射预防风疹的疫苗,但是确认一下自己是否曾患此病,或者是否曾经接种疫苗,都会有所帮助。

水痘这种疾病会危及孕妇。儿童患水痘病情一般较轻,偶尔会出现严重的并发症。成人患水痘病情很严重,而孕妇更明显,有时候还会出现重症肺炎,不过对胎儿的影响却非常小。如果你曾患水痘,那就会终身免疫;如果你不确定,可以通过测定水痘抗体滴度来确定自己是否已经获得免疫。接种水痘疫苗能使你以后免于水痘感染,例如,你的孩子可能从外面感染水痘回到家里。如果有孕妇没有接种过水痘疫苗而受到感染,我们会使用免疫球蛋白给予积极治疗。

接种后通常需要3个月才能起效,所以如果你需要接种疫苗的话,接种后大概要等3个月才可尝试怀孕。

◎→需要进行人免疫缺陷病毒检查吗?

由于艾滋病的流行,产前的人免疫缺陷病毒检查是当代的另一个大问题。和许多人的看法相同,我也认为每一位计划怀孕的女性都必须接受这项检查。首先,如果自己感染人免疫缺陷病毒会影响你要孩子的决定;其次,如果检查结果呈阳性,而你还是决定要孩子的话,某些药物治疗一定程度上还是可以降低胎儿感染的风险。

我个人的看法是,如果你感染有人免疫缺陷病毒,最好还是不要怀孕。

◎→叠氮胸苷预防胎儿感染人免疫缺陷病毒的效果如何?

在叠氮胸苷发明之前,25%~30%的人免疫缺陷病毒检测阳性的孕妇会把病毒传染给胎儿。今天,积极使用叠氮胸苷治疗已将这种风险降至大约8%。由于这个原因,美国康涅狄格州以及其他许多州规定,怀孕期间必须接受人免疫缺陷病毒检查。

美国疾病预防控制中心的报告指出,从1996~1997年,13岁以下儿童感染艾滋病的比例减少了 40%。这一数据反映了通过进行病毒检查和使用叠氮胸苷积极治疗感染病毒的孕妇，确实成功降低了婴儿出生时人免疫缺陷病毒的传播。

◎→怀孕前是否应接受性传播疾病的检查?

如果你计划怀孕，而且认为自己有衣原体感染或淋病等性传播疾病的感染风险，就应该接受检查。这些疾病不似风疹，不会导致胎儿先天缺陷，但是却会增加早产的风险。检查很简单，使用拭子擦拭子宫颈采样即可。而且，这些疾病都可被治愈。

如果你长久以来都与伴侣保持专一关系，而且曾经做过这些检查，就没有必要再次检查；但是如果曾经有多个性伴侣就必须要接受检查。

◎→厌食症对怀孕会有影响吗?

有厌食症的女性常常很难怀孕，由于她们的体重太低而导致排卵停止。对有暴食症或有其他身材问题的女性，怀孕则会引起巨大的心理压力。理想的情况是，女性在怀孕期间体重增加 11~16 千克，所以那些与体重进行了长久斗争的女性恐怕无法接受这种正常的体重增加。

◎→肥胖对怀孕不利吗?

你的身体应该在受孕的时候达到最佳生理状态。怀孕对身体有很多生理需求，产程和分娩的强度超过半个马拉松长跑。没有一个严肃的长跑者会不经训练就开始一场比赛，所以我鼓励女性在怀孕期间进行锻炼，使自己处于最佳状态，包括尽可能地让自己的体重接近理想体重。

为什么这一点这么重要呢? 首先，如我已经谈到的，体重会在怀孕期间大幅增加，如果怀孕前你已经超重 9 千克，分娩时你将额外负担约 20 千克的体重——即使只有 11 千克重量，对于整天携带来说，也太多了。其次，体重越重，你在怀孕期间出现高血压或糖尿病的风险就越高。

很多女性就是没办法减掉额外的体重，如果你为了减掉 14 千克已经努力了好几年，到这个时候你必须要告诉自己：这一次为了怀孕进行努力。如果你确实想要孩子，又无法成功减肥，这个问题还是有解决办法的。不过你要认清现实：体重会使你非常不舒服。你可能需要行剖宫产。据统计，超重女性行剖宫产的风险比正常体重的女性高。医生和患者都不愿意接受剖宫产，很多女性会因此在腹部留下永久的瘢痕。也有某些有体重问题的女性在怀孕期间其体重并没有明显增加。

> 丹妮的体重是114千克，她已尽了最大努力在减肥。当她发现自己怀孕的时候，她很担心体重再增加16千克。我建议她坚持合理的饮食、运动，也不要认为：我要吃两个人的饭。结果她的体重一点儿都没有增加，而孩子的发育也很正常。

◎→如果计划怀孕的话，应该遵循哪些营养指南？

钙质、铁质及叶酸在怀孕时期尤其重要。胎儿会吸收母体的物质以供自己生长，尤其是钙和铁。因此我通常会给准备怀孕的女性开具含有产前维生素的处方，这些维生素大都含有1毫克叶酸、额外的铁质和钙质。

大多数美国女性都缺乏钙质，如果你计划怀孕的话，就要开始确保饮食中至少包含1000毫克的钙质，这是孕妇的推荐剂量。

如果有贫血的迹象就需要大量补充铁质。铁质，如果是从铁剂获取，就会产生副作用——便秘。怀孕时也常有这一现象。如果你在怀孕前贫血，服用铁剂并导致了便秘，总比你在怀孕期间既便秘又贫血好得多。

怀孕期间要增加叶酸摄取量。这种物质对于预防胎儿神经管缺陷，例如脊柱裂或无脑畸形起了关键作用。神经管是一种胚胎结构，出现在孕期的第15~16周，正常状况下是闭合的，将会形成脑和脊髓。如果神经管不能完全闭合，就会导致脊柱裂或无脑畸形。脊柱裂是脊椎骨没有覆盖住脊神经背侧，脊神经不能得到保护，缺陷的严重程度取决于裂开的位置。无脑儿，就是胎儿的头部和脑没有发育完成，通常是死产或者出生后很快死亡。

这些疾病的相关研究来自英国，当地神经管畸形似乎比美国更常见，发生率介于0.1%~0.2%之间。美国疾病预防控制中心鼓励女性在产前摄取叶酸，研究显示这样做

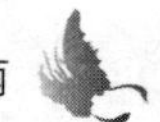

可以显著降低神经管畸形的发生率。补充叶酸的标准推荐剂量是每天 0.4 毫克(400 微克),而有可能孕育神经管畸形胎儿的高风险女性每天应该服用更高的剂量,即每天 4 毫克。如果以前怀过有神经管缺陷的胎儿,就属于高风险人群;如果这方面有家族病史,例如,你的姐妹有过这种缺陷的孩子,你也算是高风险人群。

◎→怀孕会加重抑郁症或其他心理问题吗?

如果是因为自己想要孩子而怀孕,有心理问题的孕妇在怀孕期间通常都能把心理状况调适得很好。如果怀孕是意料之外的,或者并非出于心甘情愿(也许想要孩子的是家中其他人),那么曾经有抑郁症的女性其抑郁程度可能更严重。怀孕带来的某些不适也会使情绪变得更坏。

雪伦每天都在和她的抑郁症搏斗。她怀孕两个月进行检查的时候,突然号啕大哭起来,完全失控。她每天早上都会感到恶心并会呕吐,虽然呕吐在怀孕的头三个月相当常见。与大多数孕妇不同,雪伦很不善于处理孕吐。最重的一击来自她的婆婆,婆婆一直帮她照顾孩子,而现在婆婆生病了,所以孩子没人照顾。雪伦没有服用抗焦虑药或其他改善情绪的药物。

我问她需要什么帮助。她表示,如果有人帮她照顾孩子,她就可以睡个午觉(她晚上入睡很困难)。根据我的估计:她已经处于严重情感障碍的边缘,所以就联络她所属的保健机构,请求家庭卫生保健的协助,但是被拒绝了,并表示如果需要住院治疗,他们会提供专业的卫生保健,但不太可能提供家庭保健。雪伦的情绪变得越来越沮丧和焦虑。最后我还是把她送去住院,只有这样她的保健机构才同意支付费用。解决雪伦问题的花费非常昂贵。

◎→有过抑郁症的女性容易患产后抑郁症吗?

答案是肯定的。没有人知道产后抑郁症的原因,或谁的患病风险高。在多种相关理论中，目前有一种理论强调是激素水平的改变造成的。怀孕期间的女性有较高水平的类固醇和雌激素，这两者都是天然的抗抑郁药，这就能解释大多数女性在这段时间里都感到相当愉悦的原因。事实上，某些有抑郁症的女性在怀孕期间确实感到情绪好转了很多。

一旦孩子出生，这些激素就会全部恢复到怀孕前的水平，于是产后的女性就感到情绪低落。如果你曾经接受过抑郁症的治疗，即使你已经完全停止使用药物，最好还是和心理医生密切联系，如果你出现产后抑郁症，就能迅速获得帮助。

要面对现实。孩子的到来会带给你惊喜，但是再可爱的婴儿仍然会撒尿大便，并会在清晨三点吵醒你。这是每一位新母亲都必经的压力。而且，如果你的激素水平尚未平衡，无法在夜里睡个好觉，你就无法期盼事情完美。

◎→如果怀孕，可以服用抗抑郁药吗?

目前一般使用的抗抑郁药是被称为选择性 5- 羟色胺再摄取抑制剂的药物，可以在怀孕期间相对安全地服用。有数项研究证明，严重抑郁的女性服用药物还是比不用药好得多。5- 羟色胺再摄取抑制剂类药物常用的有两种，盐酸氟西汀(百优解)与盐酸舍曲林(左洛复)。

◎→在怀孕前与怀孕期间可以服用哪些非处方药?

大部分非处方药都是安全的。对乙酰氨基酚可能比布洛芬或萘普生有着更好的止痛效果且更安全。如果你感觉烧心的话，可以服用抗酸剂，如 Maalox、Mylanta 或 Tums，因为它们含有钙质，还可以补充怀孕期间所需的钙。如果你感冒了，可服用那些已经被证明安全性的药物。

◎→如果想怀孕，应该什么时候停止服用避孕药?

我建议服用避孕药的女性在打算怀孕之前 3 个月就停用避孕药，因为有些女性在停用避孕药后需要一段时间才能恢复正常的排卵。第二个理由是预留一段缓冲时间。一些研究显示，女性在停用避孕药的第一个周期中出现双胞胎的概率较高。所以你

要多等一两个周期，除非你想生双胞胎。

其他避孕法，想怀孕前的一个月停止使用便可。如果使用甲羟孕酮避孕针，可能不得不等几个月才能恢复排卵。也有一些女性停药一个月后就能恢复排卵。

◎→打算怀孕是否要采取特殊措施，例如安排特定的行房时间？

我的建议是要放松、开心，好好享受性生活，享受那片刻的自由自在。把体温计丢到一边，别傻坐在那里看排卵时间。对很多女性而言，这可能是她们生平第一次不必担心避孕的问题。

停止使用各种避孕方法之后，不要因为没有立即怀孕而失望。要记住，育龄女性一个月当中怀孕的几率只有 15%。当然，你也可能成为 15%中的一员——所以也不必花半年的时间来等待怀孕。

如果你停止避孕后的第一个月没有怀孕，不必急着下结论认为自己有不孕的问题。要把眼光放长远一点。此时想知道月经周期为时尚早，也不需要断定凌晨三点做爱是怀孕的最佳时刻。要避免把性生活当成一种硬性规定，那会降低它的乐趣，好好享受吧！

◎→如果没有成功怀孕，该什么时候寻求帮助？

多年前，我见过一位尝试了 5 年仍没有怀孕而前来检查的患者，这种情形在现在这个时代很少见。如果你现在 30 多岁，可以等半年后到妇产科就诊，进行一些简单的检查找出问题的所在。如果你才 20 岁出头，可以等上一年再来咨询医生。（请参阅本书第十二章。）

妊娠试验

◎→如果怀孕，多久才能检验出来？

现代的妊娠试验不仅精密而且灵敏。过去，女性至少要等到月经期延误两周后才能确定是否怀孕，无论她是否希望怀孕，这两周都会使她备受煎熬。

现在的血液化验在月经推迟一两天后就可以精密地诊断出是否怀孕。在医生诊所中进行的尿液检验需要大约一天以后就可知道结果，家庭装的妊娠试剂盒也相当精确，能在月经推迟两天后验出是否怀孕。

◎→妊娠试验是怎么做的?

所有的妊娠试验，无论是用尿液还是用血液，都是鉴定人绒毛膜促性腺激素 β 亚单位，这种激素甚至在胚胎着床前就开始由胚胎细胞制造出来——但人绒毛膜促性腺激素的水平只有在胚胎着床后才监测得到。这种激素会通过胎盘进入母体的血液(尔后也会进入尿液)，妊娠试验的原理就是测量这种激素的抗体。

也有一些特殊血液检验方法可以鉴定放射性标记的人绒毛膜促性腺激素，这些检验称为放射性免疫分析，这种方法能在月经推迟之前就检测出是否怀孕。因为这些检验方法费用昂贵，所以只用于特殊情况下，例如在异位妊娠风险较高或者患有某些疾病的女性(例如糖尿病或肾病)中使用。

◎→有没有更精确的检验方法?

血液检查比尿液检查稍微可靠些。不过尿液检验，即使是家庭妊娠试剂盒，也相当准确。通常血液化验能检测到只有 25 个单位的人绒毛膜促性腺激素，而尿液化验只有达到 50~100 个单位以上，结果才呈现阳性，通常在血液化验阳性 1 天之后出现。因为在正常的怀孕进程中，母体血液中的人绒毛膜促性腺激素大约每 48 小时升高 1 倍。

尿液化验与定期的血液化验可以给你定性的结果:告诉你是否已经怀孕。血液中人绒毛膜促性腺激素的精确定量水平则可显示怀孕是否一切正常。

◎→哪些地方可以进行妊娠试验?

你可以在医生的诊所里进行尿液检验，也可以到药店买家庭妊娠试剂盒自己在家检验。某些女性健康中心或计划生育组织，都会提供免费检验或收取少量费用，血液化验则必须在化验室里完成。

◎→妊娠试验精确程度如何?

现代的怀孕检验技术通常来说都很可靠，但是没有一种检验是百分之百准确的，偶尔会出现假阳性结果(结果显示出怀孕但其实并没有怀孕)或假阴性的结果(结果显示没有怀孕但其实怀孕了),有时还会出现不确定的结果,因此需要重复检验。

太早或太晚进行检查都可能出现假阴性结果,因为怀孕的第二个月之后人绒毛膜促性腺激素的含量会再次下降。有时异常怀孕或处于自然流产边缘也会出现假阴性结果。如果尿液受到污染,或者放置过久没有冷藏,也可能导致假阴性结果。

出现假阳性结果是由于把黄体生成素误认为人绒毛膜促性腺激素,因为这两种物质的化学结构相似。黄体生成素会在排卵期间激增,也会在接近绝经期的年长女性尿液中增加。某些药物,如镇静剂、抗抑郁药、美沙酮,还有含有甲基多巴的抗高血压药可能会影响检查结果;大麻或大量阿司匹林也会导致假阳性结果。在流产后,大约10天内的妊娠试验结果都会呈现阳性。

◎→家庭妊娠试剂盒的准确性有多高?

家庭妊娠试验和你在医生诊所中接受的尿液检验使用的技术相同,只要按照说明书指示正确操作,就会像在医生诊所中的检查一样精确,大约在月经推迟两天后就能验出是否怀孕。大约有98%的可靠性,不过偶尔也会出现假阳性或假阴性。

第十二章 生育能力和不育

谬误:女性要为几乎所有的不育问题负责。

科学:由女性引起的不育只占所有不育病例的 30%~35%,男性导致的不育占 30%~35%,伴侣双方引起的占 20%,剩下的 10%~15%则是诊断不出原因的不育。

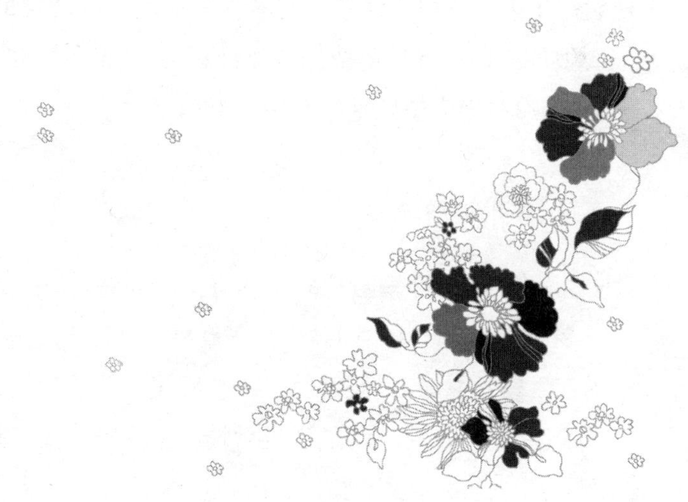

按医学界的说法，不孕是指经过一年无避孕的性生活仍然没有怀孕的状况。原发不孕是指从未怀孕，继发不孕是指至少已经有一个孩子的不孕者。

对于任何一对夫妻来说——单方或者双方——特别是那些想要孩子的夫妻，不孕都是一个重大的危机。尽管怀孕的过程在生物学上异常复杂，但是看起来却非常容易做到，因为那么多伴侣都有孩子。所以不能怀孕通常对情绪极具破坏性。

生育情况统计

大概是传媒使我们相信，今天的美国正处在一个不育症大流行的时期。虽然统计数据尚无法证实这一假说，但是不育症确实在增加。美国国家卫生统计中心 1995 年进行的调查显示，10.2%的美国育龄女性的生育能力受损。这些女性中，有 250 万女性从没有生过孩子，340 万曾经至少有过一个孩子。而在 1988 年进行的同样调查显示 8.4%的女性有生育问题。

虽然只有 15%的伴侣会在第一个月尝试就顺利怀孕，不过超过 50%的伴侣能在半年内成功怀孕。而到了第一年末时，可以达到 80%，上述数字解释了为什么医生使用一年内不能成功怀孕作为不育的基准。在第二年里，另外 5%~10%能够怀孕，剩下的 10%~15%就是主要的不育症群体。在过去的 30 年中，这一数字没有产生显著变化，但有些因素使两性的不育症有所增加。

不育的原因

大约 20%怀孕困难的女性有排卵问题：卵子没有成熟，并且没有从卵巢排出。另外 25%的人有输卵管问题：卵子和精子不能到达输卵管中预定的相会地点。大约 5%的女性宫颈黏液有问题，后者杀死精子或者阻碍它们的前进。其他原因有子宫内膜异位症(参阅第八章)，就是说正常情况下生长在子宫内膜的组织生长到了子宫外面。子宫内膜异位症实际上没有真正堵塞输卵管，但是它影响了输卵管推动卵子向子宫运动的能力。也可能存在不明原因的激素效应影响了受孕的过程。

男性不育症主要是因为精子数量过少，精子活力不足，或者精子在其他方面不正常。男性不育可以由解剖异常以及染色体异常引起。两性的性功能障碍都会引起不育。

◎→什么是可能引起"无法解释"不育症的原因?

虽然关于不育症的研究在过去 10 年中取得了极大的进展,仍然存在很多我们无法理解的问题。举个例子,我们不知道,一个精子怎样穿透卵子表面从而使卵子受精。你可能排卵很正常,你的伴侣可能有大量活力充沛的精子,但是因为某些原因,精子无法和卵子结合。

◎→有多少对患有"无法解释"不育症的夫妇最终怀孕?

这些人中的一半最后怀孕,其中有的人找到了不育的原因。因此,我鼓励人们不要放弃希望。

> 安玛丽和理查德收养了两个孩子,因为看起来他们不能生育。理查德的精子数很少,最多时也少于 100 万,而 2000 万是生育能力的低限。经过讨论,他们决定领养而不是使用捐赠者的精子。接下来的事情出乎意料,安玛丽怀孕了,而且不止一次。

虽然这对夫妇在收养孩子之后成功怀孕,但是这两件事并没有关联,在统计学上,收养孩子的夫妇和不收养孩子的夫妇后来怀孕的几率是一样的。

不育的人口

数个研究结果都提示,在过去的 20 年里,工业社会中的男性精子质量、数量以及活力都下降。虽然没有人确切知道原因,但是职业的危害、环境污染、药物,以及性传播疾病可能为风险因素。

降低女性生育能力的原因更显而易见。第一个原因是年龄,18 岁的女性比 38 岁的女性生育能力更强。随着更多的女性把生育年龄推迟到 30 多岁或者更晚,导致总体的生育能力降低。35~44 岁女性的生育问题是 30~34 岁女性的两倍。

另一个重要原因盆腔炎在美国激增，每年有 300 万 ~400 万人感染衣原体。女性可能无法察觉她们已经感染了这种隐匿的疾病，甚至导致输卵管形成瘢痕而引起不孕。多年以后当这些女性怀孕失败后，通过腹腔镜检查发现盆腔炎，血液化验显示过去有衣原体感染。

虽然获得准确的数字很困难，研究者们估计发生一次盆腔炎降低女性 12% 的生育能力，两次大约降低 20%，三次降低 50%。盆腔炎似乎也导致了异位妊娠的增加。以前调查显示异位妊娠占所有怀孕的 0.5%，而现在这一数字已经上升到 1%~2%。这些统计数据提示年轻女性，要强制使用避孕套保护自己。不仅要避免怀孕，而且要保护自己免于疾病伤害，保护生育能力。

◎→有导致不育的环境因素吗?

吸烟降低生育能力，包括男性和女性。对男性，吸烟降低精子的数量，对女性，吸烟干扰输卵管的功能。咖啡因降低了女性的生育能力，酒精和毒品也如此，接触杀虫剂、化学试剂和其他职业风险因素都会影响两性的生殖能力。

自我尝试

原则上，你应该在尝试一年后仍然无法怀孕，才应寻求妇科专家的帮助。然而，我根据女性的年龄调整了规则。如果你 24 岁，我会要求你等到一年之后再进行生育功能检查；如果你 37 岁，我会在半年之后开始检查。我把 35 岁作为分界，建议年轻些的女性多等些时间。

什么时候开始检查以及可能做哪些检查也与你的健康保险赔付有关。有些保险公司支付一部分化验费，有些则一点都不支付。

◎→一个月中什么时候最易受孕?

受孕能力最强的时期就在你即将要排卵之前或者排卵前后。如果你有相对规律的 28 天周期，你大约在第 14 天排卵(从月经第 1 天开始计算)；如果你的月经周期比

28 天长或者短，排卵至下个月经周期开始的间隔仍然为 14 天，只是月经周期的前半段长短不同。如果你的月经周期为 32 天，或许你在月经周期第 18 天排卵；如果你的月经周期是 26 天，排卵的日期大概是第 12 天。

保护你的生育能力

尽管导致不育的很多原因都无法控制，但有一些因素仍然是可以控制的。

·考虑在 20 多岁或者 30 岁出头要孩子，只要你的情况允许。

·保护自己免受性传播疾病的感染。性生活中使用避孕套，除非你和你的伴侣百分之百专一。你拥有的性伴侣越少，你遇到性传播疾病的可能性越少。

·如果有症状显示你被感染（例如盆腔疼痛），马上去就医。

·不吸烟。如果你吸烟，请戒掉。吸烟会缩短你的生育年龄；尼古丁对卵巢有毒性；吸烟的女性通常早绝经。

·把你的咖啡限制在每天两三杯（或者等量的咖啡因）。

·减少酒精的摄入量或者不饮酒。饮酒除了引起生育的问题外，怀孕期间每天饮 2~3 杯酒会引起胎儿酒精综合征。

◎→多长时间一次性生活才能使怀孕的几率最大？

性生活的频率很重要，你应该至少每两天行房一次，特别是每个月排卵期前后。每月一次性生活，即使在你排卵的日子里，也很难成功怀孕。

有位女性告诉我，她确切地知道自己的排卵期，可以安排精确的行房时间。如果这是每个月中唯一一次性生活，那么她的怀孕几率会很低，因为她完全有可能提早或者推迟一两天排卵。

近年来我听到了另一种说法，妻子和丈夫都过于繁忙所以没有行房的时间。我认为，这种情况违背了怀孕生子的初衷。毕竟照顾一个孩子比行房需要更多的时间，当我听到这种解释，我会请他们重新考虑怀孕的动机。

◎→过度频繁的性生活是否不易怀孕？

一天一次即可。如果一天超过一次性生活对于打算怀孕的人来说过于频繁，因为

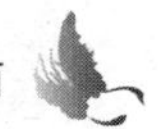

它降低了伴侣的精子数量。

某些宗教的性习俗形成似乎是考虑到精子数量的问题。犹太教认为女性月经期以及其后 7 天是“不干净的”，如果夫妻双方根据习俗在 28 天月经周期里的前 12 天禁欲，然后再同房，这时丈夫的精子数量会提高，妻子便很容易怀孕。这种习俗有助于建立大家庭。

当然，这些规则对于月经周期过长或过短的女性是无效的。假设一位女性的月经周期是 24 天，而月经期是 5 天，按照上述规律这对夫妻不可以在第 10 天行房，而这一天她可能正在排卵。等到第 12 天再度开始行房的时候，虽然丈夫精子数量很多，但妻子却早已排卵，卵子受孕的可能性极低。我们曾经用氯米芬这种药物治疗这些女性，它能刺激排卵，并能推迟排卵，从而改变排卵的周期，以符合宗教的要求。

◎→行房后应该平躺多久?

大约 15~20 分钟就足够了。但即使性生活后立刻跳起来你仍然有可能怀孕。

心理学议题

经历过不孕的人很清楚这件事给夫妻双方甚至双方亲友带来的压力有多大。我见到过勤奋、才华横溢而且非常成功的伴侣为此感到挫败、困惑及不自信，因为他们无法孕育后代。人们都愿意掌握自己生命中的重要事件，因此一旦发现自己的生育能力不由自己控制便深受打击。事实上，一旦你决定尝试怀孕（无论是因不育告终还是成功怀孕生子），你就不能再完全控制自己的生命。

有的女性觉得不孕减少了她们的女人味，但我认为男性把不育等同于丧失男子气概更常见。当然，并不是说生育能力对男性气概而言更有意义。历史上一些具有男子气概的标志性人物也有没有孩子的。想想乔治·华盛顿，美国之父，他就是以勇气与领袖特质而闻名。近代医学研究认为，他患有柯莱氏综合征，这是一种染色体异常的疾病，可能导致他不育。有些男性运动员服用过多的□酮使外表非常男人味，但却使自己不育。

通过与正在接受生育能力检查的伴侣交谈，女性似乎看起来比男性更想要孩子。我认为并没有很多因男人过度苛责妻子不孕从而导致婚姻破裂，我仅见到少数几位丈夫因为妻子不孕而感到深受创伤，但我见到了许多女性因不孕而心碎。

伴侣们应对不孕的方式就是行房，所以性生活就失去了使人愉快的一面。设身处地想想，焦虑持续了一整月，而妻子一个月之后又来了月经，她就会非常失望与沮丧。我每个月都会接到一些女性打来电话哭诉她们的挫败感。不孕让情绪像过山车一样起伏，不停经历高潮和低谷，并延续很多年。

应对这段压力的适当办法是接受心理咨询。另外还有一些支持与自助团体，可提供医学上和情感上的双重支持。

◎→女性的焦虑会引起不孕吗?

压力当然可能会干扰某些女性的排卵，但是其中大部分女性经过治疗后都能继续排卵，生育能力检查已经证明了这一点。如果她此时能够排卵，就不太可能仅仅因为焦虑而无法生育。虽然人们可能会告诉你说“你过于紧张了”，“放松一点就会怀孕”，但是这个善意的建议没有意义，而且没有什么事实根据。

压力会引起行为的焦虑，妻子可能因太紧张导致她和丈夫无法行房，或是丈夫由于焦虑而无法或持久勃起。到我这里预约进行性交后试验（同房试验，妻子在性生活后接受宫颈黏液检查）不止一次被取消，由于伴侣们无法因医疗需要而行房。

不育症检查

近年来发明的辅助生育技术，包括使用捐赠者的精子与卵子的方法，帮助了很多过去的不孕者，使其顺利怀孕。不育的一系列检查有侵入性，费用昂贵，而且使人身心疲惫。很多医生（包括我自己）会从最简单、最便宜、损伤性最低的检查开始，如果仍然找不到原因才考虑更复杂、更具有侵入性的检查。

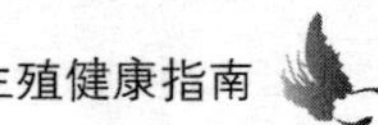

普通的妇科医生就可以进行大部分的不育症检查，但如果检查过程中发现排卵有明显的问题或输卵管有梗阻，医生会将你介绍给生殖内分泌医生，这类医生比一般的妇科医生多经历了两三年的训练，可执行复杂的外科手术，并进行辅助生育技术的操作。

◎→基本的不育症检查包括哪些?

妇科医生就可以做基本的不育症检查，包括检查你伴侣的精子是否足够活跃，能否使卵子受精；检查你的生殖系统结构是否健康正常，以及你的女性激素的工作是否一切正常。

病史与盆腔检查

第一步是病史与盆腔检查。医生会先了解你过去的一般健康概况和你的月经史，你的月经是否规律?经血量多吗?月经周期多长?有痛经吗?是否曾患盆腔炎或其他性传播疾病?你的性生活史也很重要，近来只有唯一的性伴侣吗?过去曾有多少个性伴侣?你的丈夫有过多少性伴侣?

不育症的盆腔检查与普通的妇科盆腔检查相同，医生会检查你的子宫和卵巢的大小是否正常，以及“活动度”是否良好，子宫内膜异位症和盆腔炎会使生殖器官形成瘢痕与粘连，阻碍它们在盆腔轻微活动的自由度。

非侵入性实验室检查

如果你的盆腔检查没发现任何显著问题，则不育症检查就会进入相对昂贵的非侵入性的实验室检查。

精液分析

这项检查很容易进行，能排除(或诊断)某些导致男性不育的原因。你的伴侣在采集精液前 2~3 天不能行房。男方通过手淫提供精液，然后将精液标本收集到无菌杯中。也可用特制的安全套在性生活过程中收集精液。

有时让一个男人检查精液很困难，即使建议由他的伴侣把标本送到化验室来避免他的尴尬，有些男人也会拒绝。也许他们害怕为不育承担责任。从某种程度上来说，这项检查也显示了男方对想要孩子的承诺，如果他不愿进行精液检查，说明这对伴侣面对的问题不仅仅是与不育症有关。如果发现男方是不育的原因，女方就可以避免或推迟进行比采集精液标本更具侵入性的检查。

◎→精液分析都检查什么内容?

最简单的实验室检查有五项内容：精液量、黏度、精子数量、活力及精子的形态。首先是精液的量有多少，绝大多数的化验室规定 2~5 毫升才算正常，也有些认为 1.5~8 毫升之间都算正常。一次射精的量通常都不会少于 1 毫升或者超过 8 毫升。精液量少不一定意味着无法使伴侣受孕，但确实显示可能有问题。量多也不总是好的，因为精液的浓度才更重要。

黏度是精液的黏稠度，这点非常重要。因为精子必须能在此介质中轻松地游动，精液太黏稠会降低精子的活力。

最具说服力的检验之一是精子数量。正常的精子数量是每毫升精液中有 6000 万个精子，大多数生殖专家认为每毫升约 2000 万个精子为最低限度，也就是在此范围内的男性可以生育。

化验也会观察精子的活力。精子四处游动得多快? 它们前进吗? 一小时后仍然活跃吗? 一小时后最好仍有 60%的精子仍精力充沛四处游动。如果精子数量正常，但只有 10%活动性良好，那也是不好的现象。

精子形态也需要观察。有多少外形正常以及有多少异常?异常精子有头吗? 尾部形状正常吗?

◎→哪些因素会影响精子的产生?

疾病、受伤、感染、药物反应，或者接触污染物质都可能会干扰精子的产生。另一个

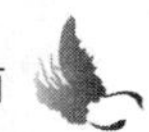

可能的因素是精索静脉曲张，这是□丸附近阴囊里形成的曲张静脉丛，对此目前仍然有争议。

精子的产生大约需要两个月，所以质量或者数量过低的精子可能反映了两个月前的疾病。因此应该在几周后进行复检。如果第二次检验时精子数增加则最好不过，如果没有就要寻求帮助了。

◎→精索静脉曲张会干扰精子的产生吗？

精索静脉曲张或许会干扰精子的产生，因为曲张的静脉会导致激素回流以及过热的血液浸润□丸。□丸位于体腔外，这样利于精子生存，因为精子必须在低于体温的环境下才能存活。

然而，这些观点还是有争议的。精索静脉曲张可以通过外科手术矫正，许多研究者相信这一措施切实有效，有的人则不这么肯定。

◎→哪一科医生治疗男性不育？

泌尿科专家从事的是泌尿与男性生育方面的专业。美国也有少数几位善于治疗男性不育的妇科专家，这两种专家大部分都根据患者的性别而分别诊治。泌尿科专家所受到的训练是帮助解决生理上的问题（例如精液量产生过少）以及需要外科手术才能解决的解剖结构的异常（例如输精管阻塞）。

排卵的精确检测方法

一种简单且价廉的检测排卵期的方法是月基础体温测定法（关于如何量取基础体温请参阅第五章）。我不是非常相信基础体温表能够作为一种方法判定排卵期；还有一些更加复杂而精确的方法可用来确定排卵期。你很可能有典型的体温模式，在所有适当的时候出现上升和下降，但和排卵无关；相反，你的体温模式图表本身可能很不规律，但你的排卵过程可能完全正常。

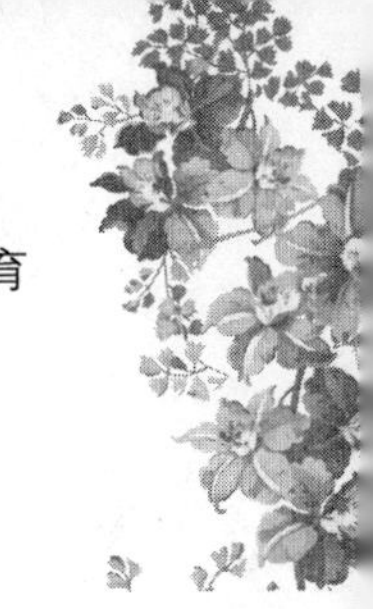

◎→可用于预测排卵的试剂盒有哪些?

比基础体温测定法更准确(但也不是百分之百万无一失)的是测量黄体生成素峰值的试剂盒。黄体生成素能刺激排卵,在卵子即将释放前,它在血液中的含量会骤增;它也会分泌到尿液中,因此可以很方便测量。这些检查通过颜色的变化或其他方式来显示黄体生成素的增加幅度。试剂盒以非处方药的形式在药店出售。

预测排卵试剂盒可以告诉你是否正值排卵,也能稍微提前提醒你在最容易受孕的时候行房。但是请记住,即使你的时间安排得完美无缺,你在这个月内的怀孕几率仍然只有15%~20%。

◎→出现黄体生成素高峰,是否仍可能没有排卵?

虽然有这种可能性,但非常罕见。这种情况叫做黄体化未破裂卵泡综合征,意味着你的激素峰值和平常一样出现,卵泡也会成熟,但却无法破裂并释放卵子。卵子仍然滞留在卵巢里,逐渐被吸收。

◎→还有其他检查排卵的方法吗?

观察孕激素水平的血液化验可以确认是否排卵。化验应该在月经周期末期的时候进行,也就是28天月经周期的第23或第24天。如果孕激素在血液中的浓度低于3纳克/毫升(1纳克是十亿分之一克),就表示你可能没有排卵。低于10纳克/毫升表示你可能排卵,但过程不顺利,就是说卵子已离开卵巢可以受精,但却没有在子宫壁上植入固定,怀孕的早期没有得到足够的激素支持,这种状况被称为黄体期不足。此理论有很大争议,有的研究者甚至认为这种情况根本不存在。孕激素水平如果高于10纳克/毫升,就表示你排卵过程顺利。

◎→如果排卵检测显示没有排卵怎么办?

促排卵药可促进排卵,但检查如果显示你没有排卵或排卵过程不佳,那么建议你在用药前要明确病因。女性不能排卵的原因包括体重的问题(超重或过轻),某些特定

疾病(包括多囊卵巢综合征)会干扰正常月经周期。

◎→什么是多囊卵巢综合征?

多囊卵巢综合征是一种非恶性的疾病,即卵巢含有许多部分发育的卵泡(囊泡),这些囊泡就位于卵巢包膜下面,使卵巢包膜增厚并纤维化。患有多囊卵巢综合征的女性,血液中的雄性激素(包括□酮)会异常升高,远远超过正常女性体内的小量雄激素。

这种疾病的症状有:没有排卵,月经周期消失,长出具有雄性分布特征的毛发,有时会肥胖。由于多囊卵巢综合征而导致不排卵的女性可用氯米芬或 Perganol 治疗。

◎→体重与排卵有什么关系?

虽然研究者并不了解其中确切的机制,体重(或者说脂肪和肌肉组织的比率)与排卵确实是有关系的。少女如果未达到一定的体重,便不会有月经来潮或排卵现象,而极度消瘦的女性——无论是因为神经性厌食症、过度节食,或者极大的运动量——通常也会不排卵,月经周期会消失。从治疗的角度来说,神经性厌食症与运动员是不同的,尽管她们的不育问题都是因为体重太低导致。

一些肥胖的女性也没有排卵,她们的脂肪组织产生了某种雌激素,在血液循环中或多或少地维持在一个相对稳定的水平,不像正常的激素每个月的潮汐涨落。稳定的雌激素水平会使腺垂体"以为"排卵已经发生,从而不再启动促排卵的一系列激素变化。有时候肥胖女性一旦减重成功后就开始排卵。

◎→怎样区别是进食过少还是运动过度导致的排卵不正常?

如果看起来是因为体重过低而抑制了排卵,确实应该在打算怀孕前找出其中潜在的原因。体重过低到底是因为神经性厌食症,还是因为每天长跑所致?

有神经性厌食症的女性无法很好地应付怀孕,因为她们过度在意自己身材,这些困扰会因为在怀孕时增加的体重和腹围而加剧。所以在怀孕前必须先解决神经性厌食及其所隐藏的问题,这是性命攸关的。胎儿是有智能的,能根据自己本身的需要进行调整。如果孕妇持续使自己处于饥饿状态，那么胎儿也会营养不良。似乎是身体本身察觉到自己的营养不良，因而停止排卵，以消除不健康怀孕的可能性。

那些运动量极大的女性，如天生的长跑健将，问题则不同。这些女性大部分都没有心理困扰，她们只是喜欢跑步。有时稍微改变一下运动习惯，减少一点运动量，让体重稍微增加一点，问题就会被解决了。这些女性在开始怀孕时可能需要帮助，但通常怀孕之后便能一切良好。

◎→没有排卵怎么办?

体重不足或由于激素所导致的排卵障碍比较容易解决，可使用促排卵药来引发排卵，该药能模仿天然激素来激活卵巢功能。一种是枸橼酸氯米芬(Clomid)；另一种商品名叫 Perganol，是为使卵泡刺激素和黄体生成素发挥作用而做准备。

氯米芬的效果相对弱些，由于是片剂，所以使用简单，连续服用 5 天，约在月经周期的第 4～8 天。氯米芬的作用可能是在腺垂体水平阻断雌激素受体。也就是说，它阻止腺垂体辨认血液中的雌激素，让腺垂体"以为"体内没有雌激素，因此加速运转刺激卵巢形成卵泡并发育成熟、排卵。

Perganol，通过注射给药，刺激卵泡发育和成熟，但不能真正使卵泡破裂并脱离卵巢，有时也可以和人绒毛膜促性腺激素共同使用。它的药效比氯米芬更强，所以用药期间更需要密切监控。这两种药物都用于辅助生殖技术，如体外受精。

◎→促进生殖的药物有副作用吗?

氯米芬的严重副作用相对较少，大部分的药物都会在女性排卵前被代谢掉。某些女性会有头痛和面色潮红。少数发现有视力改变，例如眼前浮现斑点。如有这些症状中的任何一条出现，都需要就诊。

有的女性则报告说有经前期综合征，可能因此易激惹、情绪随着激素起伏不定；有人则会有腹痛，常常出现在腹部一侧。这些都是好现象，因为它们提示患者正在排卵。氯米芬罕见的副作用是引起卵巢囊肿与卵巢肿大。Perganol 也有相同的副作用。

◎→促进生殖的药物导致多胞胎的可能性多大?

使用氯米芬,多胞胎出现的几率相当低,大约只有6%~8%,大部分都是双胞胎。使用 Perganol 出现多胎妊娠的风险大约20%~30%,而且容易出现三胞胎或者多胞胎。在服用 Perganol 的女性中,有5%的人育有三胞胎或者更多胎儿。

由于多胞胎可能会同时危及孕妇与胎儿,所以接受治疗之前,你和你的伴侣都要了解并接受这一风险。

◎→氯米芬与 Perganol 会增加卵巢癌的风险吗?

尚不明确。早期的研究只是基于少数几位女性的个案报道,目前为止并没有对足够数量的曾经服用数月氯米芬或者 Perganol 的女性作过严格的研究。(请参阅第九章。)

其他各种血液化验

简单又价廉的血液化验是检查另外两种激素:甲状腺和泌乳素,有助于排除导致不孕的其他原因。甲状腺功能失调的女性无论是功能亢进还是不足,通常都不易怀孕,因为排卵都依赖于正常的甲状腺激素水平。甲状腺功能检查包括促甲状腺素以及甲状腺素本身。甲状腺功能异常很容易用药物矫正。

泌乳素也是由腺垂体分泌的激素,在婴儿出生后刺激乳腺产生乳汁。一旦它在血液中的水平升高就会抑制排卵、干扰正常的月经周期,且不引起明显症状。泌乳素过多也能用药物矫正。

其他的诊断检查

子宫内膜活检

子宫内膜活检,是出于诊断目的采集少量子宫内膜标本,是生育能力检查的黄金标准。这项检查能够显示在月经即将到来时,子宫内膜是否正在增厚和成熟,这是排卵已经发生的确切征象,并且是受精卵植入所必需的。因为活检显示的是孕激素对子宫内膜的影响,所以应该在月经周期即将结束时进行,也就是孕激素已经产生作用大约一周的时候。通常检查是在月经周期的第 23~25 天进行。

◎→子宫内膜活检如何进行?

操作可以在诊所进行,约两分钟便可完成,无需麻醉。医生会用刮匙或吸引器穿过子宫颈进入子宫,然后刮取或吸取少量子宫内膜标本。

多年以来,用于采样的工具日益精密。法国发明了一种相对新型的小工具 pipelle,它比先前的工具更细、更容易通过子宫颈,它用来吸取而不是刮取组织标本(图 12.1)。

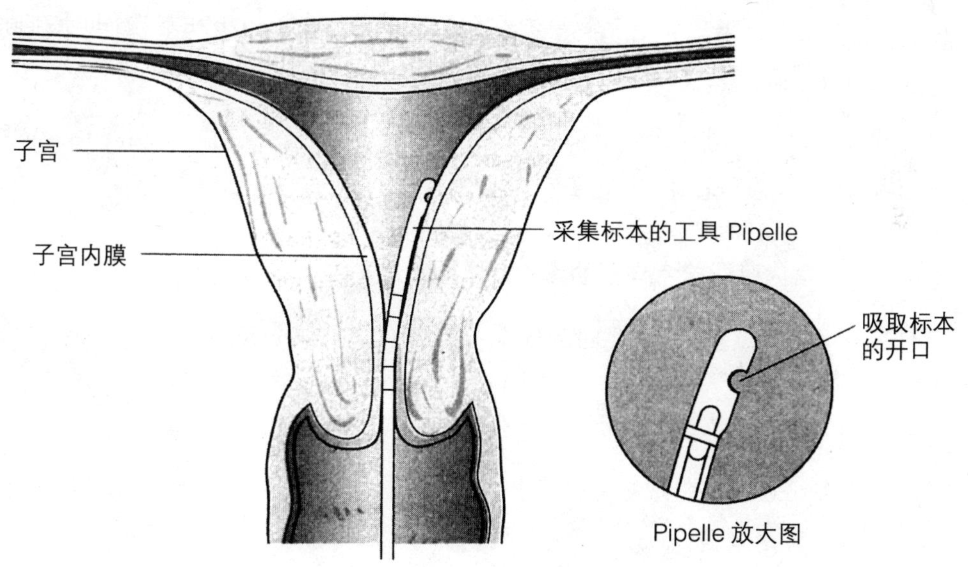

图 12.1 子宫内膜活检

◎→子宫内膜活检会痛吗?

子宫内膜活检并非完全无痛,但大部分女性表示还可以忍受。可以在检查之前尝试服用非处方止痛药如萘普生,可使操作过程舒服一些。

◎→在打算怀孕的月经周期中能接受子宫内膜活检吗?

对于这个问题,不同的医生有不同的对策。有的女性担忧自己若已怀孕,受精卵可能会和子宫内膜的标本一起被采集走。但是操作过程并不会对胎儿构成危险,不过,有些女性宁愿不在接受子宫内膜活检的期间受孕。

◎→子宫内膜活检能说明什么问题?

希望看到子宫内膜正准备接受受精卵的征象。如果情况确实如此,显微镜会显示子宫内膜组织增厚并含有更多血管。如果月经周期正常,病理专家会仔细观察子宫内膜的标本,即使只有一小片,就能鉴别出这是月经周期的哪一天——第 18 天,第 27 天,或者其他时间。

子宫内膜活检用于诊断黄体期不足特别有价值。在这种情况下,受精卵能够进入子宫内,却无法顺利着床,因为子宫内膜没有及时增厚来接受、孵育受精卵。

◎→子宫内膜活检怎样帮助诊断黄体期不足?

这一程序有点复杂,需要回溯到女性月经初潮的那一天。

> 莎莎决定提前去作子宫内膜活检,早先的结果显示她可能有排卵,而她丈夫有很多活力充沛的精子。从 15 岁起莎莎的月经周期就是 32 天,因此我们决定在第 28 天的时候进行检查,就是她月经来潮的前 4 天。就病理专家的角度来说,那一天等同于第 24 天。虽然莎莎认为自己的月经周期是 32 天,但病理学家也会按照 28 天的周期来鉴定她(以及任何接受这项检查的女性)

的样本。从排卵到月经的时间长度永远都是14天，虽然月经第一天与排卵之间可能有18天或者12天。病理专家只关心月经周期的后一半。

所以莎莎就在第24天作了活检。病理专家观察标本后认为她的子宫内膜看起来就是处于月经第24天左右，这是个好消息：这一结果显示莎莎排卵正常，可以制造足够的激素，使子宫内膜增厚，来孵育受精卵。

如果莎莎的标本表现为第16天或第17天的情况，那就一定有问题了。这样她的子宫内膜将无法接受受精卵。我们称之为滞后期，就是子宫内膜在应该增厚的时期没有增厚。

◎→黄体期不足有哪些症状?

黄体期不足通常发生在患者30~40岁中期或之后，或许因为这时孕激素的分泌量比年轻时少。症状包括月经来潮前就有少量出血。

◎→黄体期不足能治疗吗?

如果你的子宫内膜活检显示为黄体期不足，医生会建议在一两个月后重复检查一次，来判断第一次检查的结果是偶然的还是经常发生的。

黄体期不足的两种治疗方法是用激素诱发排卵以及使用孕激素在月经周期后半段支持子宫内膜。

氯米芬通常被用来刺激排卵，所使用的孕激素则是天然黄体酮（不能使用人工合成的黄体酮），天然的黄体酮有口服剂型与阴道内使用剂型。

第一位清楚描述黄体期不足的专家是毕业于美国约翰霍普金斯大学医学院的妇科专家乔吉安娜·辛格·琼斯。她与她的丈夫霍华德·琼斯博士更为人所知的是他们是美国最早从事体外受精的科学家，在1981年发明了“试管婴儿”，并且在弗吉尼亚州创建了琼斯生殖医学研究所。

顺便提一下，我尝试第二次怀孕时，被诊断为黄体期不足。于是我服用了氯米芬，

在第二个月经周期起效，我和丈夫有了第二个儿子。后来我有幸见到琼斯博士并向她致谢。

子宫输卵管造影

子宫输卵管造影的目的是观察输卵管是否可使卵子和精子畅行无阻，因为受精通常发生在输卵管。

◎→怎样进行子宫输卵管造影?

这项检查通常在放射科进行。你以膀胱截石位的姿势躺下，双脚放在脚蹬上。放射科专家会以特制的工具固定子宫颈，以细管向子宫内注入造影剂，然后在荧光屏上显像，当时就可以看到问题所在。放射科技师也会将检查过程照相存档。如果输卵管是通畅的，医生会看到显影剂从输卵管流出；否则X线摄影会显示阻塞部位。

◎→在月经周期的什么时候进行子宫输卵管造影最适合?

对于不育症检查来说，时机很重要。子宫输卵管造影的理想时机是月经期后、排卵之前，这样在检查过程中，注射的造影剂就不会把卵子冲回到输卵管开口处。理想的检查时间是月经周期的第8~10天。

◎→子宫输卵管造影检查过程痛苦吗?

这项检查听起来很痛苦，但据我的观察，它并不像子宫内膜活检那么糟糕。整个检查过程大约需要2~5分钟，大部分女性起身后可以立即回家或工作。当然你可以在检查前服用非甾体类的镇痛剂，如同行子宫内膜活检一样。

◎→子宫输卵管造影有何优点?

子宫输卵管造影是一项很重要的检查，因为大约有25%的不孕女性是由于输卵管的问题导致的。这项检查即刻能够给出结果，而子宫内膜活检需要等待好几天。造影检查的另一个优点是，许多女性在检查后的两三个月内怀孕了，或许是因为注入的造影剂疏通了输卵管。由于这项检查具有在诊断的同时治疗的优点，我们通常把它作为常用的不育症检查。

◎→子宫输卵管造影会有错误结果吗?

子宫输卵管造影可以出现假阳性或假阴性结果。假阳性是由于有些女性在检查的过程中出现输卵管痉挛，从而使造影剂无法通过。这时结果显示梗阻，而实际上只是输卵管痉挛导致。

有的医生会使用一种药物胰高血糖素来松弛输卵管。一旦子宫输卵管造影发现有梗阻，可用腹腔镜直接观察该侧输卵管，但这项操作需要麻醉，而且具有更大侵入性。腹腔镜检查能够查明输卵管究竟是梗阻还是痉挛。

第二个问题是，即使输卵管功能不正常，造影剂还是能从输卵管末端溢出。感染可能会损伤到输卵管里的纤毛样突起，后者有助于卵子移动，这时输卵管看似通畅而实际上无法正常行使功能。子宫输卵管造影检查也无法排除子宫内膜异位症，除非它没有造成输卵管阻塞。

◎→子宫输卵管造影检查会引起并发症吗?

有1%的可能导致感染。如果你曾患盆腔炎，子宫输卵管造影可能会使旧病复发，那么你并发感染的风险就会增加至3.5%。如果你有盆腔炎的病史，而医生建议你做子宫输卵管造影检查，在检查之前一定要提醒医生，医生或许会建议你预防性地使用抗生素。有异位妊娠、输卵管手术或阑尾穿孔史的女性也会增加并发感染的风险，最好也使用抗生素来预防。

◎→造影检查发现输卵管梗阻怎样办?

如果检查结果显示你的输卵管有梗阻，医生可能会希望通过腹腔镜检查确认。如果腹腔镜检查确认有梗阻存在，你可能就需要接受体外受精或输卵管手术。

◎→子宫输卵管造影中使用的X线与显影剂会损伤胎儿吗?

不会。暴露于低剂量的X线和显影剂,都没有证据显示引起远期的问题。因为子宫输卵管造影要在排卵前进行,而女性在此期间不易怀孕。

◎→输卵管梗阻能治愈吗?

输卵管整形手术可以治疗输卵管梗阻。手术将输卵管梗阻的部分切除,再将前后切口吻合。手术的成功率只有30%,所以不育症专家常常建议输卵管梗阻者接受体外受精。做哪种决定取决于输卵管状况、梗阻位置与范围等。

若阻塞处在靠近卵巢的输卵管末端,也就是将卵子扫入输卵管的伞部,解除梗阻的手术便有一定的成功率,称为输卵管伞部整形术。如果阻梗处靠近子宫,手术就会很困难。必须切除梗阻部位,然后尝试将输卵管窄小的末端植入子宫体。这种精细的手术必须由经验丰富的医生操作。

性交后试验

通常接下来会让患者进行性交后试验,用于检查女性的宫颈黏液与伴侣的精液是否相容。由于这项检查在不育症的检查中算不上特殊,我倾向于把这项检查延后,因为很少有阳性发现(只有5%的伴侣有相容性的问题)。这项检查没有痛苦,但给伴侣们造成了心理障碍,导致检查的困难。

宫颈黏液的问题可能是生理性的:黏液或许太黏稠,导致精子无法向上游动,只有极少数精子可以到达子宫。或者男性的精液与女性的免疫系统不相容,因此女性身体产生抗体杀灭精子。

◎→性交后试验怎样进行?

检查在性生活后的2~12小时之间进行。

你到妇科医生的诊所进行盆腔检查。医生会采集你的宫颈黏液标本,涂在载玻片上放在显微镜下进行观察。标本立刻就能显示其浓度是否恰当——稀薄,透明,如蛋白一样具有延展性。标本中也能显示精子是怎样前进的。理想状况下，检查中可以见到大量活跃、前进的精子。有时只能看到少数精子，提示精子数过低。有时可以看到大量死亡的精子，或许是被宫颈黏液中的抗体杀死或许在进入阴道之前便已死亡。

◎→性交后试验能替代精液分析吗?

如果男性无法接受精液分析，性交后试验能够提供一些相关信息。若性交后试验结果显示了大量活跃的、前进的精子，那么就可以知道精子的产生不是问题。然而，如果试验发现许多精子，但多数或全部死亡，那就无法分辨到底是精子原本就活力不足，还是后来才被宫颈黏液杀死的。此时精液分析就是必要的。

◎→月经周期的什么时间适宜进行性交后试验?

检查必须在排卵期前后进行。如果你的月经周期是 28 天，应在大约第 13 或 14 天进行检查。如果检查的时间不对，过了排卵期一两天，就会得到错误的结果。假设你在第 17 天进行了检查，但其实你是在第 14 天排卵。此时显示宫颈黏液过于浓稠导致精子无法通过，但实际上并不是如此，只是时间不对而已。

有时候，我会要求患者下个月复查，因为可能会对患者的排卵期估测错误。

◎→应如何治疗与精子抗体有关的问题?

多年前有几种办法。一种是使用抗炎药物治疗女性，有时也会治疗男性，包括类固醇，后者能降低免疫系统反应减少抗体产生。还可用治疗变态反应的方法，即在性生活中，男性可连续半年使用安全套，以使过敏反应降低。然后当这对伴侣再尝试怀孕的时候，精子就不会因变态反应而被杀灭。宫颈黏液的问题可用宫腔内人工授精的方法治疗。

◎→怎样进行宫腔内人工授精?

宫腔内人工授精这一操作是将精液直接送入子宫，避免宫颈黏液的问题。虽然听起来很简单，但操作会导致一种并发症。在正常情况下，精液无法进入子宫，精子可以，可是精液不能。精液含有前列腺素，这是一种类激素的物质，可以引起子宫收缩。因此当精液被送入子宫时，可以引起子宫收缩，这会非常疼痛，有人甚至休克。

为了使授精成功，必须把精液洗脱分离精子，然后把精子悬浮在近似生理盐水的溶液中。

这些操作需要特殊的实验设备，所以大部分医生无法在诊所进行这项工作。

◎→如果宫颈黏液有问题，一般的人工授精有效吗？

在宫颈黏液有问题时行人工授精（用丈夫的精子来进行人工授精）往往不会成功，因为无论是通过性行为或人工方法，宫颈黏液都会杀死进入阴道的精子。存在生理上或者解剖上的问题时，例如，特殊形状的子宫阻碍精子的前进，人工授精偶尔会成功。

侵入性检查

腹腔镜检查

下一项需要讨论的、更具侵入性的检查是腹腔镜（图 12.2A）。这是一种用于观察盆腔内部的手术操作。腹腔镜检查可显示输卵管周围是否有粘连或瘢痕，或者是否有子宫内膜组织在子宫外生长，从而提供子宫输卵管造影检查看不到的信息。腹腔镜检查常常是诊断子宫内膜异位症或盆腔炎的最好方法。

腹腔镜是一根内含光导纤维的金属细管，医生可通过它来观察盆腔内部。如果有问题，也可以把它连接上小型手术工具，采取小量组织标本。

◎→腹腔镜检查能在医生诊所中进行吗？

过去的腹腔镜检查需要在全身麻醉下进行，需要医院的手术室相关设备与人员——包括麻醉师与妇科手术专家。现在腹腔镜检查有时在手术中心或诊所就可以进行。不再需要全身麻醉，医生会使用普鲁卡因麻醉局部皮肤，外加一些效果较弱的镇静剂(如地西泮)使你昏昏欲睡。与常规的腹腔镜检查不同,它需要直径 1 厘米的切口,如果使用更小的工具,只需直径 3 毫米的切口。这种小型的腹腔镜检查能观察腹腔内部的情形,但无法提供较大的视野来进行子宫内膜异位症的治疗操作或其他手术。

腹腔镜检查一般不到一个小时就能完成,如果发现瘢痕组织等问题,可以使用腹腔镜去除,检查时间就会比较久。腹腔镜检查应该由受过严格训练的、经验丰富的医生来执行。

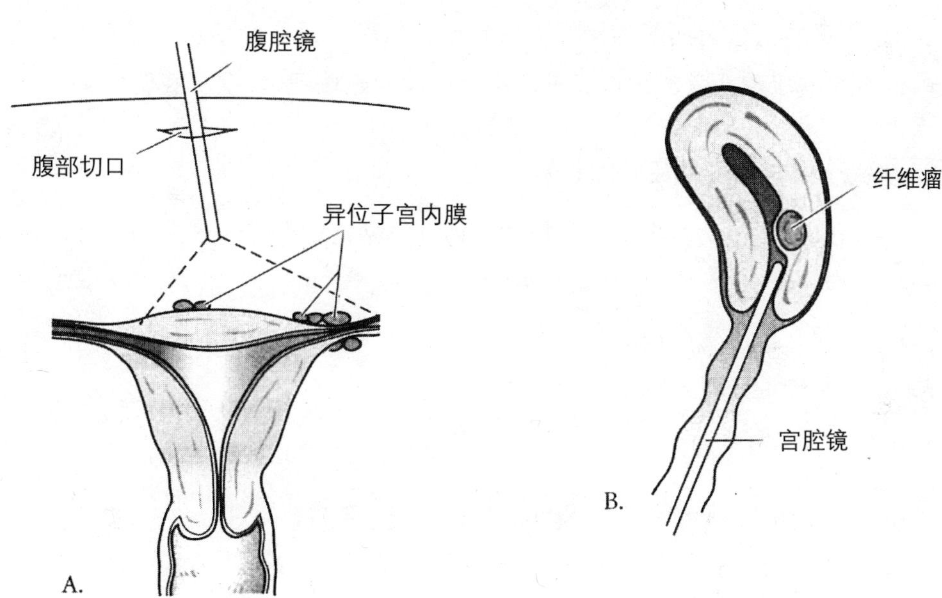

图 12.2 腹腔镜检查和宫腔镜检查

A:腹腔镜可以显示盆腔内部,观察有无子宫内膜异位症、瘢痕、肌瘤或其他疾病。
B:宫腔镜可以用来观察子宫内部。

宫腔镜检查

宫腔镜检查(图 12.2B)是观察子宫内部的一种操作。像腹腔镜一样,宫腔镜也是末端带有光源的细长管,它可以插入阴道穿过子宫颈进入子宫,无需手术切口。宫腔镜检查可以用来诊断子宫肌瘤、子宫的良性肿瘤,或者子宫内的瘢痕粘连。但宫腔镜检查并不常用,除非医生怀疑你有上述这些疾病。宫腔镜检查可以在麻醉或不麻醉的条件下进行,检查后第二天即可以坐姿工作,几天后就可以恢复日常生活。

◎→子宫肌瘤会干扰怀孕吗?

绝大多数有子宫肌瘤的女性都没有不育问题。极少数情况下子宫肌瘤会妨碍受孕,例如堵塞了输卵管的入口。子宫肌瘤引起的妊娠问题,常常表现为流产。

◎→什么是宫腔粘连综合征?

有时候宫腔镜检查会发现一种被称为宫腔粘连综合征的疾病,表现为子宫内膜广泛粘连,月经来潮停止。这是曾经做过多次刮宫术,或许常常在流产后可能出现的并发症。如果一位患者在做过刮宫术后月经停止,我就会怀疑是宫腔粘连综合征。宫腔粘连综合征能通过手术结合激素治疗。

辅助生殖技术

实际上人工授精是很古老的技术,公元 2 世纪就已经用于家畜的繁殖,早至公元 18 世纪就开始应用于人类。虽然人工授精这一概念很古老,但其技术则日益精密。辅助生殖有三大基本技术:配子输卵管内移植、受精卵输卵管内移植以及体外受精(在试管内受精,也可能是培养皿或其他玻璃器具内)。这些技术都需要从卵巢获取成熟卵子。通常使用药物使女性在一个月经周期内产生一枚以上的成熟卵子。

除非有捐赠的卵子和精子，否则这些技术都要求女性必须能产生成熟卵子（可在激素帮助下产生卵子），以及男性要能产生健康的精子。人工授精通常是在大型医院或生育门诊由妇产科专家来操作进行。

人工授精

人工授精简单地说是没有通过性行为就把精液置入女性生殖道的方法。精液可以来自伴侣，这种情况称为夫精人工授精；也可来自捐献者，称为供精人工授精。

◎→怎样筛查捐赠者的精子？

多年前，捐献者的精液需要现场捐赠；而现在，精子库在使用捐赠者的精子前，会先确认精子捐赠者未受人免疫缺陷病毒感染。捐赠者捐赠时需要接受人免疫缺陷病毒、肝炎、梅毒等相关血液检查。等半年之后，捐赠者再次接受上述检查确认结果没有转为阳性，这期间精液被冷冻保存。如果捐赠者在进行捐赠前的两周感染了人免疫缺陷病毒，当时的血液检查可能不会出现阳性，可是在等待一段时间则会转为阳性。冷冻精子的弊端是不像新鲜精子那么有活力，也不太容易使卵子受精。但考虑到性传播疾病的严重性，这些缺点还是可以接受的。

◎→人工授精怎样进行？

你在排卵期到医生的诊所，时间可由预测排卵试剂盒确定。以盆腔检查的姿势躺在检查台上，医生会用阴道窥器扩张阴道，暴露子宫颈，然后用注射器将精液标本注入子宫颈口。接下来你必须保持平躺 15~20 分钟。

◎→怎样用先进的生殖技术从卵巢采集卵子？

通常你要先服药，氯米芬或 Pergonal，这些药物会刺激你卵巢中的卵子成熟。服用哪一种药物由医生来定，通常选用氯米芬，因为它容易使用并且可以口服给药。如果

氯米芬无效，Perganol 是一个效果更强也更昂贵的选择，它必须注射给药，并且需要进行血液化验。使用 Perganol 可以一次促进成熟并收获多达 30 枚成熟的卵子。通过超声显像，并追踪体内主要雌激素——雌二醇在血液中的水平，可以了解卵子成熟的过程。

取卵本身是个很小的手术，通常在使用静脉镇静剂下进行。卵巢经过氯米芬或 Pergonal 刺激，由于卵子成熟而变得沉重并垂挂在阴道附近，在超声引导下，医生将细长的针穿过阴道壁刺入卵巢，将卵子吸入针管内。手术后当天需要休息，通常第二天就能恢复工作了。

体外受精

◎→体外受精如何进行?

收集好的卵了和精液被混合在一起放入含培养基的玻璃皿中，这是为了让精子和卵子能成功受精并开始细胞分裂。如果成功受精，医生会使用一种麦秆样工具将胚胎植入子宫。两周后进行妊娠试验以确定胚胎是否已经成功植入子宫壁。

◎→体外受精对你适合吗?

体外受精适用于输卵管梗阻或损伤的女性。如果你排卵一切顺利，可是你的伴侣生成精子有问题，可以采集你的卵子与捐赠者的精液混合、受精，再植入子宫。反之，如果你的伴侣能够生成活跃的精子，可是你却没有排卵或排卵功能差，卵子捐赠的方式也可以。你仍然需要激素来帮助着床，因为你的身体必须要准备好迎接受精卵。

有时候可能需要帮助精子穿透卵子，这可以在培养皿中做到，此技术称为卵细胞浆内单精子注射法。

配子输卵管内移植与受精卵输卵管内移植

配子输卵管植入现在应用较少，这一技术是把多枚卵子与精液一并植入输卵管，以便在那里受精(配子指的是生殖细胞,卵子或者精子)。对这一技术来说,你必须要有健康的输卵管,而你的伴侣必须能制造健康的精子。

这项操作一开始与体外受精相似:用氯米芬或 Pergonal 刺激卵巢,采集卵子,收集精液。通过腹腔镜将后两者植入你一侧的输卵管末端开口。配子输卵管内移植比体外受精植入具有更大的侵入性,因为必须用腹腔镜插入腹腔,将卵子植入输卵管的开口。体外受精植入技术只是穿过子宫颈将胚胎植入子宫,无须手术。

受精卵输卵管内移植与配子输卵管内移植相似,只是移植的是受精卵,已经受精的卵子被植入输卵管开口,也是在腹腔镜的帮助下进行。生殖专家会检查是否出现细胞分裂,以确保移植前已成功受精。

◎→辅助生殖技术会增加多胎妊娠的风险吗?

在体外受精技术中,往往会把多枚受精卵植入子宫,并希望其中一枚能着床,因此当然可能导致双胞胎、三胞胎甚或多胞胎。美国疾病预防控制中心收集的 1999 年的调查资料显示,在辅助生殖技术的分娩案例中有 37% 是多胞胎,而普通人群则不到 3%。在多胞胎中,双胞胎占 29%,三胞胎以上则占 8%。因为多胞胎增加了孕妇(剖宫产)与胎儿(早产、低体重儿、长期残障)的危险,所以有些国家颁布法律禁止一次植入两个以上的胚胎。

◎→辅助生殖技术的成功率有多高?

随着技术的进步,成功率也在升高。对想多次尝试的伴侣而言,据估计成功率约可达 80%——辅助生殖技术不仅昂贵、耗费时间,对情绪也是极大的考验。根据 1999 年的资料显示,使用非捐赠者的新鲜卵子进行体外受精植入的成功率达 25.2%,年轻女性比年长者成功率要高一些。35 岁以下的女性成功率约 32.2%,41 岁以上的女性只有 9.7% 的成功率。

◎→辅助生殖技术的费用是多少?

在美国,辅助生殖技术要价高昂,而且一般医疗保险不予支付。每个诊所的费用

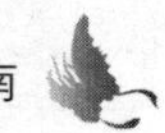

都有所不同，不过据估计氯米芬或 Pergonal 治疗每周期约需 1300 美元；宫腔内人工授精的费用每次约 500 美元。每次体外受精植入的费用则 3000~10 000 美元之间，需时 10 天。

代孕与其他技术

对于即使使用激素刺激也无法排卵的女性，以及无法生成有活力精子的男士来说，只能选择接受捐赠者的卵子与精子。这表示那些 50 来岁接近绝经期的女性也能使用年轻女性提供的卵子，与年迈伴侣的精子受精而生育。年迈的母亲偶尔会代女儿妊娠产下外孙儿——女儿的卵子与女婿的精子体外受精——因为女儿的子宫畸形无法怀孕。

第十三章 流产、早产和异位妊娠

谬误：一旦堕胎（人工流产）意味着你想再怀孕就会很困难。

科学：过去很难合法堕胎，因此拙劣的非法堕胎带来的并发症影响了很多女性的生育能力。自从堕胎在美国合法之后，没有科学研究证明堕胎会影响生育能力。

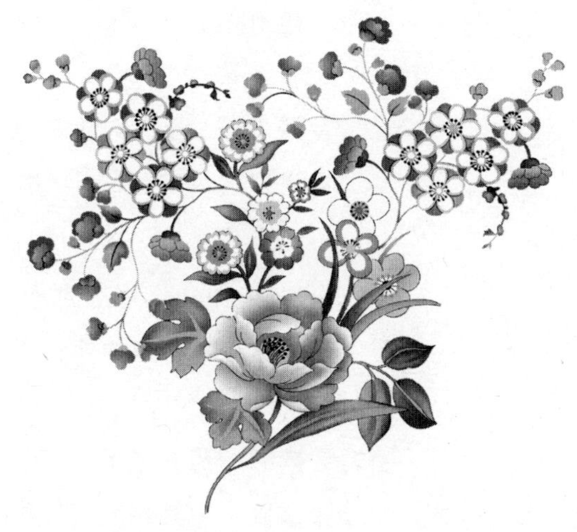

正像我们已知的那样，没有绝对可靠的避孕方法。虽然有些避孕方法理论上有99%以上的安全性,但是实际的失败率远远高于1%。在现实生活中,避孕失败可能是因为你根本就没有避孕,或者你没有正确操作,或者避孕方法本身有问题。意外妊娠,不管是由你的疏忽造成的,还是由避孕方法失败造成的,都可能是破坏性的,因为它将改变你未来的生活进程。由于性侵害而造成的怀孕痛苦更是令人难以忍受。

在美国1973年以前堕胎(人工流产)是非法的。1973年检察官韦德使堕胎在美国合法化。过去那些怀孕了而又不想要孩子或者无法照顾孩子的女性有三种选择:完成妊娠并把孩子交给别人收养、进行非法堕胎,或者到堕胎合法的国家去。

今天堕胎已经合法,女性可以把堕胎作为节育的补救办法。没有人愿意堕胎:预防一次怀孕比终止一次怀孕容易得多。在理想的状况下,堕胎应该用于避孕失败、产前检查发现了严重的胚胎畸形以及性侵犯导致的怀孕。堕胎能够触动女性内心最深处的感受,会影响她和她的伴侣之间的关系,影响她对生命已经形成的价值观。

一旦发生计划外怀孕,女人们会有几种选择,但是每种都会产生不同后果。怀孕不像有些事情那样让你可以随心所欲地抹杀或者否认,当作完全没有发生过一样。

> 一天晚上,我回答了一位患者的电话咨询。我称她为多丽思。她发现自己已经怀孕了,因此绝望狂乱,拒不接受这个结果。我指出她有两种选择:完成妊娠和进行人工流产。“不,”多丽思说,“我不要怀孕,也不要堕胎!”我再次指出怀孕是显而易见的事实,在这种情况下,她只有三种选择:生下孩子并且抚养他;生下孩子把他交给别人收养;人工流产。多丽思拒绝了所有的建议。
>
> 我的丈夫无意中听到了这次谈话,说:“啊,这个女人只是想要一个‘解脱药丸’。”他的意思是说,多丽思希望有一粒完美的魔术药丸可以抹去她和她的伴侣所做的一切,把她带回到妊娠开始之前。

因为这样的魔药根本就不存在,所以我认为女人(男人也同样)在开始积极的性行为之前应该认真考虑其风险。我强烈建议少女们要意识到从她们开始性行为的那一刻起，她们就把自己暴露于感染性传播疾病和意外妊娠的危险中。除了子宫切除术之外没有什么百分之百有效的避孕方法，所以最安全的性行为就是禁欲。众所周知，甚至连结扎输卵管这样的手术都有一定的失败率。

严肃地思考一下，如果意外妊娠发生了，你愿意抚养孩子吗？你愿意放弃孩子给别人收养吗？你愿意流产吗？如果这些对你来说都是不可行的，那么你就不应该有性行为。

当我还是医学院的学生时（在堕胎合法之前），我看到许多怀孕的女性都在完成妊娠后把孩子交给别人收养。大概每年在我们医疗小组每接生 500 个孩子中会有 1~2 个要交给别人收养。

◎→什么时候可以行人工流产？

最理想的人工流产应该在怀孕的初期进行——最初的 3 个月内（或者孕 13 周内）。大多数妇产科专家建议在妊娠 4~5 周后，也就是错过了月经 2~3 周后进行。少数手术在妊娠的中期，也就是在妊娠的第 4~6 个月进行。

人工流产原则的建立基于胎儿的“生存能力”，即胎儿到什么胎龄才可以脱离母体独自生存。没有人能指出这一时刻的确切时间，不过可以确定的是，在怀孕 22 周之前，胎儿无法独立生存。成功地救活怀孕 24 周就诞生的婴儿很罕见，救活怀孕 26 周诞生的婴儿也并不常见。因此，胎儿生存能力的底线是在孕 22~26 周之间。

原则可以依不同情况而变动。举个例子，如果超声检查发现胎儿有严重的畸形，离开母体后无法存活下去，那么这时即使胎儿已经超过 26 周大，我认为此时通过人工流产来终止这样一次妊娠也是合理的，因为胎儿根本就无法独立存活。

人工流产

人工流产是指在胎儿能够独立生存之前就终止妊娠。在没有干预的情况下，流产可以自动发生，这种情况被称为自然流产。医学专业以外的人则用“堕胎”这一词形容经过深思熟虑的、有意图的终止妊娠。

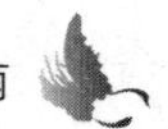

人工流产和收养

当一位女性，特别是十几岁的少女，因为意外妊娠而来到我这里时，我们首先讨论的是收养的可能性。如果她选择这条路，我会确保在孩子出生那天，她能找到一对非常渴望要孩子的夫妇，他们会给孩子足够的爱，提供孩子成长需要的一切。她也许会因为放弃了孩子而悲伤，在以后的生命中会想念这个孩子，但是她要知道，她的孩子已经是别人的了。

第二种选择是自己抚养孩子，不管有没有父母的帮助。我曾经见过一位 15 岁的女孩对婴儿负起了责任；我更常见到母亲帮助女儿担负起了这个责任。没有一个故事是轻松的。有孩子需要照顾的少女们发现她们有了成年人才有的负担。她们喜欢孩子，但是看到她们的伙伴们去上大学，得到必要的教育以使未来生活变得更好一些，她们的内心就很难平静。许多年轻妈妈们都说她们爱自己的孩子——但是我能看得出来，她们也怨恨孩子。孩子们是聪明和敏感的，他们能看到父母的怨恨。

美国关于堕胎(人工流产)的几个事件

•1973 年堕胎在美国合法化。

•根据疾病预防控制中心的报道，美国每年有 270 万起意外妊娠事件，计划生育专家估计其中一半采取了堕胎这一终止妊娠的手段。

•没有证据能够证明，如果堕胎为非法就可以减少意外妊娠事件。堕胎为非法只会让它变得更为危险。

•几乎一半的美国女性在 45 岁之前曾经历过堕胎。

我的一些年长些的 40 多岁、50 多岁或者 60 多岁的女患者，帮助她们的女儿抚养外孙们，部分原因是她们想把女儿从经济窘迫的漩涡中拯救出来。尽管外祖母们确实很爱孙儿们，但是她们对失去自由自在的生活还是表示出了后悔。

丽兹，现年 50 岁，是一位护士，在一家实验室和医院的产房工作。她的女儿从来没有结过婚，但是生了三个孩子。生了这三个孩子之后，女儿就离开了家，不愿承担抚养的责任。丽兹和她的丈夫感到别无选择，只能接受并且照顾这三个孩子。

其中的一个男孩，已经12岁了，有多动症，是个很麻烦的孩子。丽兹必须努力工作来抚养这些孩子们。在面临着绝经期压力的同时，她还要尽力对付这三个处于青春期边缘的外孙。虽然有点气馁，但她还是毅然决然地往前走。

我认为美国的大多数女性并不是把人工流产当成节育的替代方式，她们选择它是因为避孕措施出了问题。

女性寻求终止意外妊娠的原因可以是医疗的、经济的、个人的或者这些原因的综合。在医学原因中，基因缺陷或者胚胎严重畸形在产前检查中就可以发现。胚胎异常是怀孕中期人工流产的重要原因。随着产前检查的普及和技术的成熟，会出现更多的由于医学原因而进行的人工流产。

因性侵犯而怀孕的女性常常用人工流产作为终止妊娠的方式。有些女性，特别是比较年轻的，她们行人工流产是因为没有养育孩子的经济基础；或者因为还在接受教育或者继续她们的职业生涯，或者因为她们认为自己还不够成熟，不足以照顾孩子。年长的女性行人工流产是因为她们已经有了完整的家庭，或者感到太老了不适合再去照顾孩子。还有些人寻求人工流产是因为她们感情上无法接受一个孩子，或许是因为抑郁症或者生活不稳定。

◎→人工流产会给女性带来感情上的伤痕吗?

关于人工流产以后的情感状态，心理学研究得出了互相矛盾的结果。因为堕胎在美国具有强烈的政治色彩，所以具有错误观念的人往往会从他们的角度来解释研究结果。保守群体认为堕胎应该被法律禁止，因为他们认为堕胎对女性情绪有长期影响；而支持女性拥有合法权利来终止妊娠的群体，则强调大多数女性对不用生育和抚养计划外的孩子而由衷地感到解脱，在感情上没有受到什么显著的影响。

我们必须认识到，堕胎之所以引起相当大的争论，这是由于社会上对性的看法充满矛盾。在美国，虽然堕胎已经合法，但它仍然背负着耻辱的印迹。因此，即使女人们对不用经历计划外怀孕而感到解脱，也仍然有一些人背负着耻辱的负担。

虽然有些女性多次人行工流产，但是绝大多数人仍然不会轻易终止妊娠。对大多数人来说，虽然孩子来得出乎意料，但是作出决定仍然是痛苦的。当然大多数人都能够成功地处理情绪上的后果：即使有种失落感，也感受到了完全的解脱。

在我的从医生涯中，我曾经遇到过一位女性对人工流产感到后悔，因为后来她出现了生育问题；我也曾经遇到过一位女性长期受到心理问题的困扰，因为她没有行人工流产，养育了这个意料之外的孩子；我还曾经遇到过由于知道自己的母亲根本不想要自己而极度缺乏自尊的女人。

◎→人工流产是否会造成远期的身体损害?

人工流产通常是在怀孕早期(在最初的 3 个月内)，在医疗机构里由经验丰富的医生操作的，所以通常不会造成严重的并发症以至影响后来的生育能力。没有证据显示怀孕早期人工流产会增加将来发生异位妊娠的风险。曾经有一个研究提出，人工流产会增加患乳腺癌的可能性，但是后来的结果表明这两者之间并没有明显的关联。

◎→人工流产会出现并发症吗?

虽然流产本身没有很高的风险，但是任何手术操作都有风险。即使由受到特殊培训并经过执业认证的妇产科专家进行流产操作，也难免会出现并发症。由于怀孕时子宫壁会变得很柔软，所以尽管发生几率很低，在流产操作中造成子宫壁穿孔的几率还是比宫颈扩张术要大。子宫壁穿孔大约在一千例操作中会出现一两例(0.1%~0.2%)。

另一种风险也是所有手术都有的风险，那就是感染和出血。越早进行人工流产，发生并发症的几率就越低。在孕中期进行的人工流产比在孕早期的流产风险大得多。

◎→会有人死于人工流产吗?

美国合法堕胎的死亡率是每 10 万人次中有 2~3 人，远比分娩时的死亡率低。分娩时的死亡率是每 10 万人次中大约有 15 人。再次强调，怀孕中后期的人工流产比怀孕最初 3 个月行流产风险大得多。

早期人工流产

早期人工流产有两个基本方法：药物流产和手术流产。对流产方式的选择取决于你的喜好、你怀孕有多长时间以及药物流产的可行性。

手术流产的方法与宫颈扩张和刮宫术相同，即用真空或者负压吸引来清除子宫的内容物。有些医生采用月经调节术，也使用真空或者负压吸引，但是要在怀孕的极早期进行。米非司酮是在欧洲和加拿大最早被用于人工流产的药物，近来在美国也开始使用。使用容易得到的甲氨蝶呤进行药物流产，效果和米非司酮的效果大致相同，只是很少有人知道。

月经调节术

月经调节术，有时也被称为微流产术或者微吸宫术，是一种无需扩张子宫颈而能吸出子宫内容物的操作。这种术式多年前曾经非常流行，通常由助产士来操作。

月经调节术通常在化验检查刚发现怀孕时进行（在怀孕 4~5 周之间）。它必须在胚胎组织非常小的时候操作。在我看来，这一术式是自欺欺人的结果，要求做月经调节术的女人们试图寻求一种能够“不做流产”也可以终止妊娠的方式。

◎→怎样做月经调节术?

月经调节术和怀孕稍晚些进行的宫颈扩张和刮宫术所使用的吸引术相同，但是月经调节术不需要扩张子宫颈。一根细管，直径 3~4 毫米，从宫颈插入，使用一个小泵或者球形灌洗器把宫腔内容物吸出。整个操作只需要几分钟，不需要麻醉。

◎→月经调节术有哪些利弊?

好处：非常容易操作；通常不需要麻醉；操作的风险和花费都非常低。

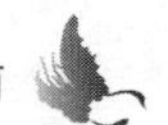

弊端:它的失败率非常高,因为正在分裂的受精卵实在太小了,吸引的过程中非常容易把它漏掉。

> 雪利,我教过的一名学生的女朋友,问我可不可以给她做月经调节术。我问她错过月经多长时间了,她回答说只晚了一周,她知道自己已经怀孕,并且非常急于进行流产。
>
> 那时候我刚开始职业生涯没多久。我同意为她做月经调节术,但是我向她解释说,有可能无法终止妊娠。我的担忧变成了现实。三周后雪利不得不接受宫颈扩张和刮宫术,再次接受了令人很不舒服的操作。

使用甲氨蝶呤的药物流产

甲氨蝶呤是一种用来治疗癌症,尤其是胎盘肿瘤的药物。像其他用于化疗的制剂一样,甲氨蝶呤攻击正在快速分裂的细胞,不只包括癌细胞,还包括胎盘细胞。

因为甲氨蝶呤能杀死快速分裂的细胞,破坏胎盘,所以它可用于终止妊娠,不管是在宫腔内,还是输卵管内的妊娠。美国在过去的5年中,常常将甲氨蝶呤用于非手术法终止异位妊娠;而在中国,甲氨蝶呤用于同样的治疗也已经很多年了。另外,甲氨蝶呤有时候还被用于治疗牛皮癣和类风湿性关节炎。

◎→甲氨蝶呤用于人工流产时怎样给药?

这个治疗需要医生的指导和监护。首先,你需要进行一个关于怀孕的定量检查,检测血中的人绒毛膜促性腺激素水平。在明确了基础水平之后,通过上臂或者臀部的肌肉注射甲氨蝶呤。一周后再次进行定量血液检查,查看血中的人绒毛膜促性腺激素水平是否下降。如果确实下降了,那么说明胎盘在退化,胎儿将会流产。如果不是这样,再注射第二次。有些医生会在注射甲氨蝶呤之后紧接着注射一针前列腺素,前列腺素可以刺激子宫收缩。如果甲氨蝶呤仍然无效,那么宫颈扩张和刮宫术将会作为后备的补救措施。

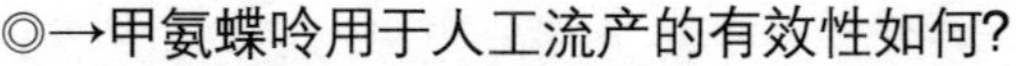

◎→甲氨蝶呤用于人工流产的有效性如何?

由于甲氨蝶呤在美国还没有被广泛应用,因此没有收集到可靠的统计数字。在一项使用甲氨蝶呤并补充前列腺素的人工流产试验研究中,有96%的女性流产成功。

◎→甲氨蝶呤有副作用吗?

如果长时间大剂量使用,比如用于治疗牛皮癣和类风湿性关节炎,那么甲氨蝶呤会对肝脏造成损害。出于人工流产的目的只注射一两针,一般不会造成什么伤害。

使用米非司酮的药物流产

米非司酮(RU486,也被称为"法国式堕胎药片")在加拿大、英国、瑞典以及法国被广泛应用,被证明通常是有效而且安全的。然而在美国,很多年它一直被限制在实验室里应用,因为反对社团曾经有效地阻止该药用于堕胎。

美国的临床观察试验始于1994年,持续了一年。2000年,米非司酮获得了美国食品药品监督管理局的认证,可以上市。

◎→米非司酮是怎么起效的?

米非司酮阻断了孕激素的产生,而孕激素对怀孕早期是非常重要的。米非司酮可以用于怀孕9周前的人工流产,对怀孕7周(49天)内的人工流产最为有效(从末次月经的第一天开始计算)。

◎→米非司酮用于流产的利弊有哪些?

米非司酮比起其他方法来提供了更好的私密性,因为你只需要到医生的诊所就诊,而不需要去手术中心或者流产门诊。在某些地方,很难有进行人工流产手术的条件,所以人们或许会就近找到提供这一方法的诊所。米非司酮比手术流产的侵入性低。那些参加临床观察试验的女性认为,这种方法更"自然",显得不那么恐怖,因为它就像一次自然流产。

米非司酮用于人工流产的弊端有：药物流产延长了胚胎排出时腹痛的时间；在流产前有一段等待和不确定的时间。一旦流产发生在家里（或者在工作场所等），患者无法立刻得到专业人士的帮助，也不能使用静脉镇痛剂。虽然米非司酮是相对安全的，已经有上百万欧洲女性使用过它，但是在美国还没有关于它长期安全性的统计。米非司酮必须在怀孕 9 周（最好 7 周）内使用，也就是说要在你月经延迟后的第一个月内使用。据说米非司酮对吸烟者有危险性。

◎→怎样服用米非司酮?

有效地使用米非司酮需要多个步骤，需要到医生那里去就诊三次以上。第一步，口服一剂米非司酮。第二步，3 天后，给一次前列腺素（要么静脉给药，要么使用阴道栓剂）。通过前列腺素引起子宫收缩而排出胚胎。第三步，在流产后，还要安排一次检查，以确定胚胎组织全部排出。

◎→应用米非司酮的效果如何?

欧洲的研究结果显示，米非司酮与前列腺素合用的有效率可以达到 95%。美国的研究得到的结论是米非司酮用于人工流产的有效率达 92%，随着怀孕时间的延长，成功率逐渐降低。

◎→米非司酮有哪些副作用?

与自然流产一样，使用米非司酮的常见副作用也是疼痛和出血。失血的量等同于其他早期流产方法。无论是药物流产，还是手术流产，出血或者点滴出血都大约持续 13 天。少数人，大约有 0.2%，会发生严重出血以至需要输血。有 5% 的人由于持续出血需要做刮宫术来止血。米非司酮的其他副作用包括恶心、腹泻和呕吐，绝大多数发生在服用前列腺素后 4 小时之内。

宫颈扩张和刮宫术

用于早期人工流产与用于其他目的（比如因为月经出血过多）的宫颈扩张和刮

宫术没有什么太大的不同。胚胎组织可以通过负压吸引器或者刮宫（刮宫时使用一把锐利的勺子，叫做刮匙），或者两者兼用来清除。很多医生首先使用负压吸引，然后再刮宫。

这一操作用于怀孕6~13周的人工流产。多数医生都不提倡在末次月经后7周内（孕5周内）使用刮宫术。在那之前，胎囊太小，把它漏掉的可能性很大。

◎→宫颈扩张和刮宫术的操作需要多长时间?

手术操作时间的长短取决于好几个因素，最重要的是怀孕时间。怀孕时间越长，手术难度就越大，因此整个操作过程所需要的时间也就越长。实际上宫颈扩张和刮宫术操作需要大约5~15分钟时间。术后你需要休息1小时，医生要观察你是否疼痛和出血。如果一切正常，1小时后你就可以回家了。

◎→做宫颈扩张和刮宫术要麻醉吗?

是否需要麻醉取决于你怀孕时间的长短。扩张宫颈会引起一些痛苦，所以有时候需要一些镇静剂来让你昏昏欲睡以便减轻焦虑。宫颈扩张和刮宫术可以在局部麻醉或者全身麻醉下进行。全身麻醉会让你完全入睡。很多女性愿意选择全身麻醉是因为心理上以及身体上的原因。即使使用全身麻醉，宫颈扩张和刮宫术也可以在一般诊所或者医院外的便利机构进行。

◎→宫颈扩张和刮宫术实际上是怎样做的?

因为怀孕时间的长短决定子宫颈能够扩张到什么程度，所以医生会用超声检查来确定孕期。做宫颈扩张和刮宫术采用的是膀胱截石位——背卧位，双腿举起踩在脚蹬上，与做盆腔检查时采用的姿势相同。医生会用消毒溶液，冲洗你的阴道。麻醉之后，医生会使用扩张器来逐步扩张宫颈，逐个插入直径依次递增的金属棒：最小的只有细电线粗细，最大的就相当粗了。

一旦宫颈被充分扩张，医生就会向子宫内插入一个小管，可以是硬管，也可以是软管。管的另一端连接在真空泵上。真空泵能制造出足够的负压来吸出胚胎、胎盘组织和子宫内膜。大多数医生(但不是全部)都会在吸引完毕之后使用一个锋利的刮匙再搔刮一遍子宫内膜。这一措施有助于确保没有遗漏可引起感染和出血的胚胎组织。

◎→宫颈扩张和刮宫术到底有多痛苦?

做宫颈扩张和刮宫术的痛苦程度因人而异,既取决于怀孕的时间,也取决于对这一操作的焦虑程度和对疼痛耐受的阈值。在吸引过程中,有些女性只感觉到轻微的绞痛,与月经期的感觉差不多;而另一些人则感觉到比较严重的疼痛。刮宫带给每个人的感受也不一样。

◎→哪些情况不宜进行宫颈扩张和刮宫术?

患有心脏病、高血压、哮喘、狼疮、子宫肌瘤、凝血障碍、糖尿病或者癫痫的女性,如果病情没有得到很好的控制,想做这个手术就应该住院并接受特殊监护。不过,大多数患者对这一操作过程都能很好耐受。

中期人工流产

人工流产应该在最安全和最容易的时期进行,也就是在怀孕早期,即怀孕最初 3 个月内(大约有 95%的人工流产在此期间完成),但是有时候受环境所迫,流产还是不能如愿完成。做中期人工流产的一个主要原因是在产前检查中发现胎儿有严重的畸形。其他可能的原因包括发现怀孕比较迟(特别是那些月经不规律或者月经周期特别长的女性,可能月经延迟很多周以后才发现怀孕);有效的避孕措施失败(比如口服避孕药避孕失败);从心理上拒绝接受怀孕这个事实(有些人,特别是青少年常这样,直到面临怀孕中期)。有时候,经济原因也会限制人们在怀孕早期进行人工流产。

◎→怎样做中期人工流产?

在怀孕的第 2~3 个月里,一般同样有两种选择:药物流产和手术流产。手术的操

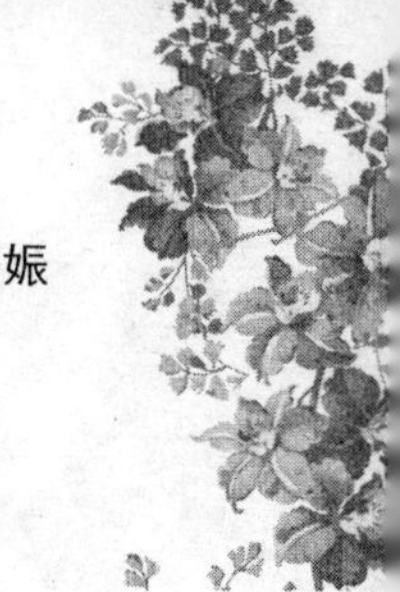

作同宫颈扩张和刮宫术一样，但是在怀孕超过 13 周时这一操作被称为宫颈扩张和取胎术。中期药物流产与使用甲氨蝶呤和米非司酮的早期人工流产不同，中期药物流产意味着使用药物启动分娩，直到胎儿排出阴道。

◎→药物流产和手术流产各有什么利弊？

宫颈扩张和取胎术可以在全身麻醉下进行，比药物引导下的分娩痛苦要少一些，整个操作程序所需的时间也要少一些，通常在一小时以内。

药物流产需要一天，有时候甚至需要更长时间。药物流产有更大的感染和出血风险。尽管更疼痛，所需时间更长，但是有些女性还是由于心理上的原因倾向于选择这种方式。例如，一些因为胎儿严重畸形而选择终止妊娠的女性认为通过分娩这种方式能够给这件事情一个圆满的结局。胎儿虽然不是完美的，但是至少完整地生下来了，母亲能够看到它并拥抱它，这一切有助于治愈创伤。从医学的观点来看，这也是有益的，对胎儿的畸形进行病理检查可以评估它对下次妊娠的影响。

坦白地同医生谈一谈，哪种选择对你而言是最佳的。我发现，因为胎儿畸形而终止妊娠的女性通常都在事前仔细考虑过这个问题，至少在理论上她们知道哪种操作是她们想要的。

宫颈扩张和取胎术

怀孕 13 周之后的手术流产与怀孕早期的宫颈扩张和刮宫术相比，更为复杂并有更多的风险。这时子宫更柔软，要被扩张得更多，因此出现穿孔的风险更大。这时的麻醉需要更深，整个操作需要的时间也更长。

◎→宫颈扩张和取胎术具体是怎样操作的？

宫颈扩张和取胎术基本上与怀孕早期的宫颈扩张和刮宫术相同，但是因为有更多的胚胎组织需要清除，所以宫颈需要更充分地扩张。一些医生会在操作之前的 1~2 天，使用昆布（海带）条（大约 5 厘米长，3 毫米宽）扩张宫颈。医生用窥器打开阴道后把

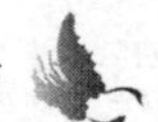

干的昆布条插入子宫颈。昆布将从阴道和子宫颈吸收水分，然后逐渐扩张宫颈。在整个操作过程中，患者可以感觉到宫颈牵拉，不过这一过程通常并不痛苦。有些医生甚至在早期流产中也使用昆布。一些人工合成的药物，如 Lamisil 和 Dilapan，也能使宫颈变得柔软并有助于扩张。

子宫颈被扩张之后，进行取胎术的程序与怀孕早期进行的刮宫术程序相同。宫颈扩张和取胎术通常需要麻醉，一般使用普鲁卡因局部注射对宫颈进行阻滞，或者椎间隙注射以阻滞腰部以下的感觉，有些医生除此之外，还额外使用静脉镇静剂。静脉镇静剂可以松弛肌肉，缓解焦虑。许多女性更倾向于选择手术期间全无知觉的全身麻醉，但是它会松弛子宫，使子宫可能更容易穿孔。一旦子宫颈被充分扩张，接着就可以使用负压吸引器和(或)刮匙来清除宫腔内容物了。

◎→怀孕中期的宫颈扩张和取胎术通常需要多长时间?

手术本身通常需要 15~45 分钟。如果包括术前化验检查以及使用昆布扩张子宫颈(后者通常在手术前一天进行)的时间，那么整个程序需要 24 小时以上。

◎→如果在手术过程中发生子宫穿孔怎么办?

孔洞通常可以自行愈合，但是有时候需要进行二次手术修补。极少见的情况下，穿孔会严重到不得不切除子宫。在流产被认为是非法的时候，手术通常是由那些没有受过训练的或者不经常操作的人来做，因而流产导致的穿孔和感染普遍比现在多。尽管如此，即使是最熟练的操作者，也难避免有穿孔发生。

引产

孕中期的药物流产最常使用的是前列腺素，有时候也使用盐水或者尿素等，以引起子宫收缩。前列腺素起效比盐水和尿素快，但是有一些副作用。它会导致恶心、呕吐和腹泻。引起宫缩的药物可以直接注射进子宫，也可以使用阴道栓剂，每 3 小时一次。

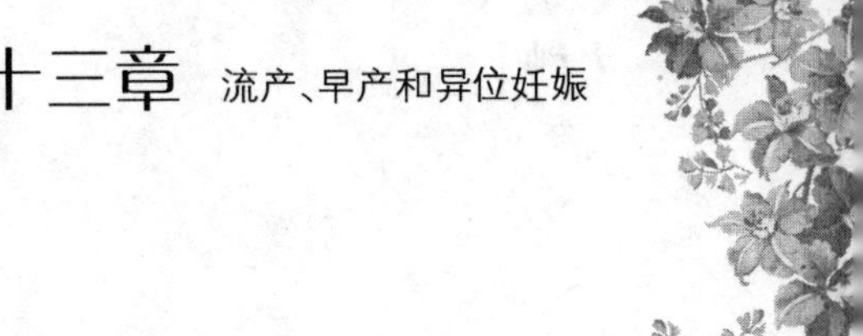

◎→药物流产和手术流产，哪一个更好？

对于这个问题，医生会具体问题具体分析，女性自己的答案也是不同的。

有些人不喜欢手术治疗的侵入性，她们更倾向于药物流产。一旦药物启动这一过程，流产就会自然地进展。有些进行怀孕中期药物流产的女性，想要得到的是感觉上的一种结束，正像我们前面提到的那样。

药物流产，即使在怀孕早期进行，也需要花大量的时间去看医生，除了初次就诊、化验，还有后来的随诊。手术流产比较快。有些女性不愿意等待药物起效，不知道流产什么时候发生以及会不会发生，她们更愿意快点把这件事完结。

人工流产之后

有些医生常规使用马来酸麦角新碱或者其他药物来帮助子宫恢复正常大小；其他医生则只在患者需要时再用，或者让患者把它带回家，在 24 小时内如果发生出血就使用它。如果患者还有淋病或者衣原体感染，那么医生会给她使用抗生素。如果她是 Rh 阴性，那么医生会给她使用免疫球蛋白来预防将来怀孕可能会发生的相关疾病。

人工流产后，患者当天应该休息。应该避免剧烈的有氧运动，而且至少一周内不能有性生活。有些医生建议至少休息两周后再开始性生活和从事强度较大的活动。流产后最初的几天里，如果出血，应该使用卫生巾而不是内置式卫生棉条。这时候子宫颈仍然有某种程度的开放，细菌很容易通过子宫颈进入子宫。虽然有些人一天之后就不再出血了，但是多数人仍然会有淋漓不尽的、或者间断或者持续的出血，大约持续两三周。你可以马上就洗淋浴，但是由于有感染的可能性，所以至少在流产后最初的几天里不要进行盆浴或者去游泳。

腹部绞痛会持续好几天，美林和其他非处方止痛药可以帮助缓解疼痛。如果疼痛加重，就立刻给医生打电话，因为它可能是感染的征象。

◎→怀孕的征象什么时候会消失？

乳房胀痛通常会在两三天后消失，阴道分泌物也会在两三天后消失。

◎→人工流产的并发症都有哪些征象?

人工流产的并发症有不全流产,即一些胚胎和胎盘组织仍然残留在子宫里。在怀孕极早期,即怀孕6周之前进行的人工流产经常出现这样的并发症。超过39℃的高热、大量出血(每一两个小时浸透一个卫生巾)、出血进行性加重、阴道分泌物污秽、有持续严重的腹部绞痛、腹部膨隆且腹肌紧张以及呕吐等,都是不全流产的征象。如果你有以上这些症状中的任何一项,或者在流产一周之后仍然持续有怀孕的征象,请立刻打电话咨询医生。

◎→人工流产后的复查都查什么?

人工流产两周后,医生通常会跟你预约时间回来复查,以确定子宫是否恢复了正常大小,并且进一步证实是否有并发症出现,同时,还会同你讨论避孕的问题。

◎→人工流产之后,有没有一段不需要避孕的"安全期"?

没有安全期。如果你正在使用阴道隔膜或者宫颈帽,那么你需要重新调适。如果你正在服用避孕药,那么你应该马上开始服用它们。你也可以在第一个月里使用避孕套和杀精剂或者其他备用措施,直到出现正常的月经周期。

◎→人工流产之后多长时间月经会来潮?

人工流产之后通常4~8周内会开始正常的月经周期。如果过了6周你还没有月经来潮,那么请给医生打电话咨询一下。

◎→人工流产之后有什么感受?

最开始的时候,几乎每个人都会因为操作结束和妊娠终止而感到解脱。此后的感受就不一样了。那些因为胚胎畸形而终止计划内妊娠的女性与那些因为自然原因失去胎儿的女性一样,会感到悲痛和失落,而那些终止计划外怀孕的女性则有罪恶感和(或)失落感,即使是她们自己选择不再继续妊娠的。

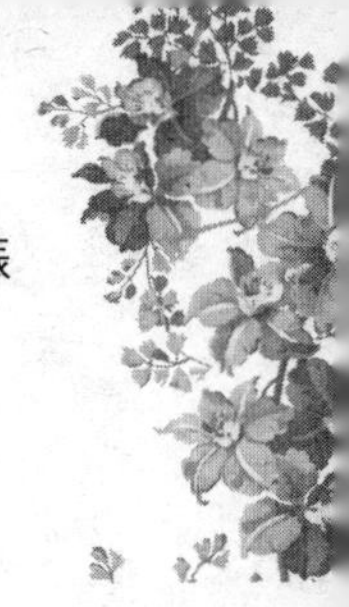

自然流产

自然流产很常见,医生通常称之为自发性流产,或者有时候仅称之为流产。它意味着在怀孕的最初 20 周里(从末次月经的第一天算起)妊娠自发终止,没有人为因素介入。

◎→怀孕早期的自然流产常见吗?

怀孕早期的自然流产很常见,估计占怀孕总数的 15%~20%。怀孕总数依据的是通过检查证实了的或者由于错过了月经期而高度怀疑的数字总和。也有很多虽然精子和卵子相遇,但是受精卵却没有成功地植入子宫的病例。这些流产通常发生在月经没有结束之前。

自然流产的普遍性显示,即使在当今这样一个技术高度发达的时代里,也有一些非常基本问题仍然超越了我们的控制能力。这是艰难的一课,从受精发生的开始,有很多环节必须正确进行:受精卵必须正确进行初级分裂并开始发育,必须通过输卵管到达子宫,必须正确地植入子宫内膜并在那里继续生长。因此,有 80%~85% 的妊娠能够产下婴儿,而只有 15%~20%流产,实在是令人惊奇。

绝大多数流产事件的产生是因为胚胎有基因上的异常,不能发育成健康的胎儿。很多女性在认识到有严重基因缺陷的孩子不会有正常的生活,或者根本就无法生存时,她们会感到一些安慰。

关于流产的一些医学概念

先兆流产:可能发生也可能不发生的流产。它的特征是阴道出血,有或没有腹痛,但是宫颈口未开。

不可避免流产:流产必定会发生,因为胚胎已无法存活。症状包括阴道出血,有或没有腹痛,宫颈口已扩张。

不全流产:子宫内的胚胎组织没有完全排出。症状包括阴道出血,有时为大量出血,持续数日,还有持续的腹痛。

完全流产:胚胎组织已经从子宫内完全排出的流产。出血和腹痛会逐渐减轻并自动消失。

过期流产:胚胎已经死亡但是还在子宫内。

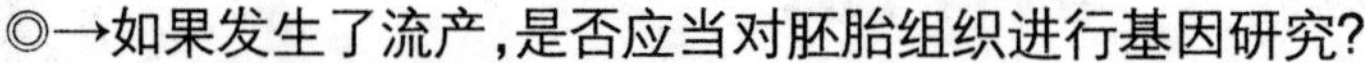

◎→如果发生了流产，是否应当对胚胎组织进行基因研究?

在 99%的情况下，没有站得住脚的理由让你这么做。得知胚胎基因异常对于以后的怀孕没有意义。这些检查非常昂贵，而检查结果对你将来没有什么用处。医生能够告诉你的是：再试试，你只是运气不太好。

◎→哪些人发生自然流产的风险高?

年长女性比年轻女性自然流产的风险高。年长女性的卵子更年长，因而更容易出现基因异常。有些女性不能制造足够的孕激素来支持怀孕，因此流产的风险相对较高。

如果母亲在怀孕时服用过己烯雌酚，那么自己妊娠时流产的风险会增加。一些子宫病变(多发息肉、子宫肌瘤或者子宫结构异常)能够引起自然流产，但是很多有上述疾患的女性都曾经成功地怀孕并生产。有些研究显示，在少数的情况下，免疫因子在自然流产中扮演了一定的角色。

一些特定的疾病和慢性病能够增加流产的风险，但是细节还没有彻底搞清楚。环境毒素、放射线或者药物都会增加流产的风险。

◎→基因异常的怀孕是否由于夫妻一方或者双方基因异常所致?

有时候，夫妻双方的基因异常可以引起反复流产，但是这种情况非常罕见，在我的职业生涯中只遇到过三位患者出现这样的问题，卵子和精子虽然结合却不能正常发育。

最常见的基因异常是被称之为“平衡易位”的染色体易位。有这种问题的人染色体都正常，但是其中的一条发生了退行性变——结果在染色体自身复制的时候，也就是生成卵子和精子时，生成的是有基因缺陷的细胞。有平衡易位基因的人，看起来都非常正常，事实上除了精子或者卵子有缺陷之外，他们确实也非常正常。但他们有大约 1/4 的精子或卵子没有缺陷，所以也能够正常生育。

凯西在她 27 岁时有了第一个孩子。所有的事情都非常好，是个健康正常的孩子。之后她出现了两次自然流产，由此决定做一个全面检查来找出症结所在。她的基因学检查结果显示她有“平衡易位”染色体。除了“别放弃”我没有什么可以对她说了。凯西非常幸运，因为她的下两次怀孕都非常正常，她又有了两个健康的孩子。

◎→如果你母亲曾经有过一次(或数次)流产，你流产的风险是否会增加?

除非你母亲有基因方面的问题，例如平衡易位(非常少见)，否则你的流产风险并不会上升。

◎→流产的症状是什么?

流产最常见的第一个症状是阴道出血。它可以很轻微——仅有数滴或者有点污迹，也可以非常严重。它可以伴有或者不伴有腹部绞痛，如果伴有腹部绞痛，也可能持续数天。

出血和腹痛也可以是异位妊娠(发生在输卵管内或者子宫外的妊娠)的征象，由于这种妊娠很危险，所以你应该把出血问题向医护人员报告以排除这种情况。

◎→医生能够鉴别出你是否正在流产吗?

有时候辨别是否正在发生流产非常困难，即使实际上没有发生流产，很多女性在怀孕的最初几周都有少量出血。很多女性在胚胎植入子宫内膜的时候出血，这通常发生在第一个消失的月经周期里，有些女性则继续在以往每个月应该来月经的日子里出血(虽然没有人知道这是为什么)，流血可以是先兆流产或者其他情况的征象。

直到怀孕的第9~10周(月经周期消失的4~5周)，你才能用多普勒听诊器听到胎心，因此，如果怀孕早期发生出血，没有办法通过体格检查确认胎儿是否还活着。子宫的大小对诊断没有什么帮助，因为在怀孕的头两个月中它仍然非常小。如果一位女性身体脂肪多，通过体格检查来评估子宫的大小就非常困难。只有宫颈口是否扩张能够让医护人员辨别你是否正在流产。

为预防流产所能做的事情非常少，所以先兆流产不算医疗上的紧急事件。

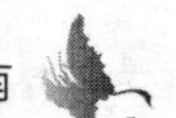

超声技术

超声是用来评估怀孕状况的工具之一。它能显示子宫的大小和妊娠的状况，帮助验证预产期，显示是否存在双胞胎(多胞胎)或者异位妊娠，还能显示特定的胚胎异常。

超声设备向身体内部组织发射高频声波。变频器制造出声波向外发射，遇到不同密度的组织被反射回来。传感器感应反射或者回声的模式，后者通过计算机处理生成活动的图像。图像被投射到显示器上或者生成可以永久保存的照片。

◎→怎样检测你的妊娠正常与否?

虽然怀孕早期数周内的体格检查不会提供太多的信息，但是有两种方法可以检查怀孕的状况。

一种是超声显像。超声显像可以通过腹部超声——把传感器放在腹部(子宫)的上方，或者通过阴道超声——把带有传感器的探头插入阴道来进行。不管是哪种类型的超声，医生主要探测的都是子宫的大小和胎心的情况。怀孕早期阴道超声或许能够给你提供更多信息，但是怀孕 7~8 周之后，腹部超声就能够提供你需要的信息。怀孕 7 周的时候，腹部超声可以发现一个小胎囊并且可能看到胎心，而阴道超声在怀孕 6 周时就能够提供同样的信息。如果胎心在胎囊内跳动，那么说明情况不错。只有极少数胚胎还没有发育到有胎心就停止生长了。

另一种检查是血液检查。血液检查可以用于怀孕早期的检测，它被称为人绒毛膜促性腺激素 β 亚单位水平定量，也称为定量检测。这一检查在 20 世纪 70 年代中期是一个研究手段，到 70 年代末期被临床工作者应用，检查的是血中人绒毛膜促性腺激素的 β 亚单位。实际上，这一检查和妊娠试验十分相近，但它定量测定人绒毛膜促性腺激素，而不是仅仅只测定它存在与否。

我们通过每隔几天取一次血来进行定量检测。如果第一次我们测得的水平是 200 单位，两三天后的水平是 400 单位，然后是 800 单位，那么一切看起来都没有什么问题。如果在怀孕早期血中人绒毛膜促性腺激素水平不是每隔几天就翻倍，也不一定就意味着发生了什么可怕的事情，但其水平稳步增加会更振奋人心。一旦怀孕到了一定的时期，我们就可以进行超声检查，了解图像显示与人绒毛膜促性腺激素β亚单位的关联程度。

◎→有没有一个非常安全有效的方法能够证实怀孕？

每一例怀孕都是不同的，甚至同一位女性的每次怀孕也都是不同的。尿液检查可以在你的人绒毛膜促性腺激素的定量水平达到 50 单位的时候发现你怀孕。绝大多数女性可以在她们发现月经周期延迟的时候达到这一水平。但是每个人会有不同，有的人会早几天达到，有些人则晚几天。无法预测何时会达到多少量。

假设在你月经延迟的第一天进行定量检查（如果你的月经周期是 28 天的话，也就是怀孕 28 天），发现你的血中人绒毛膜促性腺激素的水平是 50 单位，三天后你再次测量发现是 200 单位，再过两天达到 400 单位。按照这个速度，在怀孕达五周的时候，你应该达到 800 单位的水平，五周半时达到 1600 单位。五周半正是超声检查可以有所发现的时候，此时不一定能够看到胎心，但是能够看到胎囊以及正在成型的胚胎。因此人绒毛膜促性腺激素β亚单位定量检测和超声诊断相结合可以告诉你受孕的大致时间，但是不可能给你确切的日期。你自己也说不准到底是哪天，除非你那个月只有过一次性生活，或许你所认为的月经实际上是受精卵植入引起的出血。

有些女性相信，她们一开始怀孕的时候就能本能地感觉到，或许是这样的，但我不能确保直觉的意义，患者们的直觉常常被证明是错误的。

◎→月经周期延迟三四天就进行超声检查有价值吗？

这么早做超声检查不能发现任何有价值的情况。在孕龄达到 6 周（大约受孕 1 个月）之前，做超声检查（除了一些特殊情况之外）只是在浪费时间。

◎→怀孕 7 周时超声检查没有发现胎心或其他胚胎组织，是否意味着没有怀孕？

不一定。请记住，判断受孕到底是何时发生的非常困难，通常应再等待一周，再进行下一次检查。我曾经多次遇到这样的情况，就在患者准备对怀孕绝望的时候，一周之后的检查看到了胎囊。其实这位女性的怀孕日期只是比她自己认为的晚了一周。如

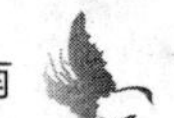

果超声检查没有显示胎囊，此时也没有多少医学手段促进怀孕的进展。

◎→能做些什么来阻止先兆流产？

真的没有什么太多可以做的，医护人员也没有多少办法。虽然这很令人沮丧，但是有一定的道理。

首先最重要的，因为许多自发性流产的胎儿都有严重的基因缺陷，流产可以说是对不健康胎儿的天然解决方法。

其次，经验告诉我们，通过调节激素干预先兆流产是非常危险的。四五十年前，如果你因为怀孕早期出现阴道流血去看医生，医生或许会给你开具包含一种人工合成孕激素的处方，间断地使用以防止流产、早产，以及其他的孕期并发症。不幸的是，后来发现合成孕激素能够引起婴儿出生缺陷和生殖系统功能紊乱，对女婴影响更明显。从这些悲剧中人们了解到，怀孕早期的几个月内使用激素类药物是错误的。

因为这个原因，医生没有太多办法来预防自发性流产。如果你的宫颈口已经扩张，那么流产就是不可避免的了；如果宫颈口还未开，那么流产只是具有高度可能性，但这时仍然没有什么太多办法。

◎→休息能够帮助预防流产吗？

通常，怀孕晚期具有早产先兆、宫颈口即将扩张的患者要卧床休息，但是卧床休息对预防早期流产没有帮助。没有哪种姿势，包括头朝下倒立，能够防止早期流产的发生。

◎→应激、性行为、饮食习惯或者环境因素能够引起流产吗？

日常活动，即使出现情感应激，都不会引起流产。你和婆婆之间的战斗或者你对于工作的担忧不会引起流产。正常的锻炼也不会引起流产，但建议你别再做长跑或者其他剧烈的有氧运动。如果不进行剧烈的有氧运动，至少如果你真的发生了流产，你不需要对自己说："哦，如果上个星期没有练习跆拳道就好了，那样就不会流产了。"

一些女性在发现血迹或者阴道出血的时候担心是性生活所致。虽然我通常建议有流产先兆的患者应该禁欲，但是理由纯粹是心理上的。我只是不想让因流产失去孩子的人为她曾经有过性行为而责怪自己。

有些有流产先兆的女性认为改变食谱和环境可防止流产的发生。虽然健康生活方式是个好主意，但是新鲜空气以及富含纤维素的饮食无法防止流产发生。也没有证据显示接触视频终端（例如计算机和电视）或者微波炉能够引起流产。

◎→怀孕早期发生阴道流血是否意味着无法完成妊娠?

实际上大约有1/3的女性在怀孕最初3个月会出血，我们并不总能确定其原因。在这些女性中，半数以上的人能够继续正常怀孕。一些女性在受精卵植入的时候会出血，另一些人可能有两枚卵子受孕，而其中一枚流掉了。

如果你开始出血，不要惊慌，请告诉医护人员。如果你的出血量很大（比正常的月经量大），那么你有可能出现流产。但有时候大量出血也并不会引起流产。

> 凯莉来到急诊室，她的出血量如此之大，使她不得不在两腿之间放了一条毛巾。我们使用超声检查看看到底发生了什么，结果看到发育中的胚胎有着正常的心跳，但是找不到到底是什么原因导致她出血如此之多。一两天后，凯莉的出血停止了，胎儿则完全正常。

◎→什么是不全流产?

在怀孕早期，即在孕6~7周之前发生的流产，极有可能发生完全流产。流产后宫腔里没有任何残留组织。然而，如果流产发生在孕9~10周，那么可能残留一小片胎盘或者其他组织。

正确的治疗方法是把子宫内膜刮出来，操作程序与宫颈扩张和刮宫术大致相同（因为流产，宫颈口或许已经扩张）。哪怕只有一小片胎盘组织残留在子宫内，子宫都不能有效地收缩，而只有子宫能有效地收缩，才能够止血。

如果可能的话，我们会在全身麻醉下进行这一操作，但是有时候环境只允许你做局部麻醉。局部麻醉使子宫的感觉麻木，但是没有完全丧失自体感觉。有些女性则要求不进行全身麻醉，在这种情况下操作过程是很痛苦的，好在通常只有几分钟就会结束。

◎→什么是过期流产?

过期流产是指胚胎已经死亡但是仍然存留在子宫内,有时甚至长达数月还没有从子宫内排出。如果早期怀孕的症状出现了一段时间,或者早孕检测验证之后,所有的怀孕征象都减轻或者消失了,你就应该考虑到有这种可能性。

过期流产是通过缺乏持续、健康的怀孕征象来诊断的。如果子宫没有持续增大(或者比起上次检查反而缩小了),或者在孕8~10周时仍然听不到胎心,那么可能发生了过期流产。

◎→怎样治疗过期流产?

治疗可以是观察等待,等待机体在合适的时间内把死胎自动排出。也可以通过宫颈扩张和刮宫术来清除子宫内容物。

> 兰妮两个月以前月经周期延迟,妊娠试验呈阳性。在此期间,她有少量的阴道出血和腹部绞痛,但没有真正流产。
>
> 我们进行了定量的血液妊娠试验,结果令人很不乐观。她的人绒毛膜促性腺激素水平没有很快升高。超声检查显示她的子宫内没有胚胎形成。我们根据兰妮自己计算的孕8~9周时复查。复查时超声检查仍然没有显示胎心搏动。
>
> 检查结果显示她的胚胎已经死亡,迟早会自发流产。她可以选择等待,直到她的身体用自己的方式来解决这个问题。但兰妮决定采用宫颈扩张和刮宫术来清除子宫内的组织。

进行宫颈扩张和刮宫术的好处是整个操作过程都是在控制好的条件下进行的,患者可以进手术室,接受全身麻醉,等待医生来进行操作。如果她晚上10点钟来到急诊室,出血量很大,那她或许不适合接受全身麻醉,因为她两个小时前刚刚进了晚餐。

在超声检查发现胚胎已经停止发育时，有些患者则要求立刻进行刮宫术，她们很不愿意让死去的组织停留在身体里直到它自动排出。但另一些女性更愿意顺其自然地解决这一问题，她们对于采用刮宫术感到不快，即使知道胚胎已经死亡。

◎→采用宫颈扩张和刮宫术来处理过期流产，会有哪些风险?

无论因为何种目的，采用宫颈扩张和刮宫术都有出血和感染的风险。在手术操作过程中，也存在子宫穿孔的可能性，虽然这种可能性极小。那些曾经数次流产和刮宫的女性，子宫内膜上有可能形成了瘢痕，被称为宫腔粘连综合征。这种瘢痕有可能造成不育。

◎→流产和刮宫术后的康复时间有多长?

患者手术后的当天要休息和放松。你可以在一天后就回去工作，如果你想这么做的话。我建议你在一天内不要行房，有些医生建议等到两周之后再行房。至少在一两周之内暂缓有氧运动。

◎→在等待身体排出死胎的过程中有什么风险吗?

有轻微的感染危险，因为子宫内的胚胎组织已经死亡，因此可以被生长在阴道内的细菌所感染。不过只要时间不长，这一风险就很小。

◎→应该等多长时间再尝试下次怀孕?

最为保守的医生认为是两个月，没有什么理由要等更长时间。

◎→如果有过一次流产，是否很可能第二次流产?

我要说的第一件事，发生一次流产这不会影响将来的生育。那些有过一次流产的女性在下次怀孕的时候会非常紧张，因为她们害怕会有第二次流产。曾经有过一次流产不会增加下一次流产的风险。大量的研究数字表明，你再次流产的风险和第一次相同，大概在 15%左右。

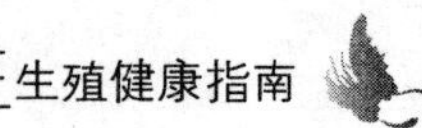

◎→如果曾经有过数次流产，是否仍然有机会拥有健康的孩子？

即使曾经有过一两次流产，完成妊娠的机会和不曾流产的女性也没什么不同。如果你曾经有过自发性流产，从统计学上来讲，你再发生流产的机会并不高于其他不曾有过流产的女性，概率都在20%~25%之间。

有些女性有过连续3次或者3次以上流产，被称为习惯性流产。这是我们相当不愿意看到的一种情形。如果你连续3次流产，医护人员应该给你安排一次全面的检查来寻找具体原因。

◎→反复流产的原因是什么？

有时候细致的全面检查可以找到反复流产的原因。现在，有些临床机构专门从事对习惯性流产的女性进行检查和治疗的工作。

有些女性流产是因为黄体期不足：她们在月经的后半个周期不能产生足够的孕激素来使受精卵正确地植入并获得营养。有时候也存在解剖学上的问题，比如子宫隔膜把子宫分成了两个部分，从而导致受精卵植入困难。这可以通过宫腔镜探查。有隔膜的子宫通常可以进行手术修复，不过有这种问题的女性有时也能成功怀孕。从子宫壁上突入子宫腔的肌瘤会和隔膜起到同样的作用，它也能用手术清除。（参阅第十一章。）

偶尔有女性会产生针对胚胎的抗体，此时流产是由自身免疫反应引起的，类似狼疮的病理过程。狼疮患者身体的免疫系统制造抗体攻击自身的组织。类固醇类药物可以阻断抗体的产生，或许对阻止流产能有所帮助。

在极少见的情况下，我们发现慢性炎症可以引起反复流产。使用抗生素治疗感染后，还是有可能成功怀孕的。

◎→流产之后身体需要多长时间才能恢复？

流产之后，出血或者分泌物会持续好几天，其他怀孕的征象，例如乳房胀痛和腹胀，可以持续长达一周。激素的变化还有可能带来情绪的波动，但是由于流产本身通常会导致情绪低落，因此很难区别情绪的波动是由激素变化引起的，还是正常的情绪反应。

◎→流产对心理上有什么影响?

对很多女性来说,不论是早期流产还是晚期流产,都意味着失去了一个孩子,而不仅仅意味着只失去胎儿。忧伤的程度因人而异。许多人感到孤立无援、愤怒、抑郁,注意力、理解力、记忆力下降。很多女性都会自责,罪恶感和丧失自尊很常见。对于将来能否再怀孕的焦虑也很常见。很多女性对有孩子的朋友或者怀孕后看起来轻松愉快的人感到愤怒。

流产的不幸可以带来很大的冲击,男性和女性常常会用不同的方式表达挫败感,他们对于亲密行为会有不同的反应,甚至会发现性不再是充满爱和希望的表达方式。

善意的但是涉世不深的朋友和亲戚们自己没有这样的失败经历,不能真正理解你内心深处的感受,他们只会说一些令人痛苦的话来尝试着安慰你。所有的这些建议中包括再要一个孩子,而那些曾经流产的女性深知根本不存在什么"孩子的代替品"。或许告诉家人和朋友们失去的这个孩子对你曾经是多么重要会有所帮助, 告诉他们,倾听是比提供建议更好的支持方式。

我理解女人们在流产之后的悲伤,我理解她们的哭泣,我愿意她们在孩子的预产期那一天,在假日以及其他时间难过,但我希望她们不要无休止地悲伤和哭泣。了解导致流产发生的医学原因对一些女性会有帮助。有些人能在社会援助社团中找到安慰。如果这些仍然不够,你也可以寻求专业的治疗。

异位妊娠

异位妊娠是指发生在子宫外的妊娠。异位妊娠绝大多数发生在输卵管(图 13.1),也就是在受精发生的地方,因此,异位妊娠和输卵管妊娠的概念常常可以互换。异位妊娠也可以出现在其他地方(如卵巢、腹腔或者子宫颈管),但是非常罕见。异位妊娠是一种必须处理的危险状况,因为输卵管(或者其他部位)不能顺应胚胎的生长,迟早会发生撕裂,而随之而来的内出血是会威胁生命的。

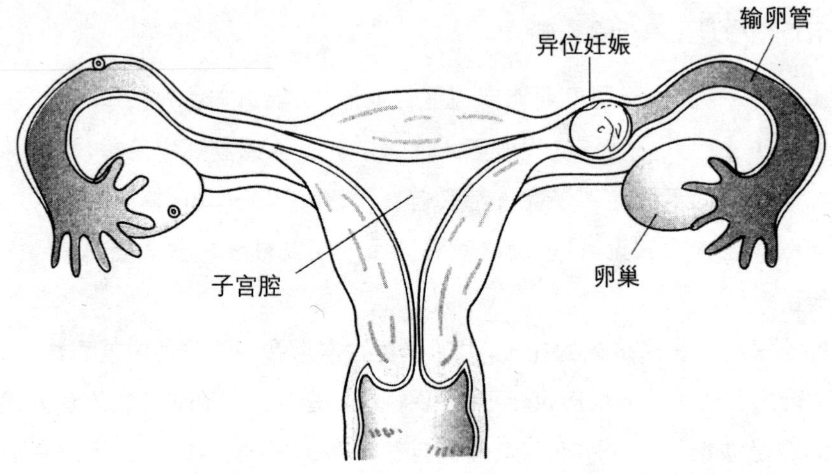

图 13.1　异位妊娠

异位妊娠发生在子宫外，通常在输卵管里。

在能够进行超声检测和妊娠试验之前，异位妊娠是美国导致孕妇死亡的三个最主要的原因之一。现在，我们不仅已经有了高度发达的技术以便及早发现异位妊娠，而且也有了更好的治疗方法。

◎→异位妊娠常见吗?

在美国，异位妊娠的发生率大约为 1%~2%。有些研究者相信，由于抗生素的使用成功地治疗了盆腔炎，异位妊娠的发病率有所上升。在我们拥有抗生素之前，有盆腔感染的女性通常彻底不育，使用抗生素治疗后，她们能够怀孕，但是感染和损伤在输卵管里造成了瘢痕，因此受精卵容易被堵在输卵管里。

◎→哪些人有异位妊娠的风险?

任何女性都有 1%~2%发生异位妊娠的风险。风险最大的是那些曾经有过异位妊娠的人。一旦你曾经有过一次异位妊娠，那么你下次怀孕出现异位妊娠的几率会从 1%~2%上升到 10%。

如果你曾有盆腔炎、子宫内膜异位症，或者有输卵管及盆腔手术史（清除子宫内膜异位症或者阑尾穿孔所致粘连的手术），那么你发生异位妊娠的风险都会增高。常见的影响因素是输卵管的瘢痕或者损伤妨碍了受精卵从输卵管到达子宫的旅程。

◎→异位妊娠的症状是什么?

典型症状是出血和疼痛。通常，这些女性在出现这些症状之前就已经得知自己怀孕了，而这些症状常常出现在孕6~7周的时候。

这些症状和先兆流产非常相似，但是也存在不同之处。异位妊娠引起的疼痛多位于腹部的一侧而不是中央，但是由于卵巢和输卵管距离子宫的位置并不远，所以有时候很难对疼痛进行准确定位。有时候疼痛是尖锐的、持续的。有些女性还会感到肩膀疼痛。异位妊娠引起的阴道出血可以是少量或者点滴状的。

如果胚胎撕裂了输卵管，那么患者可能会出现休克，因为她有大量内出血。这是真正的急症，需要立刻治疗。

◎→怎样发现异位妊娠?

当女性因为疼痛和（或）出血来就诊的时候，都要怀疑有异位妊娠的可能性。我们使用的检查手段和检测妊娠是相同的，都是超声检查和血液定量妊娠试验。

异位妊娠和流产一样，血中的人绒毛膜促性腺激素水平不像正常怀孕时那样快速升高。为了鉴别诊断，我们可以使用超声扫描。如果是先兆流产，我们会在子宫里看到一些东西——不一定是发育良好的胚胎，可能是胎囊或者小胎盘。而异位妊娠时，子宫里面什么都没有，而有时候能够在输卵管上有所发现。在这种情况下，超声检查很少会显示胎心搏动：在胚胎还没出现胎心之前，输卵管可能就已经破裂了。

有时候无法肯定是否确实存在异位妊娠，也许用超声检查和血液妊娠试验都无法确定。在某些距离大型医疗中心很远的小镇上，也许连超声检查设备都不具备。在这种情况下，诊断性腹腔镜检查可能有所帮助。把腹腔镜通过一个很小的切口伸入腹腔，医生可以观察腹腔并试图找到输卵管上的肿块，肿块提示可能存在输卵管妊娠。

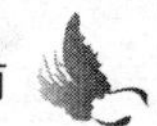

◎→异位妊娠的症状何时出现?

异位妊娠的症状通常在怀孕的极早期就会出现。输卵管非常纤细,胚胎长大就会出现疼痛。异位妊娠的症状通常出现在怀孕的第6~7周,所以如果月经延迟两天时腹痛,那么通常不太可能是异位妊娠。

◎→异位妊娠的胚胎能再植入子宫吗?

目前的技术水平还做不到,将来或许有可能。

◎→异位妊娠可能发生破裂吗?

大多数的输卵管妊娠都能被早期诊断出来并能在破裂之前得到治疗。有一种被称为阴道后穹隆穿刺的操作技术可用于判断异位妊娠是否破裂。阴道后穹隆位于阴道和直肠之间,医生用针刺入阴道后穹隆,把腹腔中的液体抽出来观察是否有血。如果有血,说明异位妊娠已经破裂。阴道后穹隆穿刺比较痛苦,但是幸运的是我们很少需要用到它。

◎→怎样治疗异位妊娠?

一般通过手术或者药物的方法除去异位妊娠的胚胎。腹腔镜目前已经作为外科手术的辅助工具,只通过一个小切口达到输卵管并取出胚胎是可以做到的,并且还可以同时刮除输卵管内的妊娠物并进行止血。输卵管通常可以自愈,因此不必进行缝合。这项手术叫做输卵管造口术。

25年前只有通过腹部切口切除整个输卵管这一种标准手术方式，而现在我们只有在无法止血的时候才这么做。如果输卵管已破裂,更好的办法是做一个腹部小切口来清除异位妊娠,不必使用腹腔镜。

近来治疗异位妊娠还有使用甲氨蝶呤的非手术方式。甲氨蝶呤能杀死快速分裂的细胞,无论是肿瘤细胞,还是异位妊娠细胞。异位妊娠的组织死亡后从输卵管的末端排入腹腔并被吸收。甲氨蝶呤疗法很高,不过它必须在怀孕早期未出现紧急情况时使用。如果有剧烈腹痛和出血,那么患者就无法等甲氨蝶呤起效而必须马上接受外科手术。

有趣的是，起同样作用的中药疗法已经使用了许多年。我的一位同事在 15 年前访问过中国，在那里阅读了 50 名接受中草药治疗的异位妊娠女性的记录，其中只有两人后来需要手术治疗。中国传统医药的成功并不令人吃惊，从如此之多的化疗药物都来源于草药便可见一斑。例如，长春新碱，一种用来杀灭快速分裂癌细胞的药物，就是从常见的植物长春花中提取的。

◎→甲氨蝶呤有严重的副作用吗?

用于治疗异位妊娠时，甲氨蝶呤单剂注射给药，比用于癌症化疗的剂量小得多，因此副作用并不严重，用药的女性没有脱发或者严重的恶心、呕吐症状。

◎→如果你曾发生过异位妊娠，再次怀孕时还会出现问题吗?

由于引起异位妊娠的潜在原因并不是输卵管疾病，因此再次怀孕你可能不会出问题。无论如何，当你再次怀孕的时候，你都应该要求医生给你做早期超声检查以排除异位妊娠。

◎→如果输卵管因为异位妊娠受到损伤，还能怀孕吗?

曾经有过输卵管异位妊娠的女性将来很有可能需要做试管婴儿，接受体外受精，也就是说精子和卵子需要在体外融合后再被植入子宫。只要卵巢和子宫还存在就可以生小孩。

> 丹娜是一名艺术老师，曾发生过异位妊娠，我们应用保守的方法对她加以治疗，保留了她的输卵管。后来她再次发生异位妊娠，发生在同一侧的输卵管上，这次我们不得不切除这根输卵管。不幸的是，她第三次又发生了异位妊娠，发生在另一侧输卵管上。此后，她通过试管婴儿的方式生育了两个健康的孩子。

第十四章 性与社会问题

谬误:男同性恋和女同性恋的性取向都是自己选择的,一旦厌倦了,他们就可以改变而成为异性恋。

科学: 大多数人在青少年早期没有性经验的情况下就确定了自己的性取向。精神健康专家们认为性取向并不是个人的主观选择,不能通过意愿或说教来改变。

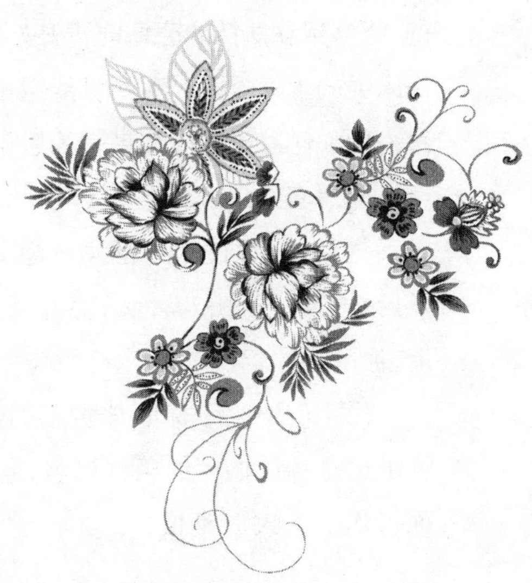

妇科医生的工作常常会涉及一些社会问题，而眼科医生或口腔科医生则不会如此。女性的眼睛和牙齿不可能像生殖系统那样具有重要的道德象征和社会意义。因此，妇科医生处理的问题有一部分并不是严格的医学问题。既然我们的社会对于“性”具有双重标准，因此有些问题处理起来就会比较含糊或者比较困难。

本章涵盖了社会和性问题所涉及的各种话题。我试图简述每一个话题的主要利害关系，提供建议或者提供进一步的应对策略。我表达的是我认为比较合理可行的个人观点。另一方面，我并不想说教或者进行道德评判，但是我希望女性们能够保护她们的身体和感情的健康。同时，我也希望她们能够建立成熟满意的关系，丰富她们的人生。

性生活

◎→你如何知道自己可以开始性生活了?

当你作出这个重要的决定时，有很多因素需要衡量。首先，应该考虑的是年龄，包括生理学年龄和心理学年龄。

在一开始我就要说(可能听起来有些严肃)，我认为最好是直到你拥有了一个稳定的、能够相互扶持的配偶时再开始性生活。25年的医疗工作经验在不断提醒我，性生活是人类的本能需要。我不可能阻止人们发生性关系，但是我可以尽自己最大的努力来教育人们如何避免性行为带来的后果，至少在生理方面少受伤害。

同患者交流的经验告诉我，女性在她们真正想过性生活的时候会做得比较好。对于女性而言，想过性生活意味着她想同某个人发生性关系，这个人是她非常关心的，是她希望在精神和其他方面都保持持久关系的。一种成功的性关系需要有信任和交流，你的性伴侣应该是你已经与之建立了这些关系的人。

你不应该由于你同伴的压力或者一些模糊的社会观念而使你“必须做”。很多女性听过这种论调:“如果你爱我，就应该同我发生性关系”。如果你的同伴爱你，而且把你当作一个人而不仅仅是一个性伴侣来对待，那么他(或她)就应该尊重你的价值观和决定。你不应该因为受到胁迫而发生性关系。

你不应该做任何违背自己道德或宗教信仰的事情。如果你做了，那么你会有罪恶感——在这个行为的过程中或之后。如果你的行为方式违背了自己深信不疑的信仰，那么会给你带来不必要的精神负担。

你应该对性意愿负责任。很多年轻女性在开始性生活的时候没有采取避孕措施，可能是因为她们不知道该怎么办，也可能是因为她们希望性生活更加浪漫和自由。意外妊娠或性传播疾病带来的后果可能会持续终身。不愿意保护你自己只能说明你对自己的身体和未来缺乏责任感。

现在，很多年轻女性都自己购买安全套。如果你有约会而又没有做其他避孕准备，现在你决定要行性生活，那么在手头，比如在手提袋里、衣橱里，随时准备一些安全套是个好主意。避孕药虽然可以保护你不怀孕，但是不能够保护你不感染疱疹或其他性传播疾病（包括艾滋病）。年轻人往往以为自己是无懈可击的。学会如何保护自己不感染性传播疾病将会挽救你的生命。

除了保护自己不被感染疾病或怀孕之外，你和你的同伴还应该能够处理性关系带来的情感上的责任。如果意外妊娠将会毁了你；堕胎或收养与你的信仰发生冲突，将对你和你同伴的关系造成负面影响，那么你就应该好好想想你所采取的避孕措施。避孕方法没有绝对安全的，即使是最可靠的避孕手段也会有发生意外妊娠的可能，虽然这种可能性很小。

给自己一些空间来决定自己真正希望做的事情。记住，当你的感觉非常强烈的时候，其实就是你在情感上非常脆弱的时候。性生活不能挽回一种失败的关系。如果你的同伴希望性生活而你不愿意，因而会威胁到你们之间的关系，那么性生活本身并不能解决这个问题，至少不能同时解决你们俩的问题。性生活不能替代自尊，也不能使你免于寂寞和孤单。如果你们拥有一种满意而成熟的关系，那么性生活能够让这种关系得到升华。

◎→早期开始性生活会给健康带来哪些问题?

性生活开始过早会带来问题，而且可能很严重。在生物学上，女性在青春期过后就具有了性功能。但是，如果她们在早期开始性生活，那么她们在老年后患宫颈癌的风险就会增加。尽管研究者们并不十分确定到底是什么因素诱发了宫颈细胞逐步改变而最终发生癌变，但是我们能肯定的是，这种因素一定与性行为有关。目前已知的主要危险因子是人乳头瘤病毒。

由于宫颈细胞在女性的青少年时期处于正在发展变化的阶段，因此在这个时期宫颈是比较脆弱的。如果能够等到 20 岁以后，宫颈的变化多数都已经完成时再开始性生活，那么发生宫颈癌的危险就要低于在十五六岁时就开始性生活的女性。

关于"性会带给你癌症吗"这个问题的答案是："是的，绝对会。"你发生癌症的概率取决于你有多少个性伴侣以及你在多早就开始性生活，除非你在每次性生活时都使用安全套进行保护。

几年前，一项流行病学研究对女大学生的人乳头瘤病毒感染率进行了评估。在入学的第一周对这些女生进行病毒检测，然后在她们升入高年级后再次检测。阴性至阳性的转化率是 70%~80%。但这并不意味着这 70%~80%的女性一定会发生生殖器疣或一定会发生宫颈癌。尽管在众多的人乳头瘤病毒中只有少数几种病毒可以引起癌症，但是该病毒感染如此广泛的事实提醒我们应给予足够注意。

◎→对于女性而言，性伴侣的数量会引起健康问题吗？

是的。如果你进行无防护性行为，那么每增加一个新的伴侣，你发生疾病或怀孕的风险就都会增加。

琳达是中学高年级学生。她到我这里来要避孕药是为了避免怀孕。像其他青少年一样，她在一段时间里只有一个男朋友，但是这种关系持续时间并不长。她同杰森约会一两个月，之后分手了。然后，她同彼得约会了一阵子，又分手了。现在，她正在同凯文约会。

对于琳达而言，与不同的人约会寻找她认为适合的男性是值得的，但是这种益处不值得以性关系为代价。从健康角度来看，同三四个男朋友一个接一个地发生性关系并不比同时与这几个男朋友发生性关系更安全。她认为这样可以让她感觉更安全，因为她不是同

> 时与若干男性发生性关系，而且每次她都深爱着当时的那个年轻人。但是，当她同某个人发生性关系的时候，她就暴露在这个人生殖器上所携带的所有细菌、病毒或其他致病微生物之下，其中包括他以前性伴侣所携带的细菌、病毒或其他致病微生物。

性传播疾病是没有性别偏向的。男人和女人都可以患病，而且男人和女人都可以传染给他们的性伴侣。

◎→在性冲动方面，男性和女性之间有差别吗?

在美国，以前当人们开始使用避孕药时，大家都认为女人对性没有兴趣。但自20世纪60年代性解放之后，因为口服避孕药可以帮助女性控制自己的生育，人们对女性性欲的理解以及态度都发生了改变。女性在本质上确实是有性欲的。

男人和女人之间的区别似乎表现在程度和关注点方面。女性倾向于考虑同她坠入爱河的这个人建立亲密关系；男人，尤其是年轻男人，较少针对一个特别的女人，他们更倾向于需求性本身而不是表达爱情。

年轻男性分泌高水平的男性激素，这强化了他们的性冲动，会驱使他们中的很多人可以在任何时间、任何地点同任何人发生性关系。年轻女性分泌的男性激素较少(确实分泌一些)，在性欲方面常常不很积极。我不确定是否因为激素或社会教育导致了这种差异，但这种差异确实存在。

◎→第一次性生活会痛吗?

对于女性来说，第一次性生活可能会感觉不适，原因如下。

首先是因为处女膜。处女膜是阴道开口周围的一层组织。处女膜的开口可能比较小，而且难以穿过。而不少女性在第一次性生活时并不感觉疼痛，这是因为她们的处女膜开口比较大。使用卫生棉条可以拉伸处女膜，体育活动也可能会破坏处女膜。

其次是缺少润滑。女性在第一次性生活时都比较紧张、阴道干涩。润滑剂可以帮助你解决这个问题。如果告诉性伴侣你感到干涩且不适，而他却置之不理，那么我就很怀疑你是否值得同这个人建立性关系。

◎→第一次性生活女性会有性高潮吗?

没有人知道有多少女性在第一次性生活时能获得性高潮,我推测只有非常少的女性能获得。性生活是需要技巧的,反复实践可以做得更好。第一次性生活时,害怕和紧张的情绪会影响性快感。

男性和女性都应该认识到,大部分女性在第一次性生活时都没有获得快感。需要进行其他的刺激,特别是阴蒂的刺激,来提升女性的快感。

◎→第一次性生活没有性高潮需要担心吗?

如果在前几次性生活时都没有获得性高潮,你也不必担心有什么问题。

事实上,你非常正常。解剖上出现异常的机会是很小的。本书不是有关性能力的手册,有些关于性欲和性能力的书会对你有所帮助。

◎→女性在整月中任何时间都始终有相同的性欲吗?

许多女性告诉我,在排卵期她们更有性欲或对性更有兴趣。在这段时间,女性有两种激素水平较高——卵泡刺激素和黄体生成素。和一个月内的其他时间相比,此时有相对较高的睾酮水平。当然,服用避孕药的女性不会感觉到这些激素引起的冲动。

女性更愿意在排卵期进行性生活这一点与她们的生物学特征有关。如果你非常渴望在排卵期有性生活而又不想怀孕的话,那么你必须十分小心,特别是在你使用屏障方法避孕的时候,要确保正确使用阴道隔膜、杀精凝胶或安全套。

◎→口服避孕药是否会降低性欲?

因为服用避孕药的女性没有排卵期激素的变化(实际上没有排卵),所以她们在这个时期对性生活没有特别的冲动。

研究者认为女性在整月中都会产生微量的睾酮,但是在排卵期产生的睾酮是引起性冲动的主要原因。一些避孕药中含有类似睾酮成分的孕激素,这对那些性欲低下的女性是有帮助的。特别是那些含有左炔诺孕酮或炔诺孕酮成分的药物(左炔诺孕酮和炔诺孕酮是睾酮的产物),对女性性欲的作用将更大。

如果你服避孕药后性欲减退,那么就可以同医生谈谈。你也许不必扔掉这些药物,但你可能需要使用一些含更多雄激素的避孕药(详见第五章表5.1)。

◎→除提高性欲外,炔诺孕酮有什么副作用吗?

年轻的女性经常告诉我,她们需要那种能够引起性欲的避孕药。不幸的是,这些药物在提高性欲的同时会给皮肤带来不利影响,比如会加重痤疮和皮肤油性等问题。

◎→万艾可是否能提高女性的性欲?

我每天都会碰到这样的问题,特别是那些年长的女性经常这么问我。她们想知道万艾可能否帮助她们恢复对性生活的兴趣,就像她们年轻时那样。万艾可能提高性能力,但不能解决性欲问题。

万艾可对女性作用的研究正在进行中,但是否能给女性带来益处还不清楚。我们都知道万艾可可以提高男性的性反应,对那些有性欲但有勃起功能障碍的男性有治疗作用。勃起功能障碍(简写为ED)过去被称为阳痿。

万艾可会给一些男性带来危险。那些明确有心脏疾病的男性不应该服用万艾可,医生应该警告他们。通过非法途径或是向医生隐瞒了心脏病史,很多不应该服万艾可的男性正在使用这个药物。一些有心脏问题的男性在服用万艾可后死亡,这说明有些男性在拿他们的生命当赌注。

◎→什么可以提高女性的性欲?

睾酮可以提高那些雄激素水平低下女性的性欲。我经常给各年龄段的女性开具含有睾酮的处方。

◎→手淫是有效的发泄性欲的方法吗?

不管你的母亲或祖母是如何告诫你的,事实上手淫是解决性要求的一个途径。如

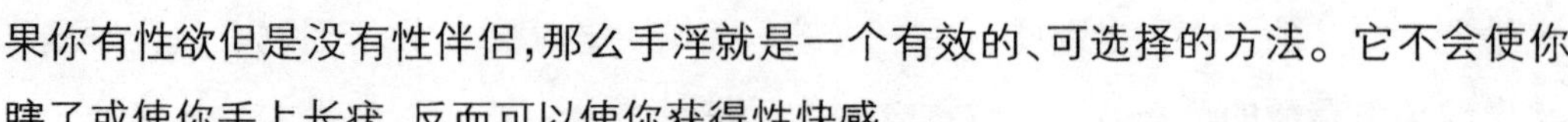

果你有性欲但是没有性伴侣，那么手淫就是一个有效的、可选择的方法。它不会使你瞎了或使你手上长疣，反而可以使你获得性快感。

安全的性

◎→什么是安全的性行为?

现在我们听到大量关于“安全”性行为，有时也称为“更安全”性行为的话题，这意味着性行为任何时候都不安全。在过去，性行为的危险是意外妊娠和感染性病（梅毒和淋病），但是自 1940 年抗生素开始广泛使用以来，这些疾病的威胁就减小了。20 年后，口服避孕药显著减少了意外妊娠的风险。一切看起来都在控制中。但是，随着衣原体、人乳头瘤病毒和人免疫缺陷病毒的到来，危险随之增加，讨论什么是安全的性行为变得更为迫切。

安全性行为需要你每次都使用避孕措施，需要你和你的性伴侣定期检查人免疫缺陷病毒，除非你有长时间固定的单一性伴侣。你应该知道，即使保持着相对固定的单一性伴侣也是有危险的，因为你的性伴侣也许几年前就已经被感染了。况且，性传播疾病的检测并非绝对可靠。

有些性行为难以让人安全：有些人注射毒品，特别是那些共用针头的人更加危险；嗜酒或使用提升性欲的药物也能增加危险，因为酒精和药物可以损害判断力；有多个性伴侣也增加了危险。

性行为活跃比其他因素带来的危险更多。当然，只有禁欲才会没有风险。

手淫也是一个危险因素，互相手淫时，如果对方手上有皮肤问题，就会带来危险。没有证据证实接吻可以传播人免疫缺陷病毒。

没有人明确地知道没有保护的口交是否能感染或传播艾滋病。但是应确信它还是存在一定危险的，尽管这种危险非常低，甚至比使用安全套等工具都低。其他性传播疾病，如疱疹和淋病都可以通过口交传播。肛交同阴道性交一样都具有潜在的危险。阴道性交时，女性的危险大于男性；而肛交时，双方的危险系数相同。

性取向

性取向是一些女性在十几岁、二十几岁或更晚时要面对的问题。年轻女性被同性吸引的现象很普遍，这并不意味着她们是完全的同性恋或她们的余生将一直是同性恋。许多女性最后都建立起异性恋。还有一些女性一直都保持着对同性的兴趣。有时候，甚至那些已经结婚并有家庭的女性也会被同性吸引。

性行为研究发现，同用右手或左手的习惯一样，性爱好是一个连续过程。从完全的异性恋到完全的同性恋之间，有很宽泛的范围。只对同性感兴趣的被称为同性恋(如果是女性，就被称为女性同性恋)，在美国确实有一部分同性恋。只对异性感兴趣的被称为异性恋。那些对同性和异性都感兴趣的被称为双性恋。

尽管自19世纪末英国著名作家奥斯卡·王尔德因为同性恋入狱后，时代就改变了，但是现在仍然有很多人反对同性恋。尽管有的法律主张维护同性恋的基本权益，但是仍有很多不同意见。女同性恋者仍然很难获得孩子的监护权，就业也有困难。双性恋者也经常被讥笑，遭到谴责，甚至被自己的亲人排斥。同性恋男性容易有暴力倾向，一些交通事故说明了这个问题。

显而易见，这种来自朋友、亲人或社会的排斥对同性恋者造成了很大的压力。没有公开宣称自己是同性恋的人经常有孤立和孤独感，任何对同性恋群体的憎恨和谴责都会让他们感到自尊心受到伤害或者压抑。有很多支持同性恋的组织活跃在全世界的很多大学，同样也有很多反对同性恋的组织。

◎→同性恋是一种疾病吗?

过去认为非异性恋的人存在很严重的问题。同性恋者曾被认为在躯体上或心理上有疾病，需要进行治疗。1973年，美国心理学会改变了这一观点，认为人们对同性的性偏爱不是心理疾病，而是正常的性行为。同性恋也不像那些医疗机构认为的那样是一

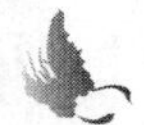

种躯体疾病。

在同性恋被从躯体疾病或心理疾病列表中去除的同时，仍然有一些关于性取向原因的争论。性取向是先天的还是后天培养的？如果是先天（生理）的，它是由基因决定的，还是受父母影响？少数人类性行为专家认为，人类会有意识地选择他们的性取向。

暴力关系

有些女性过着悲哀的生活，忍受着丈夫、父亲或男朋友对她们情感和（或）身体的折磨。这种折磨可以是心理的、性的、经济的或躯体的。它可以包括言语上的折磨、性侵犯、过分地占有、骚扰或孤立，有时还包括个人财产的侵犯。暴力关系是指通过暴力、恐吓、欺骗和威胁建立起来的行为模式。

尽管只有一小部分家庭暴力事件被报道，但仍然可以很容易地得到有关身体暴力的统计数据。据保守估计，在美国，每年有 100 万名女性忍受着来自伴侣的非致死性暴力。如果不那么保守的话，这个数字可达到 400 万。大约每三名女性中就有一名在一生中至少受到过伴侣的一次身体伤害。来自美国公正调查部门的数据显示，针对女性的暴力行为，有 28%来自她们的伴侣；而针对男性的暴力行为，只有 5%来自其伴侣。

家庭暴力可以发生在任何地区，无论是偏远的郊区，还是繁华的都市。家庭暴力可能发生在任一教育水平和经济水平的女性身上，没有国家、宗教信仰、种族和年龄之分。19~24 岁之间的女性，以及那些年收入低于 1 万美元的女性是最危险的。同性恋的家庭暴力比例与异性恋相同。

从 20 世纪 70 年代起，女权组织开始增加对家庭暴力的关注。20 世纪 80 年代，它们的努力有了成果。1984 年，美国联邦总检察长建立了一个研究家庭暴力的工作组；同年，家庭暴力防治法受到联邦基金的资助，拨款用于帮助受害者。一年后，美国卫生局长发表了关于“家庭暴力是国家最严重健康问题之一”的报告。

这是一个反复发生的问题。来自司法统计局的数据表明，在发生家庭暴力后的 6 个月内，32%的女性再次遭受暴力。美国医学会在其诊断和治疗指南中指出，47%的男性一年内至少殴打他的妻子三次。

◎→如何知道你的伴侣有暴力倾向?

许多女性被折磨着,或者已经适应了这种折磨,以至她们不知道什么是虐待,她们像孩子那样被控制着。

美国国家反家庭暴力联盟设计了一系列的问题,以帮助那些怀疑自己经受暴力的女性。这些问题可以帮助她们确定自己是否存在家庭暴力。问题如下:

•你的伴侣是否对你有如下行为:推、打、摇动或扇耳光?

•你的伴侣是否淡化暴力行为,坚持认为这种行为没有发生,或转移他对你所施暴的责任?

•你的伴侣是否经常压制你、辱骂你、羞辱你?

•你的伴侣是否通过目光或行为恐吓你,破坏你的财产或向你显示武器?

•你的伴侣是否控制你的行为,控制你探望和交谈的人员,控制你的去向,限制你外出娱乐活动?

•你是否被逼迫对孩子有负罪感,或你的伴侣威胁要把孩子带走,与你分离?

◎→为什么有些女性不摆脱暴力关系?

受害者经常被问及此问题。那些和具有暴力倾向男性生活的女性是那些"非常爱自己伴侣的女性",她们要么忍受着没有自尊的生活,要么在某种程度上感到自己应该承受这样的遭遇。

许多女性虽然认识到这是一种暴力行为,但仍然继续着这种生活,原因很复杂,其中之一就是她们相信施暴者反复的许诺——他们可以改变他们的暴力行为。其他原因包括她们希望施暴者克服了滥用酒精和毒品后,暴力行为便会消失;有些女性害怕离开后会丧失孩子的抚养权;有些女性没有生活来源,在经济上依附男性。

罗森娜是一名教师,工作出色。她的丈夫是一名成功的商人。她有几个未成年的孩子。

几年前，罗森娜带着胳膊、腿上的淤斑和黑眼圈来找我出示诊断证明，她想使用这个证明作为法庭的证据。后来，她改变了想法，说她仍然爱她的丈夫，相信他会“变好”，不再打她了。我怀疑她由于经济原因无法离开丈夫。

◎→家庭暴力的后果是什么?

家庭暴力的伤害包括躯体和心理的损伤。大部分显而易见的是身体上的直接伤害。但是研究表明，和其他女性相比，经受躯体暴力或性暴力的女性容易有更多的躯体症状，包括头痛、腹痛、失眠和肠激惹综合征。同时，她们心理和情感问题的发生率也较高，包括抑郁、滥用酒精和毒品及饮食不规律等。由于在过去的几十年中，国家比较关注家庭暴力问题，早就开展了家庭暴力对躯体和心理影响的研究。

如果你是家庭暴力的受害者，那么你应该寻求帮助。电话号码簿上有家庭暴力热线电话号码。也可以在互联网上查“家庭暴力”或“社会帮助”。许多社区都有支持组织、紧急避难所和儿童看护设施。某些支持组织可以帮助受害者解决一些法律问题，可以在孩子抚养权问题上提供建议，或者在对抗施暴者方面提供法律援助。还有一些组织可以为你提供遭遇紧急事件时可以拨打的手机号码。

记住，你处于这种暴力关系中的时间越长，你就会越难以摆脱这种关系。你有权利过没有欺骗和暴力的生活，你有权要求警方保护、医疗关注或法律援助。

性侵犯

强奸是一种暴力犯罪，它是一种暴力性行为。它涉及性行为，但并不局限于性行为，它伴随着对受害者的强迫、威胁、羞辱和控制。强奸的行为不仅是一种性欲望，而且带有侵略性。

以前，那些遭受强奸的女性被归咎于她们的行为、穿着，或出现在不恰当的时间和地点。但幸运的是，这种情况尽管存在，但非常少见。

强奸和性暴力的受害者可以是任何年龄的女性——从幼童到老年女性。受害者可以是女性也可以是男性，但从统计上来说，绝大部分是年轻的城市女性。虽然强奸作为一种暴力犯罪经常被警方报道，但仍难以获得准确的统计数字。来自美国司法部门的统计显示，2000 年共报道了 26.1 万例强奸和性攻击案件，但这只占这类犯罪的 28%。如果这是事实，那么这类犯罪案件的总数将达到 92.9 万例。

强奸案的报案

统计数字表明，大约 70%的强奸犯认识受害者。这就可能有两点原因导致受害的女性没有报案，一是她们不希望认识的人被抓起来，二是她们害怕报复。另外，受害的女性可能会把责任归咎于自己。

在 20 世纪 70 年代中期到 90 年代中期，强奸案的报案率显著增加。受害者比以前愿意报案的原因是女性运动和受害者权益运动成功地减少了女性被强奸的耻辱感。

对强奸行为的了解使受害女性更容易决定报案。在过去的 20 年中，政府像培训执法者一样培训了许多急诊室和医疗中心工作人员，使他们理解和尊重受害者的权益和感受。许多社区开始规划提供受害者医疗救助、受害者心理支持和随访的心理咨询。

一些女性迟疑报案是因为她们不想公开和被审讯。尽管对受害者的支持在不断增加，对方律师不再被允许向受害者提问她的性格、以前的性行为或个人历史问题，但许多女性不想把自己的私生活公开。另外一些女性犹豫是因为认为强奸犯不会真的被送进法院。

尽管如此，如果一旦遭遇强奸，我仍然希望你尽可能在最短时间内报案，以便更好地解决这个问题，也可以给其他受害女性带来益处。

强奸案的报案和起诉不完全相同。当你有时间考虑你的感觉时，你可以决定上诉或者不上诉。即使你最终决定不诉诸法律，你还是有理由迅速报案。首先，你有可能怀孕。你可以服事后避孕药，这类药在性行为后 72 小时内服用可以达到避孕的目的。其次，如果你有被传染性传播疾病的危险，你可以即刻接受预防治疗。第三，你可以获得帮助，特别是知识方面。第四，当你感觉孤立、困惑时，可以得到心理咨询人员的支持。

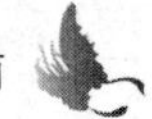

所有妇科医生和许多其他科医生都接受了关于处理紧急强奸事件的培训。如果你有经常看病并且信任的妇科医生或其他医生，可以立即打电话给那位医生。他或她应该知道有什么机构可以帮助你。值班的急诊科医生都接受过处理这类事件的指导。

许多急诊室都有治疗强奸受害者的流程，使受害者避免等候的时间。在我实习的医院，有一个 24 小时紧急医疗队，包括一位社会工作者和一位妇科医生。如果你是大学生，你还可以向大学健康服务组织报告你被袭击。

许多社区都设置了紧急救助中心。这些中心可以在紧急时候提供律师和你一起去医院和警察局；此后还可以提供法律、心理和其他方面的帮助。

◎→报案后会发生什么?

如果你想证明确实发生了强奸事件，那么你需要尽快接受一次身体检查。因为要收集证据，所以你不应该洗澡或换衣服。你甚至不应该排尿，虽然这可能是一个不切实际的要求。你衣服上可能有部分证据，所以也应该将外衣带到医生办公室或急诊室。

当你记忆犹新时，你自己就是最好的证人，收集到的标本也是对你非常有利的。在没有决定是否上诉之前，你可以交出这些标本，医院会保留一些天，直到你做出决定。如果你马上接受检查，就有可能获得证实强奸犯有罪的证据。即使两天后接受检查，也会有一些对你有帮助的证据。如果已经过了一周，尽管医疗检查可以帮助你，但是收集有利证据的机会将会很小。

在医院里，医生会检查你可能有的任何身体上的伤害。负责检查的医生会详细记录这些损伤。如果你允许，你将接受盆腔检查并收集标本以备法庭取证。如果发生了其他类型的袭击，也会收集其他的标本(如血液、头发，或用拭子取下体液等)。实验室检查可以发现一种叫酸性磷酸酶的物质，以证实精液的存在。其他实验室检查可以显示袭击者的血型和 DNA 特点。

你还将接受性传播疾病的检查。强奸可以传播这类疾病。由于一些性传播疾病的检查不能马上确定结果，所以你不得不再次复查梅毒、淋病或艾滋病感染情况，同时你还将接受预防性抗生素治疗或其他治疗。

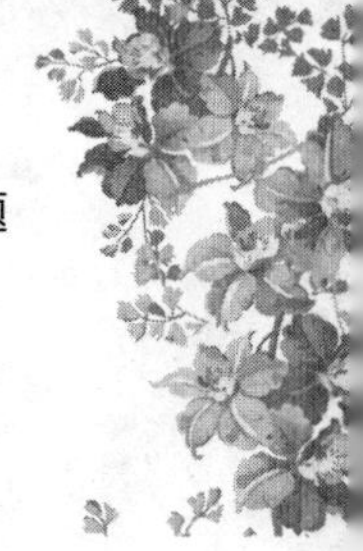

强奸受害者的心理路程

强奸是一种暴力犯罪,女性对它的反应和人们对其他创伤如战争和自然灾害的反应是相同的。强奸是一种让女性备受伤害的罪行。不幸成为受害者的经历可以导致持续的心理痛苦、自我伤害行为、人与人之间关系障碍和行为异常等。

研究者认为,这是强奸创伤综合征。每个人在经历这一过程时的表现是不完全相同的,但是对大部分人来说,有一些感受和行为是相同的。

第一个阶段是危机期。强奸受害者医疗中心工作人员发现,受害者有两种普遍的反应:约一半的女性通过大哭、发抖或其他焦虑的表现来表达她们的痛苦;另一半的女性隐藏她们的感觉,对自己或周围的人很麻木,她们想表现出和这件意外事件没有关系。许多女性在事后有紧张性头痛、乏力和严重的恶心。

在危机期里,贯穿始终的反应是害怕:害怕袭击者会回来,害怕人们想起她就是受害者,害怕在类似遭遇强奸的地方独自一个人。受害者有可能感到愤怒、压抑、混乱或易激惹,或许还有内疚,因为她们错误地认为遭受袭击是自己的问题。

第二个阶段是拒绝期。在这个时期许多女性改变了她们的生活方式,去新的地点居住,换工作,换电话号码,旅行或者探望亲戚和相距较远的家庭成员以便与他们重新建立联系,希望将痛苦抛之脑后。也可能表现为破坏行为,如滥用酒精和毒品、暴食、超负荷工作以使自己忘却痛苦。

第三个阶段女性意识到自己受到了侵害。这时,大多数女性会感到沮丧和失落,感到对自己生命毫无安全感和控制感。多数女性会出现噩梦和恐惧症,这种情形通常发生在独处时。她们会感到身体疼痛、精力无法集中,日益丧失对日常活动的兴趣。她们可能会有鲜明的重现受害场景的幻觉,好像被侵害的过程在不断重演。这些症状能够持续很长一段时间,或者在事情过去很久之后突然出现。某些能引起当时记忆的事情也会刺激受害的女性,甚至某些暗示受害者不能够保护自我的事件或者情景也会刺激她们。

受害女性与性伴侣之间也会出现问题。通常,他们之间的关系会因此而破裂。许多受到社会舆论制约的男性有一种谬论,认为被强奸的女性本身有问题,所以才会受

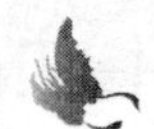

到侵害。有些男性无法确切表达自己的感觉，只企图忽略侵害对女性造成的严重困扰。有些受害女性也许迁怒于伴侣，有些男性有负疚感，觉得应该对事件负责，或者干脆做出背叛行为。

第四个阶段是痊愈的阶段：下定决心解决问题。受害者再次调整自己对被侵害、对袭击者以及对自己本身的感觉。这一阶段的目标是从“受害者”向“生还者”转化，并且能够承认袭击事件的存在，尽管它是一段非常痛苦的经历。

以自己的方式经历这些阶段的女性一路上可能并不顺利和平坦，她们可能会倒退或者停留在某一个阶段。有些女性会封闭自己，远离现实世界，或者出现严重的抑郁症。她们不仅需要心理咨询，也需要精神科专业人士的帮助。

◎→在被侵害之后有必要接受心理咨询吗?

尽管千百年来，没有接受任何心理咨询的受害者也能从创伤中康复，但是精神上的支持对处于任何阶段的受害者都有帮助，而不仅仅是在袭击刚刚发生之后。心理咨询师也可以同受害者的家人和伴侣合作，因为后者常常责怪受害者，加重受害者的心理负担，使她原本的罪恶感加重。

医生会为你介绍一些受过这方面专业训练的心理咨询师。如果不行的话，在美国还有相关的社团、强奸危机处理中心、家庭暴力处理中心或者受害者辩护律师等也能够提供帮助。

第十五章
生活方式论题

谬误：基因结构决定了你的健康状况和身体构造。

科学：虽然得自父母的基因会使你倾向于罹患某些疾病，并决定你的头发颜色和脚的大小，但是你仍然能够改变自己的健康状况和你的身体特征。终身的体育锻炼和正确的饮食习惯能极大地改善你一生的健康状况。

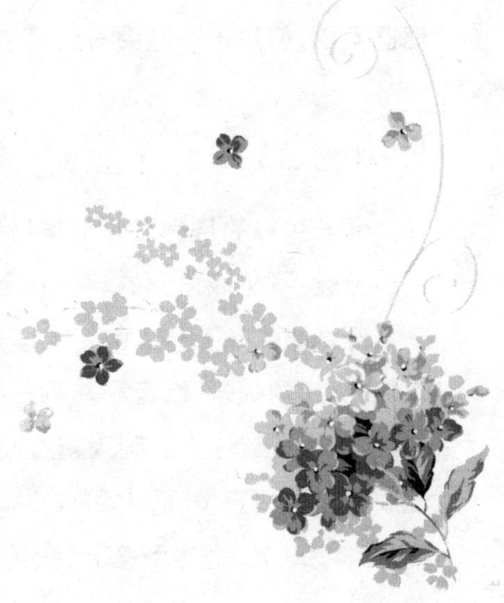

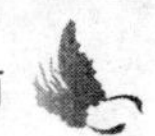

在当今这样一个信息爆炸的时代，找到关爱自己的健康和幸福的方法是非常容易的。作为一个备忘录，我在这里提供了一些基本的建议，可以在你快要变成肚子里装满巧克力的蜷缩在沙发上的“肥土豆”时进行参考。你能为自己做的两件最重要的事情就是：健康的饮食和足够的运动。

食谱和营养

营养学是一门复杂的、不确定的、充满争议的科学，每天都需决定吃什么和不吃什么。似乎有针对各种毛病的营养食谱，有的食谱使你精力旺盛，有的食谱使你保持年轻，有的能够改善你的心脏病，预防癌症，帮助你在运动比赛中获胜，当然也可以帮你减轻体重。这些营养计划以你的血型、体型和种族背景为基础而制订。

营养学的理论就像新年一样更新得飞快。今天的“神奇食物”明天就可能变成愚人节笑话，而被认为危险的食物可能很快被发现是无害的。几年以前，麦麸被认为可以预防癌症；然后现在又被证明在这方面是没有价值的。咖啡因过去被认为阻碍儿童生长发育并导致成年女性乳腺癌，现在科学家认为它可能使你焦虑以及让你的乳房凹凸不平，但是不一定会导致癌症。

体重的概念

营养良好的目的之一是保持健康的体重。谈到女性的体重问题，我们的社会呈现两极分化，不可能达到的理想状态和亚健康的现实共存。传媒推崇的美人都像嫩树枝一样纤细。时尚杂志上的绝大多数模特儿都是刚刚度过青春期的女孩子，有着隆起的双颊，突出的锁骨，以及小马驹一样细长的腿。

现实中，有许多美国人超重而且随着年龄增长越来越重。1999~2000年美国国家健康和营养调查发现，大约有64%的美国成年人超重或者肥胖。在这一群体中，31%(大约5900万人)达到肥胖(在美国，一个成年人的体重指数为30或者更高被认为是肥胖；对于一名身高 163 厘米的女性来说，这意味着她超过正常体重 14 千克）。从 1976～1980 年的调查之后，超重个体的人数上升了 17%，肥胖人群增加了两倍多，其中在 18~29 岁的年轻人群中肥胖人数增长速率最高。肥胖症已经成为了流行病。

你越超重，就可能越早死亡。肥胖人群患糖尿病、心脏病、高血压、癌症、腰背痛、胆囊疾病甚至慢性退行性关节炎的风险都会增加。从青少年时期直至一生，肥胖症除了使疾病的风险增加，也引起了大量的社会问题。根据 1993 年《新英格兰医学杂志》发布的研究结果，超重的年轻女性与体重正常的女性相比较，前者更不愿意结婚，收入更低，贫穷的比例更高。这些结果确实会影响人的一生，暂且抛开社会经济因素以及能力倾向测验的作用不说。由于对肥胖女性存在着严重的文化偏见，所以肥胖女性在就业上受到了歧视。如今在我们的社会已经开始纠正人们对超重的偏见。

因为肥胖增加了疾病的风险，降低了寿命，所以一些保险公司发布了一些正常体重量表。美国大都会人寿保险公司的统计数据是整个保险界的标准。为了更好地把体重参数和身高相结合，该公司近来修正了体重数据表。上溯到 1968 年，一名身高 163 厘米的骨架较小的女性，体重在 49~53 千克，符合当时经过精算的推荐的标准体重。今天，同样身高的女性，体重在 52~58 千克，也符合现在推荐的标准体重。如果你有 173 厘米并且骨架较大，而你的体重介于 66~76 千克，排除其他因素，今天的人寿保险公司会认为你在适中的风险范围内；而在 1968 年，你需要减少 3.5~4 千克体重，也就是说你的体重要在 62~70 千克才符合当时的标准。

每个人的骨骼直径以及肌肉和脂肪的比例不同，标准体重指数表中可接受的范围相当大。如果你身高 170 厘米，骨骼比较粗大，身材魁梧，那么你的体重即使比同样身高骨架纤细的女性重，你的体重也仍然在理想体重的范围内。因为肌肉比脂肪重，所以如果你肌肉发达或者像运动员一样经常训练的话，那么你就会比总是安静地待着不运动的人重。

现在许多健康专家使用体重指数来评估是否超重。美国国家心肺及血液研究所发布了体重指数表。除了一般的体重指数标准指南外，也包括了检测超重的其他方法。从事体重控制的内科医生有时使用游标卡尺测量你身体不同部位的皮脂厚度。另外一种方法是把你浸入水中，测量身体的体积，和你的体重综合起来计算你的体脂百分率。生

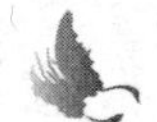

物电阻抗分析是一种比较新的方法，它测量的是身体传导电流的能力，后者随着身体含水量的增加而增加。身体含水量多意味着身体的肌肉和非脂肪组织量多。一系列数学公式可以计算出身体内水的含量以及脂肪和非脂肪组织的含量。

如果你已经超重，并且你已经知道了这个情况，你对此感觉会很糟糕。美国国立卫生研究院对肥胖的研究表明，肥胖所产生的最坏的影响是心理上的困扰。

脂肪的分布和疾病的风险

科学家们曾经指出，脂肪的分布和脂肪的总量一样都会影响患病风险，特别是影响患冠状动脉粥样硬化性心脏病的风险。研究者们用两种形式描述超重者们常见的形态：梨形和苹果形。梨形的人有过多的脂肪集中在下半身——臀部和大腿周围；苹果形的人有过多的脂肪集中在腰部。举个典型的例子，超重的年轻女性体型常常是梨形，然而超重的男性（腹部下垂）和绝经后的女性（大腹便便）体型常常是苹果形。

◎→怎样知道你的体型是苹果形还是梨形?

从肚脐的水平测量你的腰围，然后再测量臀围的最大周径，用测得的腰围除以臀围，如果所得值小于 1.0，你就是梨形身材；如果所得值大于 1.0，你就是苹果形身材。对于女性来说，如果你的腰臀比例大于 0.8，那么你患心脏病的风险就会增加。

◎→减轻体重的最好方法是什么?

虽然遗传对体型有很大的影响，你无法改变从母亲那里继承来的粗壮大腿，但你仍然能将体重保持在接近理想的水平，只是需要付出巨大的努力。

有两种基本的减肥方法，你要想成功，就必须双管齐下。这两种方法是采取适当热量的饮食和增加锻炼强度。当然，只用一种方法减肥也有可能成功，但是难度非常大。降低热量的摄入，通常会以挫折和失败收场，因为你的身体在发觉热量不足的时候，会聪明地调低新陈代谢，使你的身体免于受饥饿的威胁。也就是说，如果你每天摄取 4.2 兆焦耳（1000 千卡）热量保持一周，你的身体就会自动地认为，这就是每天能够得到的所有能量，从而调低新陈代谢来适应这一热量。

但是仅增加运动看起来似乎也不行。通常认为如果机体适应了低能量摄取，就会调低新陈代谢的速度。但当机体需要大量的热量来进行日常锻炼的时候，就会调高新陈代谢。1989 年，《国际运动医学杂志》公布了对训练中的一组马拉松男女新选手的追踪研究结果。运动员们进行了 8 周的训练，没有进行饮食控制。在训练期间发现，男运动员的体重下降，脂肪减少；可是女运动员竟然没有。1992 年，《应用生理学杂志》发布了对女性长跑者进行的为期一年的体重研究，也得到了相同的结果。1984 年，《肥胖和体重调节学报》对进行 20 周持续锻炼、同样也没有控制饮食的男性和女性的体重变化进行了监控。结果显示，男性的体重和脂肪百分比含量明显下降了，但是女性体重没有变化。显而易见，只运动可以有效地减轻男性的体重，对女性则不然。

所以，唯一的方法必须是双管齐下，在控制热量摄入的同时增加运动量。更多的运动量能够逆转不良的饮食习惯，同时，我们还希望它能提高新陈代谢速度，使同样的生理活动能够燃烧更多的热量。

把目标定在每周减重 0.5~1 千克即可。你的目标是建立一套无论何时何地都可以适用的新生活习惯。如果你的体重持续降低，即使速度很慢，只要坚持改善生活习惯，你最终一定可以达到目标。

◎→健康的饮食习惯由哪些因素构成?

健康的饮食习惯是指能够保护心脏（意味着降低脂肪摄入）、强化骨骼（摄取大量的钙质），并把你的体重保持在正常范围内的饮食习惯。一两代人之前，健康的饮食包括大量的肉类，足够的奶、奶酪或其他奶制品，再加上蔬菜和水果。蛋白质被囊括在内，淀粉类，也就是复合碳水化合物，则被摒弃在外，因为它被认为可以引起肥胖。土豆和意大利面条也有引起肥胖的嫌疑。

1989 年，美国营养学会发布了新的指南，指出理想饮食习惯的一般结构是金字塔形，主张人们应该多吃碳水化合物，少吃脂肪和蛋白质。通常说来，膳食指南建议的每日摄入量如下：

（1）1~2 两份家畜的瘦肉、去皮的家禽肉或者鱼肉都可以。如果你偏好素食，你可以吃坚果、干豆、豌豆或者扁豆，或者花生酱。

（2）2~4 份水果。

（3）3~5 份蔬菜，至少包括一份绿叶蔬菜和一份橘黄色或者黄色蔬菜。

（4）两份脱脂牛奶或者含 1%脂肪的低脂牛奶，或者低脂奶制品（怀孕或者绝经后女性应该摄取 3 份）。

（5）5~8 份富含多不饱和脂肪或者单不饱和脂肪的油脂，或者人造黄油。

（6）6~11 份面包、燕麦、意大利面、米饭、玉米、干豆类或者豌豆。

这一营养食谱的胆固醇与饱和脂肪酸含量都较低，蛋白质含量也相对较低，但富含复合碳水化合物和钙质。这份食谱对你的心脏和骨骼健康有帮助，如果辅以运动，也能使你更好地控制体重。它提供了多样化的食物，并强调了水果、蔬菜以及全麦的摄入。

◎→你每天需要多少热量?

25 岁女性平均每天需要 8.4 兆焦耳（2000 千卡）的热量来维持体重和活动所需的能量。25 岁以后，每过 10 年，每天所需的热量会降低 0.4 兆焦耳（100 千卡）。所以 35 岁的时候，你每天只需要 7.9 兆焦耳（1900 千卡）的热量来维持同样的活动；而到了 50 多岁的时候，你会每天只需要 7.1 兆焦耳（1700 千卡）的热量，除非你增加运动量。如果你尝试减重，那么请记住，这是一项细水长流的工作，需要长期坚持改善饮食和运动习惯才能见效。

◎→你每天需要多少钙质?

目前的推荐剂量是：绝经期之前的女性每天需要摄入 1000 毫克钙质，绝经期后服用雌激素的女性每天也需要 1000 毫克，但是没有服用雌激素的绝经期后女性每天则需要 1500 毫克。

日常饮食是摄入钙质的主要来源，有一些食物富含这种矿物质。一些特定的绿叶蔬菜，如花椰菜、甘蓝类都是钙质的良好来源。沙丁鱼和三文鱼罐头（含有鱼骨头的）是另一种来源。含有大量草酸的植物都不是理想的钙质来源，因为草酸干扰钙质的吸收。含有大量草酸的植物包括菠菜、甜菜、西芹和糖莴苣等。巧克力中也含有大量草酸。如果你不喜欢牛奶和奶制品,那么你可以选择添加了钙质的橙汁,或者添加了钙质的谷物制品。请记住,虽然这些强化食品含有大量的钙质,但是并不能全部被你的身体吸收。如果想获得足够的钙质,你必须踏踏实实地每天喝两杯牛奶、一杯酸奶和一杯强化橙汁,它们能够给你带来 1320 毫克钙质。

◎→钙质补充剂效果怎么样?

美国人均钙质摄入量每日在 400~500 毫克之间,只有正常需要量的一半,所以许多不喜欢牛奶和奶制品的女性发现,她们很难从食物中获得足够的钙质。

幸运的是,有钙质补充剂存在。一片碳酸钙或者柠檬酸钙咀嚼片能够提供 200~300 毫克的钙质。有些医生推荐超强效的抗酸药 Turns,许多人用它来治疗烧心和消化不良,它每片含 300 毫克钙质。因此,如果每顿饭之后服用一片,那么你每天可以补充 900 毫克钙质。

饮食和胆固醇

胆固醇是身体制造的脂类物质。食物中的胆固醇主要存在于红肉和高脂奶制品中。胆固醇与冠状动脉疾病有关。胆固醇本身是无害的,机体用它来制造特定的激素。它帮助消化,是构成身体组织的重要原材料。但是如果胆固醇的含量不适当或者出现在错误的地方,就会带来危险。冠状动脉粥样硬化性心脏病(即冠心病),就是由于胆固醇沉积到给心脏供血的冠状动脉血管壁上导致的。胆固醇沉积形成的脂肪块被称为斑块,这些斑块沉积在血管壁内就是我们所说的动脉粥样硬化或者动脉硬化。

年轻女性由于受到雌激素的保护,不需要像老年女性那样担心胆固醇以及胆固醇沉积引起的疾病。但是,从年轻的时候就开始采用心脏保健食谱是有益的。一项研究提供的最新数据表明,人们对胆固醇的看法已经有所改变。15 年前认为,血清总胆固醇水平在 6.21 毫摩尔 / 升(240 毫克 / 分升)是合适的;10 年前,5.69 毫摩尔 / 升(220

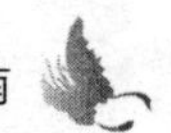

毫克／分升）被认为是可以接受的。近年来，医生和研究者们开始把正常目标降至 5.17 毫摩尔／升（200 毫克／分升）或者更低。

好胆固醇和坏胆固醇

胆固醇是脂肪类物质，因此很难和血液充分混合。为了随着血流在身体内流动，胆固醇被组装到被称为脂蛋白的分子上。研究者们已经辨别出一系列不同类型的脂蛋白分子，其中的两种，低密度脂蛋白（坏胆固醇）和高密度脂蛋白（好胆固醇）受到的关注最多。

坏胆固醇之所以坏，是因为它似乎在胆固醇沉积到动脉内壁的过程中扮演了关键角色。而好胆固醇之所以好，是因为它帮助清除已经沉积在血管壁上的胆固醇。因此，好胆固醇和坏胆固醇的相对比例对维持冠状动脉和心脏的健康很重要。现在认为，低密度脂蛋白胆固醇的水平不超过 3.36 毫摩尔／升（130 毫克／分升）是合适的，3.36~4.14 毫摩尔／升（130~160 毫克／分升）是灰色地带，而超过 4.14 毫摩尔／升（160 毫克／分升）则被认为是危险的。因此，如果你的总胆固醇是 5.69 毫摩尔／升（220 毫克／分升），但是高密度脂蛋白胆固醇是 2.59 毫摩尔／升（100 毫克／分升），那么你的状况还不错，因为你的低密度脂蛋白胆固醇非常低。

高密度脂蛋白胆固醇和低密度脂蛋白胆固醇的水平必须相对来看，它们的比例更重要。如果一个人的高密度脂蛋白胆固醇是 2.59 毫摩尔／升（100 毫克／分升）而低密度脂蛋白胆固醇是 4.14 毫摩尔／升（160 毫克／分升），那么其总胆固醇就超过了 6.72 毫摩尔／升（260 毫克／分升），而且低密度脂蛋白胆固醇处于灰色地带的边缘。如果另一个人的总胆固醇是 4.91 毫摩尔／升（190 毫克／分升），高密度脂蛋白胆固醇是 0.52 毫摩尔／升（20 毫克／分升），低密度脂蛋白胆固醇是 4.40 毫摩尔／升（170 毫克／分升），那么虽然这两个人的指标相差很远，但是他们胆固醇异常的风险程度都很高。

◎→如果你的胆固醇水平很高怎么办？

如果你接受了胆固醇检查，结果还算健康，但是发现血清总胆固醇水平超过 7.76

毫摩尔 / 升以上(300 毫克 / 分升),那么你应该立刻告诉医生(最好是内科医生,因为大多数妇科医生都不擅长使用降低血胆固醇的处方药)。市场上有很多种降低血胆固醇的药物,但是它们都有一定的副作用。如果你的血胆固醇水平处于边界,特别是如果你还超重的话,那么你能做的两件最有益的事就是开始运动和调整饮食。

幸运的是,你能够通过控制饮食来显著改善胆固醇的水平。如果你超重,减重的重点不在于你吃什么,而在于你有一套设计良好的饮食计划。即使你的饮食中完全没有胆固醇,身体也能自己制造胆固醇。就是说,即使你只靠吃莴苣为生,而且摄入的胆固醇为零,你的身体也仍然能够制造胆固醇。

低胆固醇和低脂肪饮食能够一石二鸟:它既能够减重,又能够降低饱和脂肪酸的摄入(饱和脂肪酸升高坏胆固醇的含量,使你的血脂情况更糟)。

合理的低胆固醇、低脂肪饮食,包括总热量的 30% 以下来自脂肪以及 10% 以下来自饱和脂肪。饱和脂肪主要来自动物食品(家畜肉、家禽肉以及鱼肉)和几种植物脂肪(特别是棕榈油和椰子油)。采用这一食谱可以使总胆固醇平均降低 5%~10%。

这种饮食方法的一个重要特征是降低了总热量的摄入。每克蛋白质和碳水化合物可以产生 17 千焦耳(4 千卡)的热量,但是每克脂肪可产生热量 38 千焦耳(9 千卡),是前两者的两倍多。把饮食重点放在碳水化合物上(蔬菜、水果和谷物),你就能吃得更多,而摄取的热量更少。

第二个控制胆固醇和降低体重的重要因素是运动。合适的有氧运动可以使你的高密度脂蛋白胆固醇升高 20%。如果你的总胆固醇水平是 6.72 毫摩尔 / 升(260 毫克 / 分升),我不会直接把你送到内科医生那里去接受降脂药物治疗的,我会建议你控制饮食,并强烈建议你开始一个适宜的运动项目。

运动是一种生活方式

如同你已知的那样,运动可以带来许多好处。运动能够增加肌肉的力量、弹性和延展性。运动还可以增加幸福感。负重运动能够保护并改善骨骼,有氧运动有助于防止心

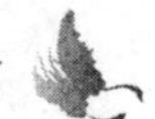

血管疾病。

如果你想减轻体重，运动可以降低你的食欲，有助于减少热量的摄入。运动加上减少热量的摄入可以有效地减少你的脂肪（不是肌肉），因此当你看上去更苗条健美时，你也更健康。运动增进新陈代谢，让你体内的热量燃烧得更快。为什么不运动呢？大多数女性都说没时间。如果有心的话，你一定能够找出运动的时间。

有三种基本的运动形式，对你的一生（特别是当你年纪渐长的时候）非常重要。

第一种是有氧运动。在这种运动中，肌肉就像发动机燃烧汽油一样燃烧氧气。有氧运动包括快走、慢跑、长跑、有氧舞蹈以及其他长时间的节律性运动。有氧运动对于心血管系统的健康和控制体重都非常有益。

第二种是无氧运动（或称等长运动），即在相当短的时间内使用特定的肌肉群进行力量的练习。随着年龄的增长，你的肌肉逐渐变成脂肪，你变得越来越弱。年纪很大的人，不论男女，常常连从椅子上站起来或举起杂物袋都很困难。无氧运动有助于终身保持肌肉的强度。健美操、太极、瑜伽、举重以及运动器材练习等都属于这一类运动。无氧运动的好处是能增加肌肉的力量、弹性和持久力。如果你从事高尔夫、网球、冲浪、远足或滑冰等运动，那么增强肌肉的力量将有助于这些运动的进行。像有氧运动一样，力量训练可以增强新陈代谢，帮助你减重。即使你静止不动，受过训练肌肉发达的身体比软弱的身体能燃烧更多热量。同等重量的肌肉比脂肪体积小。因此，如果你肌肉发达，你就会更苗条。

第三种是灵活性训练，即训练你身体的平衡能力和敏捷程度。在有氧运动和无氧运动前后的伸展训练可以帮助避免肌肉疼痛和损伤。瑜伽和普拉提能使身心都得到充分放松，促进身体的灵活性、平衡性和肌肉的延展性。

理想的运动计划应该包括以上所述的这三种形式，从而实现两个目标：用足够大的运动量来保持理想的体重和心血管系统的健康；用合适类型的运动来促进骨骼健康。

一种用来评价心血管系统的健康指南建议，运动应该将你的心率提高到目标区间，大概是心率最大值的65%~70%。运动应该使你的心率在这一区间保持30分钟，每周3次。目标区间的计算方法是：220减去你的年龄，再乘以60%或者75%。你的目标心率就在这两个结果之间。

美国心脏病学会推荐的另一种运动方式是每周要运动消耗 8.4 兆焦耳（2000 千卡）热量。美国运动医学会的相关指南建议，有氧运动和无氧运动应该交替进行，每周应该进行 2~3 次力量练习（无氧运动），每次 30 分钟，其他的日子里可以做有氧运动，例如快走、慢跑、有氧舞蹈或游泳等。

形成健康的生活习惯需要时间和耐性，但是从长远来说，它可以使你生活得更愉快。从现在开始，用恒心和耐心照顾你的身体，你会终身受益。

体 型

体型既是你真实的外形，也是你对自己外表的感受。这两者不是必然相关的。多次调查显示，大多数美国女性（也有一些男性）不喜欢自己的外表。超重（无论是真的或者是自我想象的）是其中的一个主要原因。很多女性虽然体重在正常范围内，但是她们仍然认为自己太胖，或者认为自己鼻子太大、头发太卷、脚踝太粗。

> 安妮塔由母亲抚养长大。她的母亲是一位意志坚强、聪明能干的女性，自己经营一家美容沙龙，在经济上获得了成功。她把安妮塔送进一家优秀的私立学校读书。安妮塔一直非常高大健壮。在私立学校的四年里，因为吃太多午夜比萨和课间甜点，她又长了 10 千克。毕业之后，她发誓要减掉超出的体重。过了一年，在坚持健康饮食和运动之后，她成功了，达到了目标。她穿着比基尼时很得意：我做到了！我成功了！安妮塔的自得其乐，部分原因是她外向自信的性格。尽管没有人认为她是时尚模特儿，但是她却不以为然。

实际上，大多数女性都不是像竹竿一样高挑纤细。永远年轻的梦想已经造就了数亿美元的美容产业，包括化妆品、面霜、维生素、整形外科和高跟鞋等。比掏空你的钱包更坏的是，美容产业（和其他产业一起）推出的芭比娃娃审美标准，使上百万女性深感

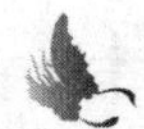

痛苦。自卑的体型能够影响一位女性的自我价值观和幸福感，影响她对异性的吸引力。饮食问题（包括神经性厌食和暴食）都与对自己的体型和体重的不满有关系。

10多岁的少女对自己的外表不够自信并不奇怪。这段时期，她们的身体飞快地发育，变化很快，因此身材变得匀称是她们最大的愿望。月经初潮比同伴们早或者晚的女孩都会觉得尴尬。在这段时间，最有可能形成对身材的负面印象。在生育年龄，很多女性都被怀孕期间的身材变化困扰着，有些女性感情用事地控制体重，对腰围的变化、妊娠纹的出现感到焦虑。

因为我们的文化推崇年轻，而女性又受负面身体形象所困，所以年长的女性越来越缺乏自信，即使她们仍然符合自己年轻时对于美的一成不变的印象。

许多女性发现，心理咨询对她们很有帮助。内科医生、营养师、心理咨询师在这方面能给她们提供帮助。

全面接纳自己是我们贯彻一生的目标。在社会强加给我们种种狭隘的限制时，达到这个目标并不容易，认识到问题的存在是第一步。或许最好的解决方式是从青春期开始，通过平衡的饮食和愉快的运动，为健康而努力。

后 记

很多女性都会拿她们与母亲的关系来衡量与女儿的关系。我们必须照顾好自己的健康。我们是女儿模仿的对象，如同我们模仿母亲一样。

我母亲虽然在智力上和专业上是个好榜样，但是从健康方面来说她却很糟糕。在我成长的年代里，我以为所有女性都像母亲一样，穿大号衣服，每天吸一包烟，从不运动。甚至她父亲的整个家族都患上了糖尿病，她也不为所动。直到她 52 岁时，我诊断出她患了糖尿病(她从来不看医生)，为了避免使用胰岛素，我建议她或许应该减去多余的二十几千克体重。

小时候，我参加运动总是深受打击。傻瓜才运动，母亲会这么说。因此，我有些胖，10 岁那年我坚持学习骑自行车，才拥有了一辆自己的自行车。直到幸运地进入医学院，我才开始有规律地运动。在那里，运动是如此蓬勃地开展着。我那时才了解到，参加佩恩·惠特尼运动场(我们这样称呼体育馆)的活动简直就是一次狂欢。

不幸的是，我母亲正在为她年轻时不健康的生活方式付出沉重代价。去年，她开始变得严重痴呆，我认为可能是血管疾病造成的，继发于她多年的肥胖、吸烟、不运动以及糖尿病。她不能再享受天伦之乐了，不能再旅游，也不能再享受美食了。我清楚地知道自己也有糖尿病遗传倾向，我尽最大努力来避免它可能导致的可怕后果。我不吸烟，尽力把体重控制在标准范围内，因此我一直穿中号衣服，每周长跑二三十公里。

最重要的是，我为女儿做出了好榜样。由于不能再和外祖母进行正常交流，她一直很悲伤。如果用不了几年她也不能再和我交流了，那么对她而言，会是毁灭性的打击。除了拥有健康的生活，我在其他方面也尽力保持女儿的健康。例如，应健康教师的要求，我前往女儿就读的中学举行了讲座，讲述青少年性滥交的后果，包括无处不在的人乳头瘤病毒以及多年后它会导致子宫颈癌等。

女儿常常听到我谈及年长女性不孕的痛苦。她已经决定30岁结婚,32岁生第一个孩子。当然她还不能理解一些社会问题,但是她确实已经受到了医学理念的熏陶。

我希望我也能够通过提供医学信息来影响其他女性。我鼓励所有的女性朋友们都能营造健康快乐的生活方式,并成为周围人的优秀榜样。

玛丽·简·米金

我母亲与玛莉·简的母亲生活方式恰恰相反。我母亲身材娇小(只有155厘米高,45千克重,并且随着年纪增大,身高逐渐降低)。她意志坚强,精力旺盛。无论重体力劳动还是家务事,她都能从容应对。在我妹妹出生前,她每天都要刷洗浴室地板(我妹妹出生后她疏懒一些,每周只刷洗一两次)、擦窗户(里外都擦)、修剪花草、熨衣服以及给汽车打蜡。她每年进行一次春季大扫除,清扫家里的每一个角落。这样的活动量似乎还不够,所以她在50多岁将近60岁的时候开始打高尔夫球,直到90岁还自己拉着球杆、推车穿过球场。她与一群喜欢同样运动的女性交朋友,但是后来不得不放弃,因为南加州的气候对她来说过于炎热。94岁的时候,她还能爬上三层楼。

母亲维持体重从不松懈。她青春期有一段时间比较丰满(我当然没见过),为了控制体重,她尽量少吃最爱吃的甜点。她体重一生都维持在45千克,最后10年虽然腰围变粗了,但体重还是一样。她为腰围变粗而感到愤愤不平。虽然我相信基因与长寿和健康有某种关联,但我认为还是生活方式起了更大作用。从健康角度来说,母亲唯一做"错"的一件事就是不喝牛奶。她不喜欢喝牛奶。晚年的她试图每天早上喝一杯热可可,但那时她已经因为骨质疏松而驼背了。

我女儿已经长大成人。为了建立并维持健康的生活习惯,我们两个人都尽力防止体重增加与不运动,所以我们从彼此身上学到很多。她已经养成规律的运动习惯,而且发现运动对身心两方面都有很大益处。我们都很尊敬我母亲,我们敬重她的高度自律性和工作精神,还有她的毅力。

卡罗尔·怀特

专有名词解释

闭经(amenorrhea):没有月经的状况。原发性闭经(primary amenorrhea):从来没有月经来潮。续发性闭经(secondary amenorrhea):曾经有月经来潮,但后来停止了。

切除术(ablation):即子宫内膜切除术。通常是指用冷冻、加热或激光等方法对子宫内膜组织加以破坏。

流产(abortion):自行发生或医疗干预人为地终止妊娠。

胎盘早剥(abruption):怀孕期间因故使胎盘提前从子宫壁剥离的情况。

血管紧张素转化酶抑制剂(ACE inhibitors):抑制收缩血管的物质产生,从而使血压降低的药物。

子宫腺肌病(adenomyosis):生长在子宫内膜腺体并穿透子宫肌层的疾病,有时称为内生性子宫内膜异位症(internal endometriosis),常与痛经和经血量增多有关。

粘连(adhesions):瘢痕组织引起一个结构或器官与原本互相分离的器官连在一起的情形。

受体激动剂(agonist):一种化学物质,其作用与另一种化学物质的作用相似。

供精人工授精(AID):以供精者的精子进行人工授精。

艾滋病(AIDS):获得性免疫缺陷综合征,是人免疫缺陷病毒感染的末期。

夫精人工授精(AIH):以丈夫的精子进行人工授精。

雄激素不敏感综合征(androgen insensitivity syndrome,AIS):患者能够产生雄激素,染色体核型为男性核型(拥有Y染色体),外表和行为呈女性型,也称为□丸女性化综合征。

羊膜腔穿刺术(amniocentesis):用针穿过腹壁进入羊膜腔,采集胎儿周围的羊水,用于进行基因检测或检验胎儿周围羊水是否受到感染。

促雄性(androgenic):产生或导致雄性特征。

无脑畸形(anencephaly):一种脑部组织不发育的先天畸形。

心绞痛(angina):与心脏缺氧有关的胸痛,通常是由冠状动脉狭窄引起的。

神经性厌食症(anorexia nervosa):患者自愿挨饿的一种饮食失调。

前倾(anteverted):向前倾斜的状态。

抗真菌药(antifungal):指能抵御霉菌或其他真菌的药物,常被用来治疗真菌感染。

抗炎药(anti-inflammatory):指能对抗炎症的药物,有时也治疗女性痛经。

乳晕(areola):乳头周围有色素沉着的部位。

ASCUS:非典型鳞状细胞,是宫颈涂片检查分级系统中的一个等级。

宫腔粘连综合征(Asherman's syndrome):子宫内膜瘢痕形成,导致月经停止或不孕。

动脉硬化(atherosclerosis):动脉壁增厚,主要是由脂肪沉积造成的,又称动脉粥样硬化。

非典型(atypia):指细胞出现不正常的特征,有时与炎症有关,有时与癌前病变有关。

自身免疫(autoimmune):免疫系统攻击自

身的细胞或组织，如风湿性关节炎与狼疮。

叠氮胸苷(azidothymidine，AZT)，一种抗病毒药物，最常用来治疗人免疫缺陷病毒感染，也称为齐多夫定(zidovudine)。

细菌性阴道炎(bacterial vaginosis)：阴道发生的细菌感染。

基础体温(basal body temperature)：每天早上醒来起床前量得的体温，会在排卵期间降低，之后会上升 0.5℃。

基底膜(basement membrane)：将器官的深层细胞与表层细胞隔开的细胞层，可称为器官的“皮”。

β-受体阻滞剂(beta-blockers)：抑制肾上腺素活性的一组药物，主要用于减缓心率、降低血压。

贝赛斯达系统(Bethesda system)：子宫颈涂片检查的一种分级系统，是位于美国马里兰州贝赛斯达的美国国家卫生研究院创立的。

比林斯法(Billings method)：以预测排卵期为基础的自然避孕法。

活组织检查(biopsy)：对组织进行采样检查。

避孕片(birth control pills)：口服的避孕药片，含有雌激素和孕激素，能够抑制卵子从卵巢释放，借此避孕。

双相型(bisphasic)：指某种口服避孕药含有两种不同水平的孕激素。

乳腺癌基因1与乳癌基因2(BRCA1，BRCA2)：存在这些基因提示罹患乳腺癌与卵巢癌的风险比较高。

突破性出血(breakthrough bleeding)：两次月经之间的出血，通常与服用低剂量的避孕药有关，也称为功能失调性子宫出血或子宫出血(metrorrhagia)。

冠状动脉疾病(coronary artery disease，CAD)：供给心脏氧气和养分的冠状动脉血管壁增厚，阻碍了血液对心脏的灌注，也称为动脉硬化性心脏病，常导致心绞痛。

念珠菌病(canavan disease)：阴道念珠菌感染导致的疾病。

插管(cannula)：一种医疗用的细管。

致癌的(carcinogenic)：会导致癌症。

癌(carcinoma)：一种从器官内膜长出的恶性肿瘤(cancer)。

原位癌(carcinoma in situ)：基底膜上的癌病变，尚未侵袭到底层细胞。

心脏病(cardiac disease)：心脏的病症，通常指冠状动脉疾病，或者指控制心脏各腔室血流的瓣膜疾病。

月经的(catamenial)：与月经同时发生的。

烧灼(cauterize)：以冷冻、电烧灼或化学烧灼方式破坏组织。

大脑皮层(cerebral cortex)：大脑的外层部分，思考过程大都发生在这里。

宫颈帽(cervical cap)：放置于子宫颈处，防止精子穿越进入子宫的避孕装置。

宫颈黏液(cervical mucus)：子宫颈细胞的分泌物，主要作用是润滑。

子宫颈(cervix)：子宫的颈状出入口，分娩时会扩张以娩出胎儿。

剖宫产(cesarean section)：手术切开腹部与子宫以娩出胎儿的分娩方式。

硬下疳(chancre)：一种不疼痛的皮肤溃疡，常发生在生殖器部位，与梅毒有关。

衣原体感染(chlamydia)：一种性传播疾病，由某种类似病毒的病菌衣原体引起。

巧克力囊肿(“chocolate”cyst)：长在卵巢上的子宫内膜瘤(endometrioma)的别名，内部充满像巧克力酱一样黑色血液的子宫内膜囊肿。

胆固醇(cholesterol)：是构成固醇类激素的基本成分。高密度脂蛋白(HDL)是好的胆固醇，能预防心脏病；低密度脂蛋白(LDL)是坏的胆固醇，会引发心脏病。

子宫颈上皮内瘤变（cervical intraepithelial neoplasia，CIN）：子宫颈表面组织的异常增生。

临床试验（"clinical" trials）：对新药物疗效进行的试验。通常会给一部分人确实服用要试验的药物，给另一部分人服用安慰剂。

阴蒂（clitoris）：与男性阴茎相当的女性生殖器官，位于小阴唇顶端，与性唤起有关。

氯米芬（Clomid）：一种能诱发排卵的药物。

胶原蛋白（collagen）：将许多细胞聚合在一起的物质，类似胶水，比骨骼柔软，支持皮肤以及其他结构。

结肠造口术（colostomy）：切开大肠并将开口缝合在腹部皮肤上作为临时肛门的外科手术，往往是临时的方法。

阴道镜（colposcope）：能放大观察子宫颈与外阴部的显微镜。可用来帮助诊断宫颈、阴道、外阴的癌前病变或癌症，也可用来检查阴茎。

安全套（condom）：由橡胶或天然皮革制成，能以物理方式包覆阴茎或阴道，以防止精子进入子宫。有男用与女用两种。

扁平湿疣（condyloma lata）：与梅毒有关的扁平疣，与生殖器疣不同。

湿疣病毒（condyloma virus）：经性行为传播的病毒，引起生殖器疣，也与子宫颈癌的风险升高有关。

锥切术（cone biopsy）：从子宫颈上切下一块圆锥状组织的外科手术，可用来诊断和治疗子宫颈的癌前病变或癌症。

禁忌（contraindicated）：表示用某种药物或疗法来治疗某种疾病是绝对错误的，而且这样做会恶化病情。

TCu-380A（copperT-380A）：也叫T铜。一种在外部涂有铜质杀精剂的宫内节育器。

黄体（corpus luteum）：卵巢排卵后，在释放卵泡的原位形成的囊泡。会分泌黄体酮即孕激素，为子宫内膜做好准备，以接纳受精卵。

冷冻切除（cryoablation）：以冷冻的方式破坏、清除子宫内膜。

冷冻手术（cryosurgery）：常用于治疗生殖器疣与宫颈癌前病变，也称为冷冻疗法。

计算机断层扫描（CT）：一种X线技术，能对器官或不同体腔进行不同切面的照相，可三维成像，费用通常很高。

后穹隆（cul-de-sac）：盆腔的底部，位于子宫与子宫颈后面、直肠前面。

后穹隆穿刺术（culdocentesis）：以针穿过阴道壁进入后穹隆，抽取血液或脓液。

刮匙（curette）：外科手术的器具，用来刮除子宫内膜组织。

囊肿（cyst）：内含液体的囊。

膀胱炎（cystitis）：膀胱受到感染。

膀胱脱垂（cystocele）：膀胱松弛膨出突入阴道。

丹那唑（danazol）：治疗子宫内膜异位症的一种激素。

宫颈扩张和刮宫术（dilation and curettage，D&C）：扩张子宫颈后，以刮匙清除子宫内膜的手术。

宫颈扩张和取胎术（dilation and evacuation，D&E）：一种用来终止妊娠的手术，常用于怀孕超过3个月的人工流产。

口腔保护膜（dental dam）：预防性传播疾病的口腔用安全套。

甲羟孕酮避孕针（Depo-Provera）：一种含醋酸甲羟孕酮（medroxyprogesterone）的注射药，用于避孕及子宫内膜异位症的治疗。

己烯雌酚（diethylstilbestrol，DES）：在20世纪五六十年代曾经被误认为能预防流产的一种合成雌激素。

糖尿病（diabetes）：一种疾病，特征是血液中含大量葡萄糖。能引起多种严重的并发症。

阴道隔膜（diaphragm）：一种小型的橡胶制品，与阴道顶端形状吻合，可覆盖子宫颈用于避孕。

利尿剂（diuretic）：促进肾脏排出水分的药物，借此可以增加排尿量。

憩室（diverticulum）：本该平滑的中空器官的内壁，表面呈现异常的囊袋，如肠道或膀胱憩室。

脱氧核糖核酸（deoxyribonucleic acid，DNA）：所有细胞生物的遗传物质基础。

灌洗（douching）：以醋、小苏打等溶液清洗阴道，可用于维护个人卫生，但不是有效的避孕方式。

痛经（dysmenorrhea）：月经期间出现的腹痛、腹部痉挛现象。

不典型增生（dysplasia）：细胞的异常发育。

宫颈阴道部（ectocervix）：子宫颈外部，其上覆盖着扁平上皮细胞。

异位妊娠（ectopic pregnancy）：妊娠发生在子宫正常位置以外，最常见的是输卵管异位妊娠。

射精（ejaculation）：精液从阴茎射出。

电烧治疗（electrocautery）：以电流来止血或切除组织。

血栓（embolus）：血凝块。

宫颈管（endocervix）：子宫颈的内部，其上覆盖着腺体（柱状）细胞。

子宫内膜切除术（endometrial ablation）：以电流或激光烧灼破坏、清除子宫内膜，用于治疗经血过多。

子宫内膜癌（endometrial cancer）：发生在子宫内膜的癌症。

子宫内膜瘤（endometrioma）：子宫内膜异位症所形成的囊肿，常发生于卵巢。

子宫内膜异位症（endometriosis）：子宫内膜组织出现在了子宫以外的其他部位。子宫内膜组织可能出现在盆腔各处，也可能出现在膀胱或肠道附近，最远可达肺脏，但很少见。

子宫内膜（endometrium）：子宫最内层结构，由腺样组织构成。

内啡肽（endorphins）：脑部释放的化学物质，会带来欣快的感觉，通常在运动时释放。

上皮组织（epithelium）：许多器官的最外层，例如皮肤就是一种上皮组织。

勃起功能障碍（erectile dysfunction，ED）：俗称阳痿，从前称性无能。男性的阴茎无法持续维持勃起状态。

雌激素替代疗法（estrogen replacement therapy，ERT）：身体无法制造雌激素时，进行外源性补充的治疗方法。切除子宫后的女性经常使用这种治疗。有时与激素替代疗法（hormone replacement therapy，HRT）同义。

雌激素（estrogen）：主要的女性激素之一。

炔雌醇（ethinyl estradiol）：天然激素雌二醇（estradiol）的合成衍生物，是避孕药的成分。

外毒素（exotoxins）：细菌产生的化学物质，作用类似毒物。

输卵管（fallopian tubes）：狭窄的管状结构，从子宫腔内分别延伸到两侧卵巢附近，负责将卵子从卵巢引入子宫，是受精发生的地方。

假阴性（false negative）：实际上有疾病存在，但检查结果却呈现没有（阴性）。

假阳性（false positive）：实际上没有疾病存在，但检查结果却呈现有（阳性）。

美国食品药品监督管理局（Food and Drug Administration，FDA）：美国联邦政府的机构，负责药物在公开销售前的安全检验。

受精（fertilization）：精子穿入卵子的过程。

胎儿酒精综合征（fetal alcohol syndrome）：因为孕妇每日饮酒两杯以上，导致未出生胎儿受到影响。可引起胎儿的智能障碍。

乳腺纤维囊性病（fibrocystic breast disease）：乳腺组织凹凸不平，常引起乳房不适。

子宫肌瘤(fibroid):子宫壁平滑肌的良性过度增生，也称为肌瘤（myomas)、纤维肌瘤(fibromyomas)、平滑肌瘤(leiomyomas)。

纤维瘤(fibroma):致密的胶原蛋白样的组织呈集结状态,有时会出现在卵巢。

输卵管伞部(fimbriae):输卵管末端如手指般散开的部位。这些触手覆盖着卵巢,以便收纳卵子。

输卵管伞部整形术(fimbrioplasty):手术修复结疤的伞部,以治疗不孕症。

Fitz-Hugh-Curtis 综合征(Fitz-Hugh-Curtis syndrome):淋病或衣原体感染造成的肝周围炎,故也称为性病性肝周围炎。

卵泡(follicle):位于卵巢,由包围在发育中的卵子四周的细胞形成。

卵泡期(follicular phase):月经周期的第一阶段,卵泡正在形成的时期。

卵泡刺激素(follicle-stimulating hormone, FSH):由腺垂体分泌的化学物质,能刺激卵子发育并产生雌激素。

荧光标记螺旋体抗体吸收试验(fluorescent treponemal antibody absorption test,FTA-ABS):梅毒的血液检查方法，常与性病研究室试验(Venereal Disease Research Laboratory,VDRL)一起使用。

配子(gamete):指生殖细胞,即卵子或精子。

生殖器疣(genital warts):生殖器部位的良性组织增生,常由湿疣病毒或人乳头瘤病毒引起。

孕龄(gestational age):确定怀孕后,从末次月经的第一天开始算起的周数。

配子输卵管内移植(gamete intrafallopian transfer,GIFT):治疗不育症的手术。将卵子与精子于体外混合在一起,然后再用腹腔镜植入输卵管伞部。

γ-亚油酸(gammalinoleic acid,GLA):一种必需脂肪酸。

促性腺激素释放激素(gonadotropin-releasing hormone,GnRH):一种由下丘脑分泌的化学物质,能促使腺垂体分泌卵泡刺激素和黄体生成素。

促性腺激素(gonadotropins):与生殖有关的激素,包括腺垂体分泌的卵泡刺激素和黄体生成素,以及胎盘分泌的人绒毛膜促性腺激素。

淋病(gonorrhea):由淋病双球菌引起的性传播疾病,会导致盆腔炎与不孕。

颗粒细胞(granulosa cells):位于卵巢的卵泡内,包覆在成熟卵子外面的细胞。

梅毒瘤(gumma):由梅毒引起的瘤样组织。

人绒毛膜促性腺激素(human chorionic gonadotropin,hCG 或 HCG):一种由胎盘分泌的激素,能在怀孕期间为胎儿营造良好的子宫内环境。

高密度脂蛋白(high-density lipoprotein, HDL):人体内胆固醇的一种,是好的胆固醇。

红细胞压积(hematocrit):测量红细胞数的方法,计算一定容积血液中红细胞的容积百分比。

血肿(hematoma):组织内出血而造成的充满血液的肿块和淤伤。

血红蛋白(hemoglobin):红细胞内能运送氧气的铁质与蛋白质的复合物。

肝炎(hepatitis):肝脏的炎症。

疱疹病毒(herpes):会引发生殖器疱疹、口唇疱疹、水痘及带状疱疹等疾病的病毒。由单纯疱疹病毒引起的疱疹是通过性行为传播的。

人乳头瘤病毒(human papilloma virus, HPV):引发生殖器疣的一种病毒。

激素替代疗法(hormone replacement therapy,HRT):合并补充孕激素和雌激素,一般在身体无法分泌时才采用此疗法。

处女膜(hymen):覆盖阴道口的薄膜组织,可因性行为、运动或使用卫生棉条而扩张或破裂。

增生(hyperplasia):良性过度增殖的组织,偶尔会转变成恶性。

甲状腺功能亢进(hyperthyroidism):甲状腺激素过度分泌引起的疾病。

下丘脑(hypothalamus):脑组织的一部分,位于腺垂体上方,调节体内多种激素的分泌。

甲状腺功能减退(hypothyroidism):甲状腺激素分泌不足引起的疾病。

子宫切除术(hysterectomy):将子宫切除的外科手术。

子宫输卵管造影(hysterogram):针对不育症的一种检查,将造影剂注入子宫以便能在X线下检查子宫内的情况。当显影剂流入输卵管时,能显示其畅通与否。

宫腔镜(hysteroscope):附带光源的纤细内视镜,可穿过子宫颈观察子宫内部。

卵细胞浆单精子注射(intracytoplasmic sperm injection,ICSI):当精子功能不够活跃时,将精子注入卵母细胞的一项体外受精技术。

免疫球蛋白(immunoglobulin):血液中能抵抗感染的一种蛋白质。

着床(implantation):胚胎附着在子宫内膜上,借以进一步发育的过程。

宫颈内口松弛(incompetent cervix):子宫颈无力,导致怀孕期间胎儿尚未成熟即出现宫颈扩张现象。经常与怀孕第13~26周的流产有关。但这一概念并不恰当。

炎症反应(inflammatory response):身体发动防御以对抗感染的过程。

原位(in situ):位于原处不动。指癌变维持在原处,没有侵犯邻近的组织细胞。

干扰素(interferon):一种由身体制造的抗病毒蛋白,能抵御病毒感染。也有以基因工程生产的、供感染病毒者使用的干扰素制剂。

壁内(intramural):位于肌壁之内,例如位于子宫肌层的肌瘤。

宫内节育器(intrauterine device,IUD):置于子宫内的避孕装置。

体外受精(In vitro fertilization,IVF):一种将精液与卵子于试管内混合,然后再将其移植到子宫的辅助生殖技术。

静脉肾盂造影(intravenous pyelogram,IVP):一种肾脏X线检查。

瘢痕疙瘩(keloid):过度肥大的瘢痕,常呈又凸又厚的形态。

大阴唇(labia majora):女性外生殖器的一部分。围绕阴道口靠外侧有毛发生长的唇状组织。

小阴唇(labia minora):女性外生殖器的一部分。围绕阴道口靠内侧较小的唇状组织,上方的交会点是阴蒂,位于大阴唇内侧。

腹腔镜(laparoscope):一种可插入腹腔并观察腹腔内部的细金属管光纤镜头。操作时,不必对身体施以大型切口即可进行检查或治疗。

腹腔镜检查(laparoscopy):使用腹腔镜检查腹腔内部与盆腔内部的技术。

剖腹探查(laparotomy):切开腹部检查腹腔内和盆腔内脏器的手术。

激光(laser):一种高聚焦的光线,能产生高能量来切除组织。

低密度脂蛋白(low-density lipoprotein,LDL):胆固醇的一种,是坏的胆固醇,体内含量太高会引发心脏病。

电圈切除术(the loop electrical excision procedure,LEEP):一种以电热线圈为切割器(电刀)的外科技术,常用来切除子宫颈局部组织。

子宫平滑肌肉瘤(Leiomyosarcoma):子宫肌瘤内肌肉组织形成的一种癌症,非常罕见。

左炔诺孕酮(levonorgestrel):避孕药中使用的一种合成孕激素。

黄体生成素(luteinizing hormone,LH):腺垂

体分泌的一种激素，能促进卵子成熟与排卵。

脂蛋白(lipoproteins)：血液中的脂肪分子。

体外碎石术(lithotripsy)：一种用来粉碎肾结石及胆结石的技术。

乳腺小叶(lobule)：乳房中制造乳汁的小型叶状结构。

局部麻醉剂(local anesthesia)：暂时使末梢神经失去感觉的药物，能局部麻痹注射部位。

肿块切除术(lumpectomy)：常指切除乳房肿块组织的外科手术。

Lunelle：一种必须按月注射的激素避孕药。

亮丙瑞林(Lupron)：可治疗子宫内膜异位症或子宫肌瘤的药物，但会引发停经。

黄体期(luteal phase)：排卵后，月经周期的后半段。此间黄体会分泌孕激素，使子宫内膜准备好接受受精卵的环境。

莱姆病(Lyme disease)：由一种由蜱传伯氏疏螺旋体(Borrelia burgdorferi)所引起的疾病。

淋巴(lymph)：人体内的一种组织液，含有白细胞，能抵抗感染。

淋巴管(lymphatics)：淋巴系统的循环导管(像血管一样)。

乳腺X线照相(mammogram)：乳房的一种X线检查。

标记物(marker)：可用于监测某些病症是否存在的化学物质，如CA-125就是监测卵巢癌的标记物。

乳腺炎(mastitis)：乳腺受到感染。

月经初潮(menarche)：青春期时少女第一次月经来潮。

绝经期(menopause)：月经期终止。以往也叫更年期。

经血过多(menorrhagia)：月经期大量出血。

月经调节术(menstrual extraction)：将子宫内膜吸出的手术。用于早期人工流产，也称微流产(miniabortion)或微吸宫术(minisuction)。

月经(menstruation)：子宫内膜每月剥落出血。

甲氨蝶呤(methotrexate)：可以用于杀死癌细胞的一种药物。

米非司酮(mifepristone)：即RU486，欧洲已使用多年的人工流产药物，能拮抗孕妇体内孕激素的合成。2000年被美国食品药品监督管理局批准公开出售，不过在美国尚未普及。

偏头痛(migraine)：因血管问题导致的头痛。

迷你避孕丸(minipill)：一种只含孕激素的避孕药。

Mirena：新近研发出来的含孕激素的宫内节育器。

经间痛(mittelschmerz)：与排卵有关，且发生在月经周期中期的腹部疼痛。

单相型(monophasic)：只含一种固定剂量孕激素的避孕药。

阴阜 (mons pubis)：女性外生殖器的一部分。位于外阴部上方，指覆盖在耻骨上面有脂肪且有毛发生长的部位。

粉碎器(morcellator)：能将组织切成细块的机器，常用来切除子宫肌瘤。

磁共振成像(magnetic resonance imaging, MRI)：一种能对体内任何部位进行任何角度剖面造影的诊断技术，可用于软组织或骨骼的诊断。比起X线检查或计算机断层扫描，其最大的优点是患者无需暴露在放射线中或注射显影剂。特别适用于软组织的检查。虽然很昂贵，但有助于对背痛、卒中、脑部肿瘤、心脏及循环系统等问题的诊断。

黏液的(mucinous)：含有类似胶状物质的。

黏膜层(mucosa)：子宫等器官的内膜层。

肌瘤切除术 (myomectomy)：切除子宫肌瘤，又能保持子宫完整的外科手术。

子宫肌层(myometrium)：子宫的肌肉层。

神经管(neural tube):胚胎学词汇,脑部与脊柱由此发育而成。

壬苯醇醚(nonoxynol-9):杀精泡沫、杀精胶或杀精膏中最常见的成分。

炔诺酮(norethindrone):一种合成孕激素,避孕药中的成分。

甲基炔诺酮(norgestrel):另一种合成孕激素,避孕药中的成分。

Norplant:皮下埋植避孕剂,含有孕激素。置于皮下,可提供长达 5 年的避孕时效,在美国已不再使用。

非甾体类抗炎药(NSAID):如阿司匹林或布洛芬等。

大网膜(omentum):包覆在肠管上的脂肪网膜。

骨质疏松(osteoporosis):骨质流失或软化。骨骼硬度减低所导致的骨骼软化,会有骨折的风险,是绝经后女性的常见问题。

卵巢(ovaries):女性的内生殖器官之一,卵子于其中成熟并释放出来。它们也是雌激素的主要产地。

排卵(ovulation):卵子发育、成熟,然后从卵泡中释放出来。

宫颈涂片(Pap test 或 Pap smear):也叫巴氏检查,常用来筛查子宫颈癌。包括刮拭子宫颈表面和管内的细胞,然后于显微镜下观察它们的情况。

宫颈旁阻断术(paracervical block):一种局部麻醉注射。在子宫颈旁注射普鲁卡因,可以缓解子宫内膜活检或子宫扩刮术时的疼痛。

病理学的(pathological):与疾病有关的组织学检查。

病理学家(pathologist):专门受过组织标本检查与诊断训练的医生。

多囊卵巢综合征(polycystic ovarian syndrome,PCOS):卵巢内有多发性小囊肿,会有排卵方面的问题。

蒂(pedicle):器官的支撑或连接部位,或从组织延伸出来的部分(如香菇蒂即香菇的茎)。

盆腔检查(pelvic exam):女性生殖器官的体格检查,包括外生殖器、阴道、子宫颈以及触诊内部器官(子宫、卵巢、膀胱或其他脏器)。

Perganol:一种促性腺激素制成的注射药剂,用于诱发排卵。

围绝经期(perimenopause):在停经之前、卵巢分泌激素的功能逐渐减弱但尚未完全停止的时期。

会阴(perineum):位于阴道口与肛门之间的部位。

盆腔炎(pelvic inflammatory disease,PID):子宫颈、子宫、输卵管和(或)卵巢的感染。

腺垂体(pituitary gland):位于脑内鼻梁正后方的位置。腺垂体可分泌激素来调节体内大多数腺体的活动。

安慰剂(placebo):不含有效成分的糖衣胶囊,常在药物试验阶段用于患者,以辨明药物是否确实有效,还是患者自以为有效。

经前焦虑症(premenstrual dysphoric disorder,PMDD):严重的经前期综合征。

经前期综合征(premenstrual syndrome,PMS):月经前情绪起伏不定或身体出现症状,包括头痛与乳房疼痛等。

足叶草酯(podophyllin):由植物提炼的化学药剂,用于治疗生殖器疣。

息肉(polyp):正常组织的过度增生,通常是良性的,由蒂或梗附着在黏膜上,以单个或一群发生在身体任何部位。发生在子宫内膜的息肉可能导致出血。

Progestasert:一种含孕激素的宫内节育器。

孕酮(progesterone):也称孕激素,一种类固醇激素,在排卵后的月经周期后半期由黄体分泌，能稳定子宫内膜，为受精卵着床做好准备。

孕激素（progestin）：实验室制造的多种合成形式的孕酮。

泌乳素（prolactin）：一种由腺垂体生成的激素，能刺激乳汁分泌。未怀孕女性的泌乳素含量升高可能与月经不规律或不孕有关。

子宫脱垂（prolapsed uterus）：子宫下垂而悬在阴道中，偶尔还会延伸到阴道外。

前列腺素（prostaglandins）：人体内的一种激素，能刺激包括子宫壁在内的平滑肌收缩。

砂状瘤体（psammoma bodies）：一个病理学术语，常描述与卵巢癌有关的组织块。

牛皮癣（psoriasis）：一种自身免疫性皮肤病。

肾盂肾炎（pyelonephritis）：肾脏的感染。

妊娠试剂盒（quants）：即人绒毛膜促性腺激素定量分析（quantitative human chorionic gonadotropin levels），可测知是否有早期怀孕。

强奸创伤综合征（rape trauma syndrome）：遭受性侵害后的心理伤害。

区域性麻醉（regional anesthesia）：一种止痛法，包括对椎管内注射麻醉剂（脊髓麻醉 spinal anesthesia），或注射于椎管外（硬膜外麻醉 epidural anesthesia）。

后屈（retroverted）：向后倾斜。

Rhogam：一种免疫球蛋白注射剂，预防 Rh 阴性女性孕育 Rh 阳性胎儿的过敏反应。

安全期避孕法（rhythm method）：在排卵期附近的日子避免性行为，作为避孕的一种方法。

危险因素（risk factor）：增加罹患某种疾病几率的因素。比如，吸烟是肺癌的一个危险因素。

输卵管造口术（salpingostomy）：切开输卵管后却不做缝合的手术，常用来治疗异位妊娠。

恶性肉瘤（sarcoma）：一种起源于结缔组织或支撑组织的癌症，如源于骨骼或软骨的癌症。

5-羟色胺（serotonin）：由脑分泌的一种可引起情绪起伏的化学物质，缺乏时可导致抑郁。

镰状细胞贫血（sickle-cell anemia 或 sickle-cell disease）：红细胞的一种疾病，可造成血管内血细胞的凝集。

鳞状上皮内损害（squamous intraepithelial lesion，SIL）：即宫颈上皮内瘤变（cervical intraepithelial neoplasia）。

超声扫描（sonography）：以超声技术来诊断或达到其他目的的过程。

阴道窥器（speculum）：即鸭嘴钳，检视阴道内部的工具，可将阴道撑开以便观察子宫颈。

杀精剂（spermicide）：能杀死精子的药物，其最常见的有效成分是壬苯醇醚。

脊柱裂（spina bifida）：一种由神经管没有闭合导致的先天缺陷。

螺内酯（spironolactone）：一种利尿剂，可促进肾脏排尿。

选择性 5-羟色胺再摄取抑制剂（selective serotonin re-uptake inhibitor，SSRI）：一种能增加脑内 5-羟色胺含量的药物，百优解即是最先面市的一种。

性传播疾病（sexually transmitted disease，STD）：可由性行为传播的疾病。

立体定位（stereotactic）：利用针与 X 线技术，针对必须活检的组织进行定位。

绝育（sterilization）：男性或女性的永久避孕法，切断或结扎女性输卵管或男性输精管。

黏膜下（submucosal）：器官黏膜层下面的组织。

系统性（systemic）：会影响整个身体的（相对于局部而言）。

他莫昔芬（tamoxifen）：一种选择性雌激素受体调节剂，能抑制雌激素对乳房的作用，用来防治乳腺癌。

畸胎瘤（teratoma）：通常是一种卵巢良性肿

瘤，其组织类似身体其他部位的组织（如有牙齿或头发），也称为皮样囊肿（dermoid cysts）。

睾酮（testosterone）：男性体内分泌的类固醇激素。女性也能分泌，但比男性少很多。

血栓性静脉炎（thrombophlebitis）：静脉的炎症。

表面的（topical）：只施用于身体表层。

全能的（totipotent）：一个描述细胞的名词。卵子即是一种全能细胞，能转化成任何其他细胞。

中毒性休克综合征（toxic shock syndrome）：感染金黄色葡萄球菌时，全身对其释出的毒素所产生的反应。

伤员检别分类（triage）：医学上对患者分类，使病情最重的患者能优先获得照护。

滴虫病（Trichomoniasis）：由单细胞生物阴道毛滴虫引起，常通过性行为传播。

三相型（triphasic）：指内含三种不同剂量孕激素的口服避孕药。

输卵管结扎术（tubal ligation）：截断输卵管的外科手术。

输卵管整形手术（tuboplasty）：修补有瘢痕输卵管的手术。

肿瘤（tumor）：细胞异常增生的隆起。

特纳综合征（Turner syndrome）：先天性卵巢发育不全。一种遗传性疾病，患者体内只有一个X染色体，患者虽是女性但无法生育。也称为性腺发育不全（gonadal dysgenesis）。

超声（ultrasound）：使用声波来检查身体内部，常用来判断囊块的内容物是固体还是液体。超声检查基本上没有风险，也不用暴露在放射线之下。

输尿管（ureters）：连接肾脏与膀胱的管道。

尿道（urethra）：将尿液从膀胱排出体外的通道。

尿道炎（urethritis）：尿道发炎。

尿路感染（urinary tract infection）：通常指下尿路感染，即膀胱与尿道感染。

泌尿科医生（urologist）：专门处理泌尿系统以及男性不育症问题的医生。

子宫（uterus）：女性生殖道的核心部位，孕育胎儿的场所。

阴道（vagina）：连接子宫与体外的通道。

阴道菌群（vaginal flora）：生存于阴道的正常细菌。

阴道炎（vaginitis）：阴道发炎。

迷走神经（vagus nerve）：从脑部延伸至远端器官，如子宫颈与横膈等。

精索静脉曲张（varicocele）：□丸附近的阴囊内静脉丛扩张、弯曲、延长。

输精管（vas deferens）：连接□丸与阴茎的通道。

输精管结扎术（vasectomy）：外科切断输精管的手术，用于男性绝育。

血管迷走反射（vasovagal reaction）：迷走神经刺激。妇科检查时，对宫颈内诊常会引起，极少数女性会因此昏倒。

性病研究室试验（Venereal Disease Research Laboratory, VDRL）：梅毒的一种血液检查。

生存能力（viability）：存活下去的能力，尤其指胎儿离开子宫后的生存能力。

血友病（von Willebrand's disease）：一种遗传性的血液疾病。

外阴（vulva）：即女性外生殖器，指围绕在阴道口周围的组织。

受精卵输卵管内移植（zygote intrafallopian transfer，ZIFT）：不育症治疗方法之一，其步骤是先将卵子与精子在体外人工授精，然后再将受精卵移植到一侧输卵管内。

“作为女性，你可能对生命中一些重要的抉择毫无准备。

对待性、避孕、计划生育以及生殖健康的方式会对你的生活产生意义深远的影响。只有具备准确的基础知识，经过深思熟虑，才能做出理想的决定。”